ÓRTESES

UM RECURSO TERAPÊUTICO COMPLEMENTAR

ÓRTESES

UM RECURSO TERAPÊUTICO COMPLEMENTAR

JOSÉ ANDRÉ CARVALHO

2ª EDIÇÃO

Manole

Copyright © 2013 Editora Manole Ltda., por meio de contrato com o autor.

Capa: Rubens Lima
Projeto gráfico e editoração eletrônica: Francisco Lavorini
Ilustrações: Sirio José Braz Cançado e Mary Yamazaki Yorado

Dados Internacionais de Catalogação na Publicação (CIP)
(Câmara Brasileira do Livro, SP, Brasil)

Carvalho, José André
    Órteses : um recurso terapêutico complementar /
José André Carvalho. – 2. ed. – Barueri, SP :
Manole, 2013.

Bibliografia.
ISBN 978-85-204-3385-0

1. Fisioterapia 2. Órteses 3. Reabilitação médica I. Título.

	CDD-617.9
12-10664	NLM-WE 172

Índices para catálogo sistemático:
1. Órteses : Dispositivos terapêuticos
auxiliares : Ciências médicas 617.9

Todos os direitos reservados.
Nenhuma parte deste livro poderá ser reproduzida,
por qualquer processo, sem a permissão expressa dos editores.
É proibida a reprodução por xerox.

1ª edição – 2006
2ª edição – 2012
Reimpressão – 2016

Direitos adquiridos pela:
Editora Manole Ltda.
Avenida Ceci, 672 – Tamboré
06460-120 – Barueri – SP – Brasil
Tel.: (11) 4196-6000 – Fax: (11) 4196-6021
www.manole.com.br
info@manole.com.br

Impresso no Brasil
Printed in Brazil

À minha esposa Simone e aos meus queridos filhos Pedro, Gabriel e Matheus.

Autor

JOSÉ ANDRÉ CARVALHO
Fisioterapeuta
Protesista e Ortesista
Doutor em Ciências da Cirurgia pela Unicamp
Especialização em Fisioterapia Neurológica
Professor da disciplina de Prótese e Órtese dos cursos de Fisioterapia da Unaerp, da PUC-Campinas e da Universidade São Francisco (1995-2008)
Professor do Estágio Supervisionado em Prótese e Órtese da Universidade São Francisco – Bragança Paulista/SP (2002-2008)
Coordenador do Curso de Especialização em Prótese e Órtese pela Metrocamp (2007-2008)
Autor do livro *Amputações de membros inferiores: em busca da plena reabilitação*, publicado pela Editora Manole
Membro da International Society for Prosthetics and Orthotics (ISPO)
Diretor do Instituto de Prótese e Órtese (IPO) – Campinas/SP (www.ipobrasil.com.br)

Colaboradores

ANTONIO GÓMEZ BERNAL
Graduação em Podologia
Prêmio extraordinário de melhor promoção
Professor Associado da Graduação em Podologia da Universitat Autónoma de
Barcelona
Podólogo do Departamento de Biomecánica da Podoactiva

CARLOS MARTIN LOPEZ
Graduação em Podologia pela Universidad de Barcelona
Mestre em Intervenção Social nas Sociedades do Conhecimento pela Universidad
Internacional de la Rioja
Pós-graduação em Curas e Princípios Cirúrgicos em Podologia pela Universidad de
Barcelona
Diretor das Instalações de Radiodiagnóstico Podológico em 2009

CECILIA CARMEN LEME MAZON
Terapeuta Ocupacional pela PUC-Campinas
Especialização em Terapia da Mão pela USP
Mestre em Clínica Médica pela Faculdade de Ciências Médicas da Unicamp
Coordenadora do Curso de Reabilitação de Membro Superior da Faculdade de
Ciências Médicas/Escola de Extensão da Unicamp
Responsável pelo Ambulatório de Reabilitação de Mão do Serviço de Fisioterapia e
Terapia Ocupacional do Hospital de Clínicas da Unicamp

DANIEL LOPES OMETTO
Fisioterapeuta
Especialista em Fisiologia do Exercício e em Técnicas Específicas de Reabilitação
Atua na Fundação Selma, na Clínica Reabil e no Setor de Fisioterapia da Prefeitura do Município de Socorro

FÁBIO BATISTA
Doutor
Chefe do Grupo de Pé Diabético da Disciplina de Ortopedia da Escola Paulista de Medicina/Unifesp
Visiting Assistant Professor da University of Texas Health Science Center – San Antonio/EUA
Doutor do Núcleo de Programas Estratégicos da Secretaria Municipal da Saúde de São Paulo

GEORGIA DE MOURA MAZZOTTI TOLEDO
Fisioterapeuta pela PUC-Campinas
Especialista em Fisioterapia Aplicada à Neurologia Infantil
Formação no Conceito Neuroevolutivo Bobath
Formação em RPG

JAVIER ALFARO SANTAFÉ
Graduação em Podologia

JOSE VICTOR ALFARO SANTAFÉ
Graduação em Podologia
Graduação em Enfermagem
Mestre em Gerontologia
Mestre em Direção de Comunicação
Diretor General da Podoactiva
Responsável pelo Serviço de Podologia e Biomecânica do Grupo Sanitas-Real Madrid
Professor Associado da Graduação em Podologia da Universitat Autónoma de Barcelona
Professor Mestre de Biomecânica da Universidad de Comillas

LEONARDO JOHN
Técnico Ortopedista pela ITROP – Palestrina/ITA
Especialista em Ajudas de Mobilidade
Voluntário da ONG "L'Hipotenusa" – Handicapped Association – Salerno/ITA

LUIZ ANTÔNIO DE ARRUDA BOTELHO
Médico Fisiatra
Membro da Sociedade Brasileira de Medicina Física e Reabilitação
Superintendente Médico da Fundação Selma
Coordenador de Bloqueios Químicos da Unifesp
Especializado em EMG-*Biofeedback* e Cicloergometria com Estimulação Elétrica
Funcional no Projeto Miami para a Cura da Paralisia – Miami/EUA
Fellowship em Medicina Física e Reabilitação da University of Miami – Flórida/EUA

LUIZ ANTONIO PELLEGRINO
Médico Ortopedista Pediátrico
Graduado pela Faculdade de Medicina da PUC-PR
Residência Médica no Hospital de Crianças César Pernetta – Curitiba/PR
Especialização em Ortopedia Pediátrica no Hospital Infantil Pequeno Príncipe – Curitiba/PR
Research Fellowship em Cirurgia Ortopédica no Children's Memorial Hospital da
Northwestern University – Chicago/EUA
Membro Titular da Sociedade Brasileira de Ortopedia e Traumatologia
Membro Fundador da Sociedade Brasileira de Ortopedia Pediátrica
Membro da American Academy for Cerebral Palsy and Developmental Medicine
Coordenador do Grupo de Ortopedia Pediátrica do Hospital Estadual Bauru

MÓNICA ESPELETA ALFARO
Graduação em Fisioterapia
Licenciatura em Ciências da Atividade Física e do Esporte
Responsável pelo Laboratório Biomecánica da Podoactiva

ROBERTA GALLACCI METZKER
Fisioterapeuta pela PUC-Campinas
Especialista em Reabilitação Aplicada à Neurologia Infantil
Formação no Conceito Neuroevolutivo Bobath
Formação em Integração Sensorial

Sumário

APRESENTAÇÃO XVII

PREFÁCIO XIX

PREFÁCIO DA 1ª EDIÇÃO XXI

AGRADECIMENTOS XXIII

1 CONSIDERAÇÕES GERAIS 1
José André Carvalho

2 CLASSIFICAÇÃO DAS ÓRTESES 25
José André Carvalho

3 COMPONENTES PARA ÓRTESES DE MEMBROS INFERIORES 37
José André Carvalho

4 ÓRTESES PARA MEMBROS INFERIORES – SEQUELAS NEUROMOTORAS 49
José André Carvalho

5 UTILIZAÇÃO DE ÓRTESES NO TRATAMENTO DE PARALISIA CEREBRAL E
MIELOMENINGOCELE NA VISÃO DA ORTOPEDIA PEDIÁTRICA 104
Luiz Antonio Pellegrino

6 BLOQUEIO QUÍMICO NEUROMUSCULAR 146
Daniel Lopes Ometto, Luiz Antônio de Arruda Botelho

7 ATUAÇÃO FISIOTERAPÊUTICA EM CRIANÇAS COM DISTÚRBIOS DE MOVIMENTO QUE UTILIZAM ÓRTESES DE MEMBROS INFERIORES – DA TEORIA À PRÁTICA 155
Georgia de Moura Mazzotti Toledo, Roberta Gallacci Metzker

8 ÓRTESES PLANTARES 169
José André Carvalho

9 PÉ DIABÉTICO – ABORDAGEM ESPECIALIZADA 201
Fábio Batista

10 NOVAS TECNOLOGIAS APLICADAS À BIOMECÂNICA HUMANA 212
Jose Victor Alfaro Santafé, Javier Alfaro Santafé, Mónica Espeleta Alfaro, Antonio Gómez Bernal, Carlos Martin Lopez

11 ÓRTESES ESPINHAIS 232
José André Carvalho

12 ÓRTESES PARA REGIÃO PÉLVICA 269
José André Carvalho

13 JOELHEIRAS E TORNOZELEIRAS 278
José André Carvalho

14 ÓRTESES PARA MEMBROS SUPERIORES 293
José André Carvalho

15 ÓRTESES DE MÃO EM ARTRITE REUMATOIDE 304
Cecilia Carmen Leme Mazon

16 DISPOSITIVOS AUXILIARES DE MARCHA E DE LOCOMOÇÃO 325
José André Carvalho

17 A ESCOLHA DA CADEIRA DE RODAS E O SISTEMA POSTURAL –
ASPECTOS GERAIS DA AVALIAÇÃO 337
Leonardo John

ÍNDICE REMISSIVO 369

Apresentação

Na "Apresentação" da 1ª edição do livro *Órteses – um recurso terapêutico complementar*, publicado em 2006, escrevi "(...) Certamente, ao ser editada, novidades já deverão estar presentes no mundo das órteses, as quais me comprometo a apresentar numa nova edição". Promessa é dívida. A 1ª edição esgotou-se rapidamente e, no final de 2008, comecei a atualizar esta obra. Desde então fui coletando novas informações com leitura de artigos, em visitas a feiras, durante participação em congressos e simpósios.

Também convidei alguns profissionais qualificados em suas respectivas áreas para escrever capítulos sobre temas específicos. Como resultado final, elaborei uma nova edição com oito novos capítulos, novas ilustrações e um conteúdo atualizado, inclusive com algumas órteses inéditas que ainda serão introduzidas no Brasil.

Sinto-me realizado em publicar mais um livro sobre um tema pelo qual confesso ser apaixonado. Sei que, de certa forma, divido meus conhecimentos e auxilio, direta ou indiretamente, profissionais da saúde, assim como os pacientes, seus familiares e cuidadores.

José André Carvalho

Prefácio

A segunda edição do livro *Órteses – um recurso terapêutico complementar* veio definitivamente coroar e consolidar a posição do autor como referência nacional em próteses e órteses. Este livro, recheado de informações atuais, fornece uma valiosa contribuição para profissionais médicos e não médicos envolvidos com o tema.

Poucas publicações sobre o assunto são encontradas com uma abordagem tão ampla e completa referentes ao uso de órteses. Publicar uma obra como esta requer dedicação e conhecimento profundo sobre o tema.

Sempre atento às necessidades individuais de cada paciente, o pesquisador incansável e perseverante procura entender e trazer o melhor ao nosso maior objetivo: o ser humano.

O nível de conforto oferecido atualmente por esses aparelhos tem evoluído nas últimas décadas. A evolução tecnológica e o uso criterioso de materiais oferecem ao paciente uma série de opções que se adequem às suas necessidades, portanto trabalhos atualizados são necessários e imprescindíveis para enriquecer nosso conhecimento sobre a matéria abordada.

A indicação e o uso de prótese ou órtese sempre trazem uma ansiedade e não raramente um sofrimento maior ao paciente já frequentemente manipulado. Uma abordagem otimista por parte da equipe médica que o assiste fará com que encare com mais tranquilidade essa fase de seu tratamento e preserve sua dignidade.

A prescrição correta de aparelhos depende da troca de informações entre as áreas envolvidas; a confecção criteriosa dos mesmos exigirá arte, determinação e comprometimento do profissional envolvido. Esperamos que este livro seja um catalisador de uma abordagem unificada na indicação e na prescrição dos aparelhos, ocasionando um maior benefício ao paciente individualmente e para a sociedade como um todo.

Alberto Emanuel Lauandos Jacob
Médico Ortopedista
Membro titular da Sociedade Brasileira de Ortopedia e Traumatologia (SBOT)
Membro titular da Sociedade Brasileira de Coluna (SBC)
Mestre em Ortopedia pela Unifesp

Prefácio da 1ª edição

É com grande satisfação que prefacio esta obra pioneira sobre órteses na literatura brasileira.

Temos excelentes profissionais médicos e paramédicos na área da medicina de reabilitação brasileira. Entretanto, não temos toda a sabedoria destes profissionais transcrita para a língua portuguesa, para beneficiar todos os profissionais conterrâneos que não dominam o inglês, língua em que se encontram as maiores fontes bibliográficas sobre órteses. Assim, este tratado sobre órteses vem preencher uma grande lacuna em nosso meio.

O autor conseguiu abraçar as várias áreas de conhecimento necessárias para a compreensão dos princípios corretivos, estabilizadores ou funcionais das órteses; os materiais disponíveis e suas características, a biomecânica corporal humana, os recursos utilizados pelos ortesistas e outras informações fundamentais para a avaliação do paciente, a prescrição da órtese mais adequada e a reavaliação para checar a sua eficácia.

Acredito que os leitores terão neste livro uma excelente fonte de informações ortésicas, sem precedentes em nosso país.

Luiz Antônio de Arruda Botelho
Médico Fisiatra, membro da Sociedade Brasileira de Medicina Física e Reabilitação
Superintendente Médico da Fundação Selma
Coordenador de Bloqueios Químicos da Unifesp
Especializado em EMG-Biofeedback e Cicloergometria com Estimulação Elétrica
Funcional no Projeto Miami para a Cura da Paralisia, Miami, Flórida, EUA
Fellowship em Medicina Física e Reabilitação da Universidade de Miami, Flórida, EUA

Agradecimentos

Agradecimento especial à minha esposa Simone pelo apoio de sempre e pelo que ela representa em minha vida.

Aos meus filhos Pedro, Gabriel e Matheus.

Aos colaboradores que enriqueceram esta obra.

Aos pacientes que, buscando a superação de suas limitações, depositaram muita confiança em meu trabalho.

Aos alunos e profissionais da saúde que, na busca por novas informações, me incentivaram a escrever este livro.

Capítulo 1

Considerações gerais

José André Carvalho

Neste capítulo, serão discutidos assuntos que têm uma correlação íntima com todos os outros capítulos deste livro, com a introdução de conceitos básicos e informações essenciais sobre as características das órteses. Será feito um breve histórico sobre a evolução das órteses desde a Antiguidade até os dias atuais, sobre os materiais mais utilizados e suas características funcionais, sobre os objetivos e as funções específicas das órteses, os princípios biomecânicos, as terminologias aplicadas segundo as organizações internacionais e os critérios para se realizar uma prescrição clara e objetiva.

As órteses, consideradas uma importante "ferramenta de trabalho" do reabilitador, devem ser utilizadas como um método complementar de tratamento, tendo como objetivos auxiliar a reabilitação física e contribuir para uma recuperação mais segura, rápida e eficaz em pacientes com alterações estruturais e funcionais dos sistemas esquelético e neuromuscular. Para que tais objetivos sejam alcançados, deve-se sempre prescrever órteses apropriadas e em momentos oportunos. Além disso, a definição sobre utilização temporária ou permanente da órtese dependerá da especificidade de cada caso.

Os membros de uma equipe multiprofissional, por meio de análises específicas em suas áreas de atuação, avaliam as necessidades funcionais próprias de cada paciente e definem em conjunto a melhor indicação, respeitando a individualidade de cada paciente. É muito importante que os profissionais conheçam as atividades dos outros membros da equipe por meio de reuniões e discussões clínicas.

Os profissionais que atuam especificamente nessa área são conhecidos como técnicos ortopédicos, embora o termo ortesista seja melhor aplicado (Figura 1.1). Eles são responsáveis pela confecção das órteses e devem estar qualificados para selecionar componentes

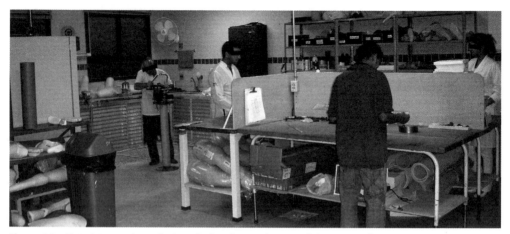

Figura 1.1 Ortesistas em jornada de trabalho dentro de uma oficina ortopédica.

mecânicos e matérias-primas específicas, realizar as medidas necessárias, confeccionar moldes em gesso, participar de todo o processo de fabricação e realizar o alinhamento, a prova e a entrega das órteses.

Vale ressaltar que a participação de ortesistas nas discussões multiprofissionais acrescentam conhecimentos técnicos, favorecendo, dessa maneira, o surgimento de novas soluções.

Esta profissão ainda não é regulamentada no Brasil, sendo seus profissionais classificados como técnicos ortopédicos. Em países como Alemanha, Itália, Japão, Estados Unidos, Argentina e outros, os profissionais podem ser graduados em Próteses e/ou Órteses, recebendo os títulos de *certified orthotist* (CO), *certified prosthetist* (CP) ou *certified orthotist and prosthetist* (CPO).

DEFINIÇÕES

Órtese é uma palavra derivada do grego, cujos termos *orthos e titheme* significam, respectivamente, correção e colocação. O termo pode ser definido como um dispositivo aplicado externamente ao segmento corpóreo e utilizado para modificar as características estruturais ou funcionais dos sistemas esquelético e neuromuscular. Os termos *braces* e *splints* acabam sendo utilizados por alguns autores como sinônimos de órteses de joelho e punho/mão/dedos, respectivamente, embora exista uma terminologia específica para esses dispositivos.

Órteses, próteses, ortopróteses e neuropróteses são equipamentos distintos e não devem ser confundidos, apesar de serem agrupados e estudados frequentemente em uma mesma disciplina. As órteses exercem funções específicas sobre um segmento corpóreo, enquanto as próteses são utilizadas para substituir segmentos amputados ou malformados (Figura 1.2). Em algumas situações, porém, torna-se difícil encontrar a correta definição para um dispositivo a ser aplicado, pois encontra-se de forma simultânea as funções de uma prótese, com o objetivo de substituição, e de uma órtese, agindo como um reorganizador funcional. Pode-se citar, por exemplo, o caso de uma amputação de hálux e segundo artelho na qual torna-se necessária a indicação de uma órtese plantar (palmilha) para melhor distribuição de carga e como facilitador para a fase de desprendimento do antepé e de uma prótese para complemento dos dedos amputados, evitando-se a migração dos dedos laterais. Em outro exemplo, pode-se citar a utilização de um dispositivo para casos de malformação congênita, em que novamente as funções de uma órtese e de uma prótese estariam simultaneamente associadas. Nesses casos, utiliza-se para tais dispositivos o termo ortoprótese (Figura 1.3).

Os dispositivos eletrônicos fixados externamente ao corpo humano que enviam estímulos elétricos para contração de grupos musculares, como os utilizados para estimular a musculatura dorsiflexora nos casos de pés caídos, são definidos como neuropróteses (Figura 1.4).

Embora considerados órteses, os dispositivos auxiliares de deambulação ou locomoção também não se enquadram nessa definição. Os auxiliares de deambulação são dispositivos manuais designados para auxiliar a marcha de pessoas com deficiência temporária ou permanente por meio do apoio dos membros superiores. Esses dispositivos geralmente são ajustáveis, podendo ser utilizados em pessoas de diferentes estaturas; são exemplos: bengalas, muletas, bengalas canadenses e andadores. Já os dispositivos auxiliares de locomoção são equipamentos geralmente montados sobre rodas, movidos manualmente ou eletronicamente pelo ocupante ou empurradas por alguém. No mercado, há inúmeros modelos desses

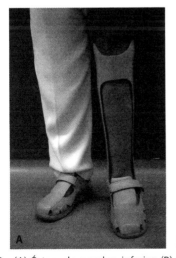
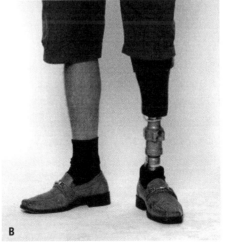

Figura 1.2 (A) Órtese de membro inferior. (B) Prótese de membro inferior.

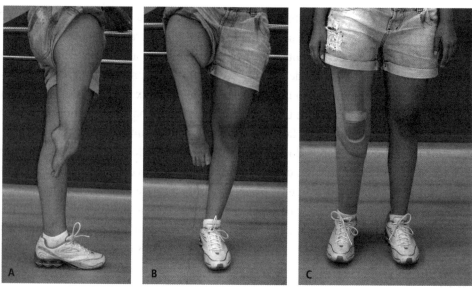

Figura 1.3 Planos sagital (A) e frontal (B) de uma malformação congênita. (C) Ortoprótese de membro inferior.

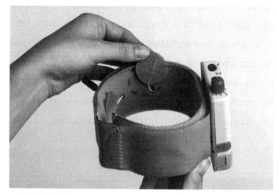

Figura 1.4 Neuroprótese Walk-Aid®.

dispositivos, os quais devem ser adaptados individualmente para cada situação. São exemplos as cadeiras de rodas convencionais, as cadeiras de rodas customizadas, os triciclos, as cadeiras de rodas motorizadas e as eletrônicas.

Dispositivos utilizados no corpo humano durante procedimentos cirúrgicos, como as osteossínteses, os fios de Kirschner, os fixadores externos e as endopróteses, não devem ser considerados como órteses ou próteses, segundo as definições apresentadas.

HISTÓRICO

Por volta de 3220 a.C., quando o Faraó Menés deu início ao período Dinástico, unificando os povos do Baixo e do Alto Egito, um império brilhante existiu na Terra e desenvolveu parte dos costumes e ferramentas que conhecemos hoje. A família da V Dinastia foi a mais poderosa do Egito, e, desse período, há achados da utilização de órteses, que certamente são as mais antigas já relatadas. Achados arqueológicos mostraram pinturas egípcias retratando homens que utilizavam órteses, provavelmente para o tratamento de fraturas dos segmentos superiores e inferiores, que datam de por volta de 2750-2625 a.C. Logicamente, naquela época, as órteses eram utilizadas como uma simples tala, porém é o início do raciocínio de imobilização providenciada por um aparelho externo vestido pelo paciente, que dessa forma serviria como auxiliar no processo de osteogênese do tecido ósseo em reparo.

Hipócrates (460-375 a.C.) (Figura 1.5), considerado o pai da Medicina, escreveu sobre fraturas, luxações, deformidades congênitas e tratamentos realizados para a escoliose por meio de aparatos de tracionamento da coluna vertebral. Posteriormente, Cláudio Galeno (199-129 a.C.) (Figura 1.5), um filósofo grego que reproduziu as pinturas de Hipócrates e que é considerado por muitos um "segundo pai da Medicina" e, por outros, "o pai da Medicina do Esporte" – por ter sido o cirurgião dos gladiadores, entre outros feitos – foi o médico do imperador Marco Aurélio e autor de numerosas obras de Medicina e Filosofia. Galeno escreveu sobre escoliose no século II a.C., estudou deformidades e consta como o primeiro a utilizar termos como cifose, lordose e escoliose. É considerado, ainda, o primeiro a tentar corrigir ativamente deformidades da coluna vertebral indicando exercícios respiratórios, canto e enfaixamento firme da caixa torácica.

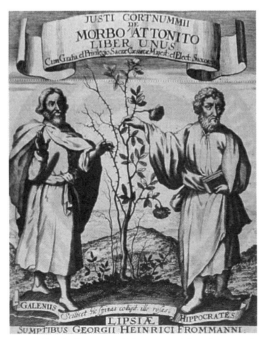

Figura 1.5 Imagem representando Hipócrates e Galeno, considerados os pais da Medicina. Retirada de National Institutes of Health. US National Library of Medicine. Images from the history of medicine.

Caelius Aurelianus, em aproximadamente 400 d.C., utilizava movimentos passivos e órteses no tratamento de paralisias. Paul de Aegina (625-690) transferiu adiante os conhecimentos adquiridos até então escrevendo o *Epítome do Medicamento*, com sete volumes, sendo o sexto referente a fraturas e luxações, abordando tratamentos com gesso.

A Idade Média (séculos V-XV), período em que a difusão de conhecimentos era estritamente controlada e vigiada na Europa Ocidental, foi um período obscuro no aspecto evolutivo da Medicina e, consequentemente, da aplicação das órteses em doenças diversas. Guy de Chauliac (1330-1368) concebeu o método de tração para tratamento da fratura de fêmur publicado em seu livro *Cirurgia Magna*, em 1363. Surgiram, em seguida, nomes como o do cirurgião Ambroise Paré (1510-1590), considerado por muitos como um ícone para a cirurgia moderna e o mais famoso cirurgião do século XVI, para alguns o "pai da cirurgia francesa". Ele publicou, em 1575, trabalhos sobre órteses e próteses metálicas que incluíam aparatos para fraturas, para o alívio de peso, modificações nos calçados e alguns *braces*, projetando, ainda, um colete para escoliose e uma bota para pé torto congênito, dessa forma auxiliando na retomada da ciência.

Andréas Versalius (1514-1564) foi um professor belga nascido em Bruxelas, que, na época renascentista, em seu livro *De Humani Corpus Fabrica*, revolucionou a história da cirurgia a partir do século XVI e revisou nomenclaturas anatômicas embasado em uma visão científica, selecionando termos que deviam ser dispensados e corrigindo termos equivocados. Incluía as aplicações da Medicina que abordaram órteses desde tempos remotos de nossa civilização. Este livro serviu de referência, na época, para todo o mundo civilizado.

O médico alemão Guilelmus Fabricius Hildanus (1560-1634) promoveu a correção das contraturas consequentes a queimaduras por meio de uma tala de tração, experimentando também uma aplicação para contratura de joelho e um aparelho para deformidade dos pés.

Nicolas Andry (1658-1742) iniciou a história formal da cirurgia ortopédica quando escreveu o livro *L'Orthopedie – L'art de prevenir et corriger dans lês enfants* e simbolizou a correção de deformidades da coluna pela árvore de Andry (Figura 1.6).

Algumas técnicas cirúrgicas para correção das escolioses foram atribuídas a Alphonse Guérin (1816-1895), em 1839. Hugh Owen Thomas (1834-1891), ortopedista inglês, descreveu, em 1875, órteses de membros inferiores para descarga de peso. James Knight (1810-1887), cirurgião americano, desenvolveu uma órtese lombossacral que leva o seu nome. Em 1881, Richard von Volkmann-Leander (1830-1889) publicou anotações sobre paralisia muscular isquêmica e contraturas, descrevendo aparatos para as deformidades decorrentes das contraturas. Em 1895, Bradford e Brackett desenvolveram uma mesa horizontal de distração, na qual pontos de aplicação de forças de correção eram usados para posterior aplicação de gessos, aparato que foi muito similar ao desenvolvido por Risser mais adiante, em 1952.

MacLennan foi o primeiro a realizar a fusão vertebral anterior e epifisiodese, em 1922. Muitas técnicas cirúrgicas foram desenvolvidas desde então por De Quervain e Hibbs, po-

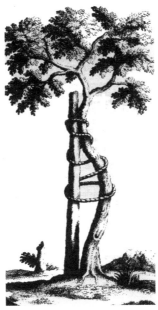

Figura 1.6 Árvore de Andry. Retirada de Kohler R. Nicolas Andry. Lyon 1658-Paris 1742. The grandfather of orthopaedics. European Orthopaedics Bulletin. 1995;2.

rém o tratamento cirúrgico para correção de escolioses caiu em profundo descrédito por apresentar alto índice de falhas e – até mesmo por esse motivo – o tratamento com órteses se expandiu com maior intensidade. Steindler sugeriu o retorno aos tratamentos com órteses e exercícios. Baseados nos trabalhos de Bigg, de 1882, Blount e Schmidt desenvolveram uma órtese de distração com almofadas de pressão para uso pós-operatório no ano de 1946.

Essa sequência histórica de eventos descrita demonstra a utilização de dispositivos externos ao corpo humano praticada pelos nossos antepassados para a reabilitação das mais diversas condições, no entanto, o grande avanço nas pesquisas e no desenvolvimento de inúmeros tipos de órteses, assim como dos materiais utilizados em suas confecções, deu-se principalmente após as Grandes Guerras Mundiais (1914-1938 e 1941-1945), e após a grande epidemia de poliomielite ocorrida nos Estados Unidos entre 1916 e 1955, quando o número de habitantes sequelados foi significativamente grande.

Embora a Primeira Guerra Mundial tenha estimulado o progresso clínico, o mais notável avanço científico não ocorreu antes da Segunda Guerra Mundial. Os veteranos de guerra que voltavam das batalhas com lesões musculoesqueléticas e neuromusculares ou com amputações traumáticas aumentaram drasticamente a demanda por serviços de órteses e próteses. Princípios biomecânicos desenvolvidos para próteses com apoio em tendão patelar (PTB) foram imediatamente utilizados em alguns tipos de órteses, como nas órteses para estabilização de fraturas tibiais.

Outro fator importante no estudo da história das órteses é a consideração a respeito dos materiais com os quais elas são confeccionadas, uma vez que os materiais utilizados e a tecnologia empregada para sua confecção estão em constante desenvolvimento, evoluindo paralelamente à informatização dos sistemas e à engenharia de materiais. Enquanto em épocas remotas fabricavam-se órteses de material plástico denso e pesado, desrespeitando a estética e a comodidade para o seu uso, atualmente polímeros e metais leves, como o alumínio, compõem uma órtese apropriada às condições de estética e de conforto de seu uso.

A utilização dos termoplásticos levou à inovação do *design* das órteses de pé e tornozelo (AFO) nos anos 1960 e 1970. Nos final dos anos 1980 e meados da década de 1990, os sistemas de *computer aided design-computer aided manufacture* (CAD-CAM) passaram a ser utilizados na aplicação tanto das órteses quanto das próteses.

As órteses tiveram importância histórica no desenvolvimento da reabilitação ortopédica e neurológica. Fatos históricos demonstram a íntima ligação entre a evolução da Medicina e o surgimento e a aplicação das órteses e entremeiam a história das profissões relacionadas com a reabilitação.

MATERIAIS

Na primeira metade do século XX, as órteses eram confeccionadas principalmente em metal, couro e tecido, porém o avanço tecnológico permitiu a utilização de componentes mais leves e resistentes já no final do século XX. O uso de materiais termoplásticos colaborou com o aumento da durabilidade e a melhora da cosmética das órteses. Atualmente, conta-se com inúmeros materiais específicos para este fim, embora elementos antigos, como o couro, ainda sejam utilizados na confecção de muitas órteses. A equipe multiprofissional será a responsável pela escolha dos materiais e dos componentes apropriados, dependendo da necessidade em cada situação clínica.

Tipos de materiais

Entre os inúmeros materiais utilizados na confecção das órteses, serão abordadas as características de alguns deles, como couro, ligas metálicas, termoplásticos, espumas, polímeros viscoelásticos e fibras de carbono, que poderão ser indicados e utilizados em situações distintas.

Couro

O couro (Figura 1.7) é a pele curtida de animais utilizada como material nobre para a confecção de diversos artefatos para o uso humano, porém materiais sintéticos que se assemelham também são encontrados. Utilizado como matéria-prima, o couro também é

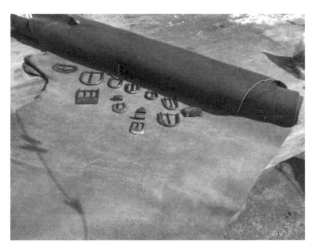

Figura 1.7 Peça de couro e fivelas metálicas utilizadas na fabricação de órteses.

bastante empregado no revestimento de estruturas metálicas e na confecção de correias e de calçados. Entre suas características, podem ser citadas boa resistência, porosidade, estética, não toxicidade, facilidade de manipulação, durabilidade e custo pouco elevado.

Metais

Aço, alumínio, duralumínio e titânio são metais bastante utilizados, principalmente na confecção das estruturas das órteses de membros inferiores.

O aço é uma liga metálica formada essencialmente por ferro e carbono, com concentrações deste último variando em 0,008-2,11%. É um material rígido geralmente utilizado na estrutura das órteses de membros inferiores, porém, em razão de seu alto peso, não se recomenda a utilização em crianças e adultos com peso inferior a 60-70 kg. Nesses casos, o duralumínio é mais indicado.

O alumínio apresenta como principais características leveza, resistência à corrosão e boa aparência; no entanto, é muito flexível e pouco resistente, o que deve ser considerado na indicação de órteses para pacientes muito ativos ou obesos. Nessas situações, o duralumínio é mais indicado. A indústria desenvolveu processos como a anodização, que imprime cores diferentes ao metal, naturalmente prateado, sem alterar sua aparência metalizada, além de conferir maior resistência às intempéries. Assim, atualmente, é possível encontrar o alumínio anodizado em diversas cores, sendo as mais comuns o preto e o bronze. Há, também, a pintura eletrostática, que cobre o material com uma camada colorida. Amarelo, vermelho, verde e azul são algumas das inúmeras opções, o que acaba deixando algumas órteses esteticamente mais interessantes.

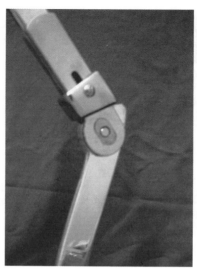

Figura 1.8 Articulação metálica em duralumínio.

O duralumínio (Figura 1.8), muito utilizado na construção das órteses metálicas, é formado por uma liga metálica composta por alumínio, cobre e magnésio, apresentando como característica uma grande resistência mecânica. Uma desvantagem desse material e do alumínio é a baixa soldabilidade. Uma curiosidade sobre esta liga metálica é que, ao contrário do que muitos pensam, o nome duralumínio não deriva de "alumínio duro" e, sim, de Düren, cidade alemã onde foi descoberto, em 1906, pelo químico Alfred Wilm.

O titânio apresenta inúmeras aplicações como metal de ligas leves nas indústrias ortopédica, aeronáutica e aeroespacial, entre outras. É utilizado na confecção das hastes e articulações de quadril, joelho e tornozelo. Suas principais características são peso reduzido, alta resistência e boa aparência, porém seu alto custo impossibilita uma maior aplicação na confecção de órteses.

Termoplásticos

Termoplástico é um polímero artificial que, a uma dada temperatura, apresenta alta viscosidade, podendo ser conformado e moldado, mantendo sua nova estrutura. Exemplos de termoplásticos são o polipropileno (PP), o polietileno (PE), o politereftalato de etileno (PET) e o policloreto de vinil (PVC), entre outros.

Entre os termoplásticos, o polipropileno (Figura 1.9), um dos mais utilizados na confecção de órteses, apresenta como principais propriedades: baixo custo, elevada resistência química e a solventes, facilidade de moldagem, facilidade de coloração, alta resistência a fratura por flexão ou fadiga, boa resistência a impacto e boa estabilidade térmica.

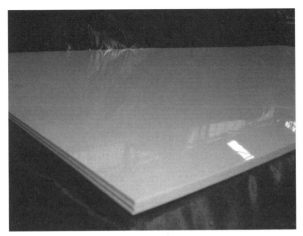

Figura 1.9 Placas de polipropileno utilizadas na confecção de órteses plásticas.

Esse material pode ser encontrado no mercado em várias espessuras, de 1 mm até mais de 10 mm. A escolha dependerá da resistência desejada durante a confecção.

Os termoplásticos de alta temperatura são moldados sobre moldes positivos em gesso. É possível realizar a aplicação de *transfers* coloridos nas placas termoplásticas, resultando em órteses esteticamente mais agradáveis.

O acrílico, ou polimetil-metacrilato (PMMA), é um material termoplástico rígido e incolor. É considerado um dos polímeros mais modernos e com maior qualidade do mercado, por sua facilidade de adquirir formas, leveza e alta resistência. O plexidur, um tipo de acrílico, é bastante empregado na construção de órteses espinais, principalmente na França.

Os polímeros termoplásticos de baixa temperatura, geralmente conformados em temperaturas de 60-80°C, podem ser moldados diretamente sobre o membro do paciente, o que torna a confecção mais simples e rápida. Uma vantagem desse material é a boa memória, ou seja, a possibilidade de serem reaquecidos e remodelados inúmeras vezes, permitindo pequenos ajustes durante a confecção ou a mudança de posições articulares após melhora do quadro clínico. Essas órteses geralmente são de uso temporário e, por não apresentarem grande resistência, acabam sendo muito empregadas na confecção de órteses de membros superiores. Os materiais Omega® e Clinic®, da marca North Coast Medical, e Ezeform® e Aquaplast®, da marca Sammons Preston, são muito utilizados pelos terapeutas ocupacionais no Brasil.

De forma geral, os derivados plásticos são materiais relativamente leves, de fácil manipulação e limpeza, resistentes, duráveis e estão disponíveis em várias cores e espessuras, sendo os materiais mais utilizados na construção de órteses.

Fibras de carbono

As fibras carbônicas sozinhas não são apropriadas para uso, porém, ao serem combinadas com outras matrizes, resultam em um material com propriedades mecânicas excelentes. A fibra de carbono é um material extremamente leve, durável e de grande resistência mecânica, porém apresenta alto custo. Geralmente, para se produzir componentes à base de fibras de carbono são utilizados processos de modelagem ou moldagem. As peças que utilizam esses componentes têm servido em equipamentos de diversas tecnologias, desde a produção aeroespacial até a fabricação de próteses e órteses.

Têm sido utilizadas tanto para reforçar órteses termoplásticas que necessitam de maior resistência em regiões de grande estresse, por exemplo na região do tornozelo de uma AFO rígida ou como estrutura de uma órtese, quanto na confecção de uma órtese de joelho, tornozelo e pé (KAFO) laminada em resina acrílica e fibra de carbono (Figura 1.10).

Espumas

As espumas geralmente são utilizadas como uma interface de proteção entre as órteses e a pele, principalmente em áreas vulneráveis a lesões, como em proeminências ósseas.

A ortopedia utiliza desde a década de 1960 o polietileno (Figura 1.11), comercialmente conhecido como Plastazote® e Evazote®. Esse material apresenta em sua composição células fechadas que evitam a absorção de líquidos, como suor, urina e exsudatos. Termodeformáveis em temperaturas de 160-180°C, esses materiais podem ser disponibilizados em diferentes colorações, espessuras e densidades.

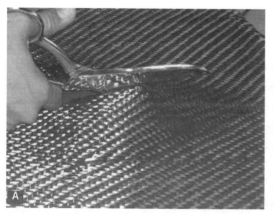
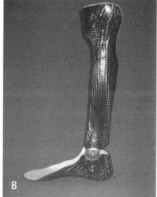

Figura 1.10 Fibras de carbono: (A) matéria-prima e (B) órtese confecçionada em carbono.

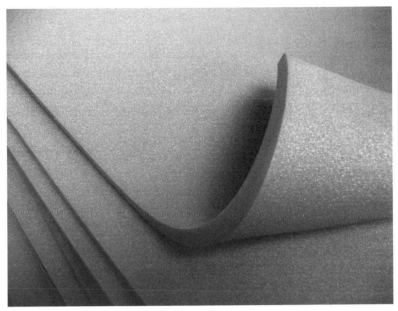
Figura 1.11 Placas de espuma em polietileno.

Os materiais de células abertas (poliuretano), bastante empregados na confecção de calçados, dissipam melhor o calor, quando comparados aos de células fechadas.

Seleção dos materiais para confecção de órteses

Informações relacionadas a tempo de utilização, peso dos materiais, durabilidade, condições financeiras do paciente, reação alérgica, local de moradia e tipo de atividade influenciam a escolha dos materiais.

Tempo de utilização

Órteses para uso temporário, ou seja, para serem utilizadas durante poucos dias ou semanas, como em casos de processos inflamatórios agudos e de pós-operatório, poderão ser confeccionadas com componentes mais simples ou, quando possível, adquiridas na forma de órteses pré-fabricadas. Por outro lado, órteses para uso definitivo, como em casos de sequelas neurológicas, como acidente vascular cerebral, paralisia cerebral e traumatismo raquimedular, deverão ser confeccionadas sob medida, com materiais mais resistentes e leves, e ser perfeitamente adaptadas aos pacientes.

Leveza

A utilização de hastes e articulações em duralumínio, fibra de carbono ou titânio resulta em órteses mais leves quando comparadas com as confeccionadas em aço. A escolha dependerá da idade e do peso do paciente e das forças aplicadas durante seu uso. Preconiza-se a utilização de materiais mais leves nas órteses para tronco, membros superiores e inferiores, diminuindo o gasto energético durante sua utilização. Para as órteses infantis, a opção pelo duralumínio em relação ao carbono se dá principalmente pelas trocas frequentes devido ao crescimento, tornando o tratamento menos oneroso.

Durabilidade

O tempo de uso e o peso do paciente devem ser considerados para a escolha de um material mais ou menos resistente. Como exemplo, pode-se citar materiais com diferentes densidades utilizados na confecção de órteses plantares, assim como a escolha de componentes metálicos mais resistentes para pacientes mais pesados.

Condições financeiras do paciente

Em algumas situações, para tornar possível a aquisição de uma órtese por um paciente com menor poder aquisitivo, é necessário optar por materiais menos nobres, porém deve-se tomar cuidado para manter os objetivos da indicação sem comprometer a funcionalidade da órtese durante a utilização. Como exemplo, pode-se citar a substituição de uma órtese longa laminada em carbono por uma órtese plástica termomoldável, ou, em sequelas flácidas com pé caído, a utilização de AFO flexível no lugar de AFO articulada com movimento assistido.

Reações alérgicas

Alguns materiais de forração podem desencadear reações alérgicas nos pacientes. Esses materiais deverão ser substituídos por outros sem afetar as características da órtese, como na substituição de forrações em EVA por Plastazote®. Sabendo-se previamente das reações causadas por alguns materiais, o seu uso deve ser evitado. Vale a pena ressaltar que, geralmente, materiais utilizados para forrações das órteses aumentam a sudorese local, podendo acarretar irritações cutâneas.

Local de moradia e tipo de atividade

Para os pacientes que moram ou realizam atividades em regiões úmidas, deve-se evitar os materiais que tendem a deteriorar ou oxidar com maior facilidade.

OBJETIVOS

As órteses utilizadas como recurso terapêutico complementar podem ser indicadas para repousar, imobilizar, proteger, fornecer *feeedback*, corrigir, promover cicatrização de tecidos e aliviar processos álgicos de segmentos corpóreos lesados, sequelados ou em fase de recuperação.

Repouso

As órteses para repouso são utilizadas para manter o segmento corpóreo livre da ação de forças que levam a movimentos articulares indesejados. Como exemplo, pode-se citar o uso da órtese de punho e mão (WHO) em casos de processos inflamatórios locais ou uma tipoia para estabilizar o ombro em uma luxação glenoumeral.

Imobilização

As órteses utilizadas para imobilização devem evitar qualquer movimento do segmento envolvido, sendo, portanto, indicadas em casos de traumas importantes ou em cuidados de pós-operatório imediato. Como exemplo, pode-se citar a órtese tipo Jewett, utilizada para fratura de corpo vertebral, ou órteses de Sarmiento, utilizadas para estabilização de fraturas.

Proteção

As órteses com objetivo de proteção são indicadas principalmente para se evitar traumas repetitivos e lesões em regiões com alteração sensitiva ou limitar movimentos indesejados. Pode-se citar, por exemplo, órteses plantares para pés neuropáticos e joelheiras articuladas com controle da amplitude de movimento.

Propriocepção

As órteses com finalidade proprioceptiva permitem aos pacientes a realização de atividades com menor risco de lesões ou recidivas. Também podem ser utilizadas para facilitar a manutenção postural. Essas órteses são flexíveis e permitem movimentos articulares. As tornozeleiras e os corretores posturais são exemplos de órteses proprioceptivas.

Correção

As órteses para correção podem ser utilizadas em situações nas quais ainda é possível reverter um encurtamento, retração ou desvio articular não estruturado, como em casos de padrão flexor de membros superiores, encurtamento do tendão do calcâneo e nas escolioses. O correto posicionamento na aplicação dos vetores de força sobre o segmento corpóreo é fundamental para um resultado satisfatório.

BIOMECÂNICA

Alguns princípios básicos sobre biomecânica são pré-requisitos para a prescrição e a correta confecção das órteses, portanto o entendimento sobre as alterações biomecânicas e suas causas durante a prática clínica é condição essencial para a prescrição.

Uma das proposições das órteses é melhorar a função do segmento que está sendo envolvido. De forma geral, as órteses atingem tal objetivo controlando e adequando as forças que incidem sobre uma articulação ou segmento corpóreo que esteja em movimento ou em posição estática. Elas podem alterar ou mesmo restringir forças inapropriadas que possuam potencial para desencadear alterações articulares degenerativas ou deformidades.

Por meio da área de contato, toda órtese gera vetores de força que são aplicados em uma determinada região corpórea. A quantidade de força e a área de contato que está sujeita a sua aplicação têm influência direta no conforto e na eficácia da órtese.

Um sistema muito utilizado é o sistema de forças com três pontos de fixação (Figura 1.12), no qual se tem dois vetores em uma mesma direção e um outro localizado entre as duas primeiras, porém com força resultante em sentido oposto. O sistema em equilíbrio deve ter a soma das forças aplicadas iguais a 0. As forças paralelas utilizadas em sistema de

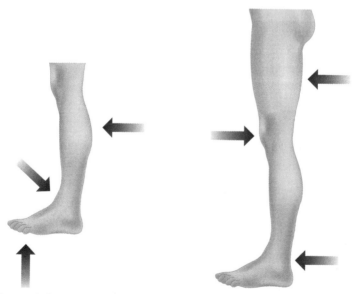

Figura 1.12 Vetores de força em sistema de três pontos de fixação.

três pontos são inversamente proporcionais às suas distâncias perpendiculares, portanto, quanto mais próximos estiverem os apoios do centro articular, maior será a pressão gerada.

Utilizando-se um maior braço de alavanca, maior será a área para distribuição da pressão. A pressão é o resultado da aplicação da força sobre uma unidade de área, portanto cuidados devem ser tomados quanto ao excesso de pressão para se evitar problemas como desconforto, dor ou ulcerações por isquemia, principalmente em pacientes que apresentam alterações de sensibilidade.

Nos sistemas em que não se tem a aplicação de forças paralelas, deve-se sempre lembrar das forças resultantes. A aplicação indevida dessas forças pode anular completamente a função de uma órtese ou não proporcionar o resultado desejado.

Para as órteses utilizadas para ortostatismo e deambulação, é importante considerar o vetor de reação do solo (Figura 1.13), a localização do centro de massa corpórea e dos eixos articulares, os quais irão influenciar direta ou indiretamente a estabilidade ou o controle dos movimentos. Um princípio aplicado exclusivamente para os membros inferiores envolve essencialmente o controle das forças de reação ao solo. Isso acontece quando o pé faz contato com o solo, gerando uma força de sentido oposto em direção ao centro de massa corpórea. Essa força, geralmente maior que o próprio peso corpóreo, criará momentos sobre cada articulação do membro inferior e pelve, podendo afetar os movimentos nos três planos corpóreos: sagital, frontal e transverso. Isso é facilmente visualizado nas KAFO, nas quais ocorre controle das forças nos sentidos mediolateral, anteroposterior e rotacional do joelho.

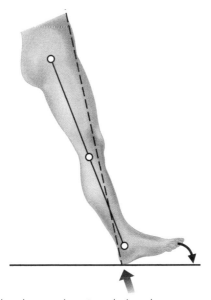

Figura 1.13 Vetor de reação do solo e movimentos relacionados.

Uma órtese que altere a força de reação ao solo em relação aos eixos articulares poderá mudar consideravelmente os momentos sobre as articulações do membro inferior. Aplicações práticas desses princípios são mais frequentemente vistas em alterações no solado dos calçados e nas AFO.

As forças aplicadas externamente ao segmento corpóreo envolvido pela órtese devem ser equilibradas pelas forças exercidas pelas estruturas internas, responsáveis pela estabilidade. Quando existem deficiências de força muscular ou ligamentar, as órteses devem prover auxílio e buscar o reequilíbrio dessas forças.

As órteses podem ser usadas para reduzir as forças axiais. Em articulações normais, uma carga axial é criada pela ação da gravidade, que se soma à massa corpórea e se opõe à força de reação do solo. Dessa forma, tal força é transmitida através das estruturas ósseas e cartilaginosas das articulações. Estando as estruturas intactas, tais forças se distribuem normalmente e sem consequências negativas, entretanto, havendo falhas estruturais, como fraturas ou degenerações cartilaginosas, pode ocorrer dor, prejuízos à mobilidade, limitação funcional ou mesmo deformidades articulares. Nesses casos, apoios em locais específicos, como tendão patelar e túber isquiático, podem dissipar a força axial através da estrutura da própria órtese.

TERMINOLOGIA

A terminologia aplicada para os diferentes tipos de órteses continua gerando muitas confusões para os profissionais que as prescrevem e para os que as revendem ou confeccionam. Antigamente, quase a totalidade das órteses era denominada pelo nome de seus inventores e pesquisadores, premiando-os pelo fato de acrescentar brilhantemente novos recursos em prol da saúde e da evolução científica. Essa prática não considerava a necessidade de difundir efetivamente esse recurso fabuloso, sem ofuscar seu brilho, distanciar-se das vaidades e da necessidade de eternizar o próprio nome, o que acabava por dificultar a globalização do uso do recurso. Outras órteses eram denominadas pelos nomes das cidades de desenvolvimento ou dos centros de reabilitação onde foram desenvolvidas, também sem a preocupação de correlações anatômicas ou correlações funcionais.

O que são, para que servem e em que segmentos corpóreos são aplicadas as órteses de Sarmiento, de Charleston ou do Rancho de Los Amigos? É realmente difícil correlacionar esses nomes com as funções propostas por tais órteses, ou mesmo correlaciná-las com os segmentos envolvidos.

Intencionando-se uma nomenclatura mais clara e lógica, a tendência é determinar formas padronizadas de denominação das órteses pela sua correlação com a anatomia e por seu objetivo ou correspondente funcional, para, então, facilitar a integração dos profissionais que prescrevem esse recurso. Seguindo esse raciocínio e reforçando essa ideia, as órteses devem ser classificadas e denominadas de acordo com duas considerações principais:

- A região anatômica que está sendo envolvida pela órtese: regiões da coluna vertebral, articulações e segmentos de membros superiores e inferiores emprestam seus nomes para denominar as órteses.
- As funções ou os efeitos que as órteses tenham ou que produzam nos locais que estejam vestindo também são consideradas.

Wilson A. Bennett Jr. foi um dos pioneiros na profissão de órteses e próteses. Ele dedicou sua vida à busca do aprendizado acadêmico, à inovação das novas tecnologias e à difusão da informação. Ele foi um dos primeiros profissionais a trabalhar para estabelecer a nomenclatura sobre amputações e próteses hoje paraticadas em todo o mundo, conforme a ISO 8549-3:1989. Desde então, a terminologia utilizada para classificação das órteses passou a ser aceita e aplicada em todo o mundo. Convencionou-se utilizar as iniciais em inglês das articulações ou segmentos corpóreos envolvidos pelas órteses no sentido craniocaudal e a letra "o", correspondente a *orthosis*, no final, colaborando para uma comunicação mais clara e eficaz (Figura 1.14).

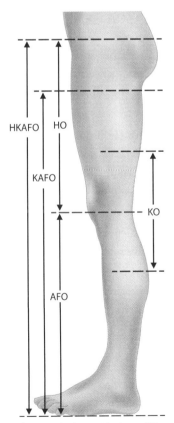

Figura 1.14 Nomenclatura relacionada aos níveis anatômicos: (A) *ankle* – tornozelo, (F) *foot* – pé, (H) *hip* – quadril, (K) *knee* – joelho.

São apresentados a seguir alguns exemplos de nomenclatura pela terminologia apropriada:

- AFO: *ankle-foot orthosis.*
- KAFO: *knee-ankle-foot orthosis.*
- TLSO: *thoracic-lumbar-sacral orthosis.*
- WHO: *wrist-hand orthosis.*
- EWHO: *elbow-wrist-hand orthosis.*

Normalmente, a terminologia exemplificada acima não é utilizada dessa forma para órteses compostas por mais de cinco letras, fracionando-se o nome em duas partes; por exemplo, uma órtese bilateral longa de membros inferiores com cinto pélvico e suporte toracolombar teoricamente seria chamada de TLSHKAFO, mas nesses casos fraciona-se o nome e a terminologia proposta seria: TLSO + HKAFO.

Para as órteses de reciprocação, convencionou-se utilizar o termo *reciprocating gait orthosis* (RGO).

Dessa forma, padronizou-se uma terminologia quanto à região envolvida pelas órteses. Para se adequar ainda mais as condições de terminologia, tornando-a mais clara para as indicações clínicas, deve-se acrescentar a essa nomenclatura termos próprios, funções específicas, características da órtese e/ou tipos de componentes utilizados. Como exemplos, pode-se citar AFO de reação ao solo, KAFO com trava em anel, WHO dinâmica extensora, TLSO tipo Boston, entre outros.

Essa terminologia é adotada universalmente, não devendo ser traduzida para nenhuma língua, como para o português, o que certamente traria novas confusões a respeito dos termos utilizados em um mundo globalizado. Por exemplo, uma KAFO não deve ser chamada por nós, brasileiros, de OJTP (órtese de joelho, tornozelo e pé) ou pelos espanhóis de ORTP (*ortose de rodilla, tobillo y pie*).

No Brasil, no entanto, as Secretarias de Saúde têm utilizado terminologias próprias, fazendo uma correlação com segmento anatômico envolvido. Seguindo esse critério, encontra-se descrições de órteses inguinopodálicas (HKAFO), cruropodálicas (KAFO) e suropodálicas (AFO).

PRESCRIÇÃO

Para que se possa formular a prescrição de uma órtese, deve-se definir os segmentos anatômicos que deverão ser envolvidos, descrever os controles biomecânicos desejados e especificar o tipo de material a ser utilizado. Para isso, deve-se considerar, durante a avaliação do paciente, o déficit funcional, a integridade neuromuscular, a força muscular, a presença de contratura articular e o prognóstico da doença.

A prescrição de uma órtese deve ser realizada com clareza para que o ortesista entenda os objetivos da prescrição e confeccione a órtese proposta. A terminologia deverá ser aplicada sempre que possível, porém sua utilização não é fundamental em uma prescrição.

Nos processos licitatórios municipais, estaduais e federais, é vetada a descrição da marca do fabricante ou do código do produto na prescrição de próteses e órteses. Já clínicas privadas realizam as prescrições com nomes dos fabricantes e/ou códigos dos componentes de sua preferência, evitando, dessa forma, a substituição por produtos similares, porém funcionalmente inferiores.

Exemplos de prescrição

Caso clínico 1

Paciente portador de poliomielite que realiza marcha sem dispositivos de auxílio, apresenta boa função da musculatura do quadril e do joelho, caminha realizando flexão acentuada das articulações de quadril e joelho nas fases de balanço e contato inicial no solo com antepé. Esse tipo de deambulação leva a uma grande instabilidade e aumento do gasto energético.

Nesse caso, após avaliação estática e dinâmica, seria possível prescrever dois tipos de órteses: uma órtese tipo AFO dinâmica confeccionada em termoplástico com limitação para a flexão plantar e liberação para dorsiflexão. É importante observar se o paciente, na fase do apoio, não apresenta uma pronação significativa do tornozelo com rotação interna do membro inferior acometido. Caso isso ocorra, a prescrição de uma AFO dinâmica com movimento assistido para dorsiflexão seria mais funcional (Figura 1.15).

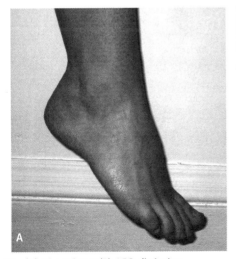
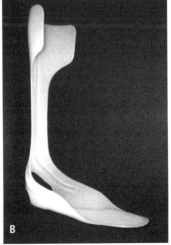

Figura 1.15 (A) Pé equino e (B) AFO dinâmica.

Caso clínico 2

Paciente portador de escoliose idiopática de nível toracolombar dextroconvexa com 34° de angulação segundo Cobb e rotação vertebral +++ e Risser I.

Seria possível prescrever uma órtese TLSO tipo Boston confeccionada em polipropileno com abertura posterior, fechos em velcro e almofada lombar posterolateral posicionada à direita e posteriormente reavaliar a radiografia com órtese (Figura 1.16).

Caso clínico 3

Um paciente portador de neuropatia diabética com ulceração na cabeça do primeiro e do quinto metatarsos do membro inferior direito com calosidades à esquerda.

Nesse caso, a prescrição deve ser de uma órtese plantar confeccionada sob medida em Plastazote® com barra retrocapital para alívio local de pressão e melhor distribuição de carga (Figura 1.17) associada a um calçado biomecânico com *rocker* anterior no solado.

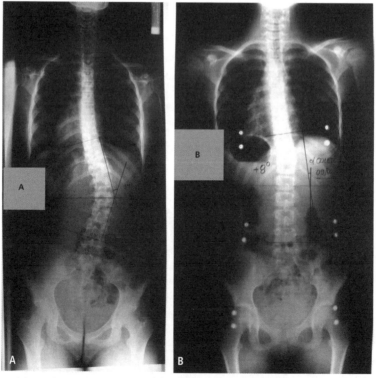

Figura 1.16 (A) Escoliose lombar. (B) Alinhamento após colocação de TLSO.

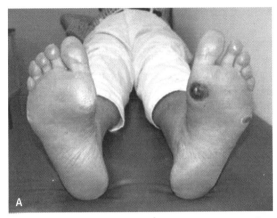 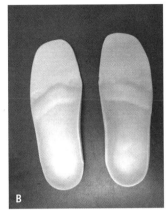

Figura 1.17 (A) Pé neuropático. (B) Órteses plantares com barra retrocapital.

REFERÊNCIAS BIBLIOGRÁFICAS

1. Baumgartner R, Stinus H. Tratamiento ortésico-protésico del pie. Barcelona: Masson; 1997.
2. Bowker JO, Pfeifer MA. Levin e O'Neal: o pé diabético. 6.ed. Rio de Janeiro: Di-Livros; 2002.
3. Bricot B. Posturologia. São Paulo: Ícone; 1998.
4. Carroll K, Edelstein JE. Prosthetics and patient management: a comprehensive clinical approach. Thorofare: Slack Incorporated; 2006.
5. Carvalho JA. Amputações de membros inferiores: em busca da plena reabilitação. 2.ed. Barueri: Manole; 2002.
6. Dimeglio A. Ortopedia pediátrica. São Paulo: Santos; 1990.
7. Edelstein JE, Bruckner J. Orthotics: a comprehensive clinical approach. Thorofare: Slack Incorporated; 2002.
8. Edelstein JE, Moroz A. Lower-limb prosthetics and orthotics: clinical concepts. Thorofare: Slack Incorporated; 2011.
9. Goldberg B, Hsu JD. Atlas of orthoses and assistive devices. 3.ed. St Louis: Mosby; 1997.
10. Gould JA. Fisioterapia na ortopedia e na medicina do esporte. 2.ed. São Paulo: Manole; 1993.
11. Kirby K. Foot and lower extremity biomechanics I: a ten year collection of Precision Intricast Inc., newsletters. Payson: Precision Intricast; 1997.
12. Kirby K. Foot and lower extremity biomechanics II: Precision Intricast newsletters, 1997-2002. Payson: Precision Intricast; 2002.
13. Kirby K. Foot and lower extremity biomechanics III: Precision Intricast newsletters, 2002-2008. Payson: Precision Intricast; 2009.
14. Kozak GP, Campbell DR, Frykberg RG, Habershaw GM. Tratamento do pé diabético. 2.ed. Rio de Janeiro: Interlivros; 1996.
15. Lianza S. Medicina de reabilitação. 3.ed. Rio de Janeiro: Guanabara Koogan; 2001.
16. Lorimer D, French G, O'Donnell M, Burrow JG. Neale's disorders of the foot: diagnosis and management. 6.ed. Edinburgh: Churchill Livingstone; 2002.
17. Lusardi MM, Nielsen CC. Orthotics and prosthetics in rehabilitation. Boston: Butterworth-Heinemann; 2000.
18. McKee P, Morgan L. Orthotics in rehabilitation: splinting the hand and body. Philadelphia: F.A. Davis Company;1998.
19. Nawoczenski DA, Epler ME. Orthotics in functional rehabilitation of the lower limb. Philadelphi: W.B. Saunders Company; 1997.
20. O'Sullivan SB, Schmitz T. Fisioterapia: avaliação e tratamento. 4.ed. Barueri: Manole; 2004.

21. Perry J, Burnfield JM. Gait analysis: normal and pathological function. 2.ed. Thorofare: Slack Incorporated; 2010.
22. Rabanda UR. Design, function and use of whellchairs. OttoBock HealthCare; 2004.
23. Redford JB, Basmajian JV, Trautman P. Orthotics: clinical practice and rehabilitation technology. New York: Churchill Livingstone; 1995.
24. Seymour R. Prosthetics and orthotics: lower limb and spinal. Philadelphia: Lippincott Williams & Wilkins; 2002.
25. Shurr DG, Michael JW. Prosthetics and orthotics. 2.ed. Upper Saddle River: Prentice Hall; 2001.
26. Simonnet J. Encyclopédie médico-chirurgicale: kinesiterapia – medicina física. 10.ed. Paris: Elsevier Science; 2000.
27. Sizinio H, Xavier R. Ortopedia e traumatologia: princípios e prática. 2.ed. Porto Alegre: Artmed; 1998.
28. Smith LK, Weiss EL, Lehmkuhl LD. Cinesiologia clínica de Brunnstrom. 5.ed. São Paulo: Manole; 1997.
29. Viladot R, Cohí O, Clavell S. Coluna vertebral: órtese e prótese do aparelho locomotor. São Paulo: Santos; 1989.
30. Viladot R, Cohí O, Clavell S. Órtesis e prótesis del aparato locomotor: extremidad inferior. Barcelona: Masson; 1989.

Capítulo 2

Classificação das órteses

José André Carvalho

As órteses podem ser classificadas quanto à funcionalidade ou quanto ao sistema de confecção, sendo, portanto, divididas, respectivamente, em órteses estáticas ou dinâmicas e em órteses pré-fabricadas, pré-fabricadas ajustáveis ou confeccionadas sob medida.

CLASSIFICAÇÃO QUANTO À FUNCIONALIDADE

Quanto à funcionalidade, as órteses podem ser classificadas em órteses estáticas, ou passivas, e órteses dinâmicas, ou funcionais.

As órteses estáticas são utilizadas com o objetivo de proporcionar repouso, suporte, imobilização, correção, proteção e estabilização do segmento corpóreo envolvido (Figura 2.1A).

Já as órteses dinâmicas permitem movimentos articulares (Figura 2.1B). Dependendo da proposta terapêutica, a amplitude de movimento poderá ser limitada ou livre. Indicadas para auxiliar, limitar ou direcionar movimentos, podem ser fabricadas com materiais flexíveis que permitem movimentos por deformação do material, como em uma AFO dinâmica em termoplástico, órteses com articulações verdadeiras (*braces* de joelho), ou por mecanismos de energia externa (molas ou elásticos), utilizados na confecção de órteses de membros superiores com polias.

CLASSIFICAÇÃO QUANTO À CONFECÇÃO

As órteses também podem ser classificadas conforme o tipo de fabricação, sendo divididas em pré-fabricadas, pré-fabricadas ajustáveis ou confeccionadas sob medida.

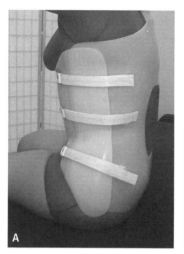 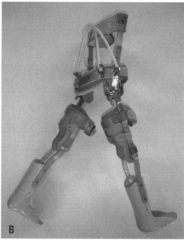

Figura 2.1 (A) Órtese estática confeccionada em termoplástico para imobilização da região toracolombar. (B) Órtese dinâmica composta por articulação de quadril com sistema reciprocador para auxílio na troca de passos.

Órteses pré-fabricadas

As órteses pré-fabricadas encontram-se disponíveis no mercado prontas para aplicação direta (Figura 2.2). Essas órteses, fabricadas em larga escala e em vários tamanhos, geralmente são encontradas em materiais flexíveis como espumas, tecidos, elásticos e gel polímero, e podem adaptar-se perfeitamente às necessidades dos pacientes, desempenhando funções relacionadas a imobilização, repouso e limitação de movimento. Como exemplo,

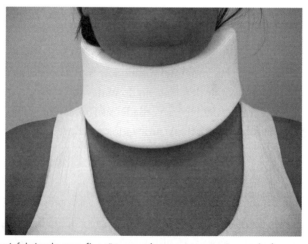

Figura 2.2 Órtese pré-fabricada com fixação em velcro para proteção cervical.

podem ser citados os colares cervicais, as faixas lombares e as calcanheiras anti-impacto. Uma grande vantagem das órteses pré-fabricadas é o baixo custo, além da praticidade, visto que o paciente já adquire a órtese pronta. É importante lembrar que essas órteses devem ser avaliadas caso a caso, buscando ajustes perfeitos nos segmentos corpóreos envolvidos e atendendo somente os objetivos desejados. No entanto, ainda é fácil encontrar órteses pré-fabricadas inapropriadas e que não desempenham as funções propostas. Como exemplo clássico, pode-se citar as órteses em tecido para posicionamento e repouso do punho. Essas órteses geralmente não respeitam a prega palmar (angulação oblíqua das articulações metacarpofalangianas), levando à limitação dos movimentos de flexão das articulações do quarto e do quinto dedos e impedindo a função completa de preensão.

As órteses pré-fabricadas confeccionadas em materiais rígidos, como os metais e termoplásticos, devem ser avaliadas rigorosamente antes de sua aquisição. É fundamental avaliar sua eficácia e deve ser tomado muito cuidado com a compra desses produtos em lojas ortopédicas. É importante se conscientizar de que órteses não são produtos para serem simplesmente comercializados, mas sim aplicados de forma correta conforme os objetivos da indicação.

Após a aquisição desses dispositivos, os pacientes deverão retornar ao profissional responsável pela indicação para que se possa avaliar a órtese adquirida e realizar as devidas orientações relacionadas à maneira correta da colocação, ao tempo de uso e à necessidade de uma reabilitação física paralela.

Órteses pré-fabricadas ajustáveis

As órteses pré-fabricadas ajustáveis permitem que os profissionais envolvidos com a reabilitação realizem os ajustes necessários para que se consiga melhores adaptação e função. Possuem as vantagens de uma aplicação imediata e com custo reduzido quando comparadas com as órteses confeccionadas sob medida. Esses ajustes poderão ser realizados por meio de tirantes em velcro, como nas tipoias, ou por meio do reposicionamento de parafusos, como nas órteses compostas por estruturas metálicas. Como exemplo, pode-se citar a órtese tipo *cruciform anterior spinal hiperextension* (CASH), utilizada para manter a coluna em hiperextensão, na qual, por meio das hastes anteriores, pode-se ajustar a altura das almofadas para que se consiga um apoio esternal e pubiano adequado (Figura 2.3).

As órteses pré-fabricadas ajustáveis tendem a substituir algumas órteses que até então eram confeccionadas somente sob medida.

Órteses confeccionadas sob medida

Através da confecção de órteses sob medida, consegue-se atender as indicações específicas de uma prescrição, proporcionando uma adaptação adequada. Ajustes nessas órteses também podem ser realizados, como no alinhamento ou na amplitude de movimento de

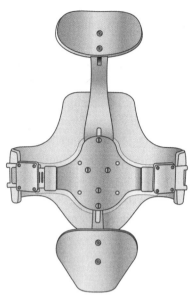

Figura 2.3 Órtese de hiperextensão pré-fabricada com possibilidade de ajustes para melhor adaptação.

uma articulação durante a evolução na reabilitação de um usuário. Como desvantagens das órteses confeccionadas sob medida em relação às pré-fabricadas, pode-se citar o custo mais elevado, por se tratar de confecções individualizadas, e um período para entrega maior.

As órteses sob medida podem ser confeccionadas com diversos tipos de materiais, como metais, derivados plásticos e fibras de carbono (Figura 2.4).

Para a confecção de órteses sob medida, são utilizadas técnicas específicas dependendo do material a ser utilizado:

- Na confecção de órteses metálicas, é utilizado formulário para anotação das medidas.
- Na confecção de órteses com gesso sintético ou termoplástico de baixa temperatura, o material é modelado diretamente sobre o segmento corpóreo.
- Na confecção de órteses em termoplásticos de alta temperatura e por meio de laminações em resina acrílica e fibra de carbono, é utilizado um molde em gesso.

Sistemas eletrônicos como o de *computer aided design-computer aided manufacture* (CAD-CAM) também já são utilizados como ferramentas para a fabricação de órteses, por meio da produção de um molde positivo. Para a realização desse sistema, sensores eletrônicos, como um escâner a *laser* ou infravermelho, fazem a leitura do segmento corpóreo e enviam as informação para um *software* para que os ajustes individuais sejam realizados. Posteriormente, uma central de fabricação fresa blocos em gesso ou espumas de poliuretano, resultando em um molde positivo que será utilizado na fabricação das órteses (Figura 2.5).

Classificação das órteses 29

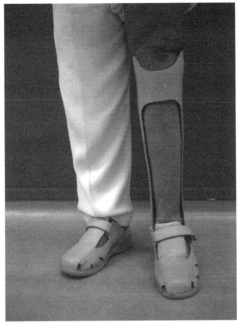

Figura 2.4 Órtese customizada fabricada em fibra de carbono para sequela neuromotora.

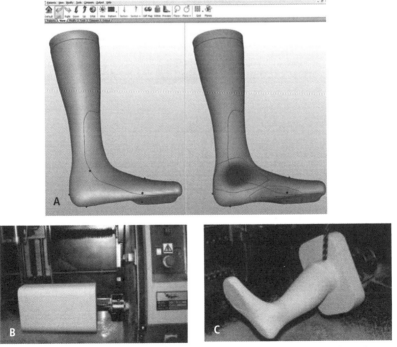

Figura 2.5 (A) Sistema para captura de imagens, (B) modificações eletrônicas e (C) produção de moldes positivos.

Órteses metálicas

As órteses confeccionadas com componentes metálicos, geralmente utilizadas para membros inferiores, não necessitam da modelagem em gesso (Figura 2.6). A realização de traços dos contornos anatômicos e mensurações dos diâmetros, circunferências e alturas já possibilita a confecção desse tipo de órtese, realizada por ortesistas experientes. As medidas devem ser realizadas com o paciente em decúbito dorsal sobre uma mesa rígida coberta por rolo de papel pardo. Com um lápis perpendicular à mesa e encostado no segmento corpóreo, faz-se um desenho do segmento, assim como do nível das articulações. Essas órteses metálicas geralmente recebem acabamentos e forrações em espumas de polietileno e couro.

Órteses termoplásticas

Serão descritas a seguir as técnicas utilizadas para confecção de órteses em materiais termoplásticos de baixa e alta temperaturas.

Termoplásticos de baixa temperatura

Os materiais termoplásticos de baixa temperatura são bastante utilizados na confecção de órteses de membros superiores (Figura 2.7). As placas de termoplásticos, previamente

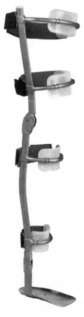

Figura 2.6 Órtese para membro inferior confeccionada com componentes metálicos.

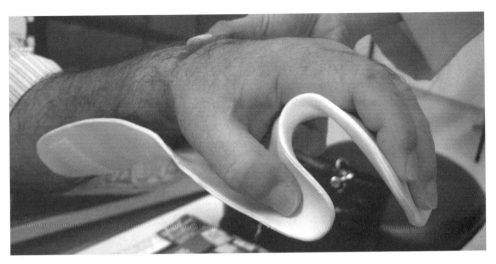

Figura 2.7 Órtese para membro superior confeccionada em termoplástico de baixa temperatura.

delineadas e recortadas, são aquecidas utilizando-se panelas com termostato ou soprador térmico e manipuladas em temperaturas de 60-80°C. A modelagem é feita diretamente sobre a região destinada à confecção, portanto é importante verificar a tolerância do paciente à temperatura do material, prevenindo queimaduras locais. Após o resfriamento, realiza-se o acabamento com as forrações necessárias e a fixação de velcros autoadesivos. Essas órteses são entregues aos pacientes imediatamente após a confecção, tendo, portanto, uma redução considerável no tempo de entrega quando comparada com as confecções em termoplástico de alta temperatura ou em metais.

Termoplásticos de alta temperatura

Para a confecção de órteses com termoplásticos de alta temperatura, como polietileno e polipropileno, é utilizado um sistema de sucção a vácuo. As placas de termoplásticos são previamente aquecidas em estufa a uma temperatura aproximada de 140°C e posteriormente moldadas sobre o molde positivo em gesso. A modelagem em termovácuo é realizada por meio do envolvimento do molde gessado pelo material termoplástico. Após o resfriamento, as órteses já moldadas devem ser recortadas e polidas para, então, serem provadas, ajustadas e entregues aos pacientes

Para a confecção de uma órtese em termoplástico de alta temperatura, é necessário, após a realização de um molde em gesso do paciente, conhecido também como molde negativo, realizar seu preenchimento com gesso líquido, o que resultará em um molde maciço chamado de molde positivo. Nesse molde positivo, serão realizados ajustes como aplicação de gesso em regiões destinadas a zonas de alívio e remoção de gesso em áreas destinadas a maior apoio/pressão (Figura 2.8).

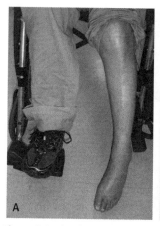 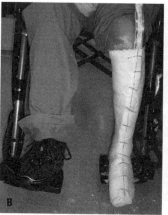 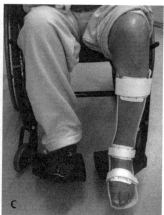

Figura 2.8 (A,B) Realização de molde negativo em paciente sequelado para posterior confecção de (C) órtese de posicionamento.

Molde negativo

O molde realizado em gesso diretamente sobre um segmento corpóreo é chamado de molde negativo. Os materiais necessários a serem utilizados na confecção do molde são: lápis cópia, fita métrica, trena, ficha de medidas, malha tubular de algodão, ataduras de gesso, tesoura, bisturi e recipiente com água. O correto posicionamento do paciente durante a realização da modelagem em gesso é importantíssimo para o correto alinhamento do segmento envolvido. As posições em decúbito dorsal, decúbito ventral, sentado ou em pé serão eleitas conforme o quadro clínico e a facilidade do profissional em conseguir um melhor posicionamento do segmento durante a modelagem (Figuras 2.9 e 2.10).

O lápis cópia é utilizado para demarcar regiões que necessitam de maiores cuidados, como as proeminências ósseas, e os pontos de referência utilizados para realização da perimetria, as quais serão utilizadas durante a modificação do molde. Essas demarcações serão transferidas para o molde positivo, permitindo ao ortesista realizar as modificações com maior segurança.

Molde positivo

O molde em gesso chamado de positivo é conseguido pelo preenchimento do molde negativo com gesso, resultando em um molde sólido.

Nesse molde, já se tem regiões demarcadas com lápis cópia, as quais serão utilizadas para controlar circunferências, diâmetros, linhas de recorte e, também, para realizar alívios ou pressões em regiões específicas por meio da colocação ou remoção de gesso, respectivamente. Materiais utilizados para revestimento, reforço em regiões específicas ou aplicação de articulações devem ser fixados ao molde positivo antes da modelagem com termoplástico (Figura 2.11).

Classificação das órteses 33

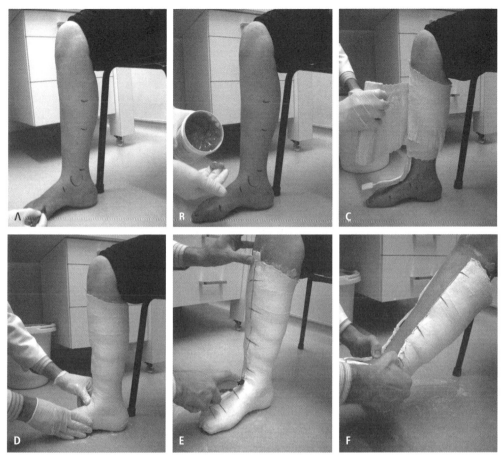

Figura 2.9 (A,B) Preparação do segmento com demarcações ósseas e aplicação de gel para modelagem. (C,D) Envolvimento do segmento com atadura gessada e posicionamento adequado. (E,F) Após secagem do gesso, recorte e remoção do molde negativo.

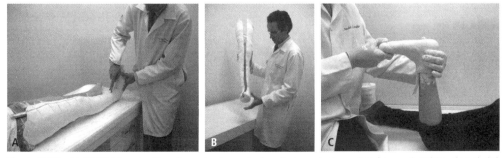

Figura 2.10 (A,B) Molde negativo de paciente portador de paraplegia realizado em decúbito dorsal. (C) Modelagem em decúbito ventral para confecção de órtese supramaleolar (SMO).

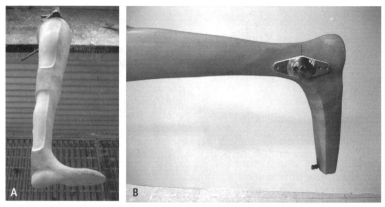

Figura 2.11 (A) Molde positivo preparado para confecção de KAFO. (B) Aplicação de articulação metálica de tornozelo em molde positivo.

Termomoldagem

A confecção com material de alta temperatura é realizada por meio de um sistema de sucção, que pode ser utilizado de duas maneiras: envolvendo o gesso positivo com placa ou pelo sistema de modelagem por bolha. É importante aguardar o total resfriamento da órtese antes de recortá-la e retirá-la do molde, o que fatalmente resultaria em uma alteração na forma da órtese confeccionada (Figura 2.12).

Prova

As provas devem ser realizadas para verificação das medidas, da altura e dos ajustes dos sistemas de fixação. Nas órteses nas quais se utilizam componentes metálicos associados às estruturas plásticas, é necessário verificar o correto alinhamento, a localização das articula-

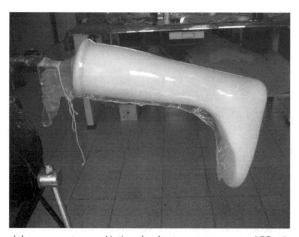

Figura 2.12 Termomodelagem em termoplástico de alta temperatura em AFO não articulada.

ções e o funcionamento biomecânico das órteses, como nos tutores longos (KAFO) ou nas órteses posturais do tipo Milwaukee (Figura 2.13).

Entrega

Durante a entrega das órteses, é importante realizar uma série de orientações aos pacientes quanto à forma de colocação e remoção, ao sistema de funcionamento, ao tempo de utilização e à higiene das órteses, entre outros.

Queixas como dor, desconforto, piora da postura ou da marcha devem ser analisadas e, posteriormente, a órtese deverá ser encaminhada para ajustes ou reconfecção.

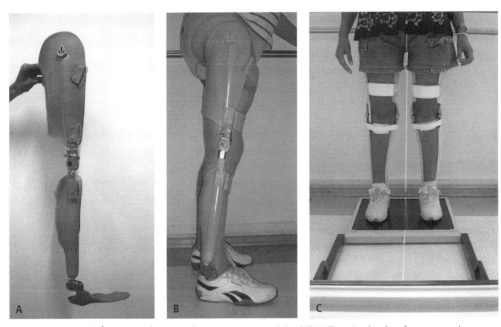

Figura 2.13 (A,B) Órtese confeccionada e prova em usuário. (C) Utilização de plataforma com *laser* para verificação do alinhamento.

REFERÊNCIAS BIBLIOGRÁFICAS

1. Baumgartner R, Stinus H. Tratamiento ortésico-protésico del pie. Barcelona: Masson; 1997.
2. Bowker JO, Pfeifer MA. Levin e O'Neal: o pé diabético. 6.ed. Rio de Janeiro: Di-Livros; 2002.
3. Bricot B. Posturologia. São Paulo: Ícone; 1998.
4. Carroll K, Edelstein JE. Prosthetics and patient management: a comprehensive clinical approach. Thorofare: Slack Incorporated; 2006.
5. Carvalho JA. Amputações de membros inferiores: em busca da plena reabilitação. 2.ed. Barueri: Manole; 2002.
6. Dimeglio A. Ortopedia pediátrica. São Paulo: Santos; 1990.

7. Edelstein JE, Bruckner J. Orthotics: a comprehensive clinical approach. Thorofare: Slack Incorporated; 2002.
8. Edelstein JE, Moroz A. Lower-limb prosthetics and orthotics: clinical concepts. Thorofare: Slack Incorporated; 2011.
9. Goldberg B, Hsu JD. Atlas of orthoses and assistive devices. 3.ed. St Louis: Mosby; 1997.
10. Gould JA. Fisioterapia na ortopedia e na medicina do esporte. 2.ed. São Paulo: Manole; 1993.
11. Kirby K. Foot and lower extremity biomechanics I: a ten year collection of Precision Intricast Inc., newsletters. Payson: Precision Intricast; 1997.
12. Kirby K. Foot and lower extremity biomechanics II: Precision Intricast newsletters, 1997-2002. Payson: Precision Intricast; 2002.
13. Kirby K. Foot and lower extremity biomechanics III: Precision Intricast newsletters, 2002-2008. Payson: Precision Intricast; 2009.
14. Kozak GP, Campbell DR, Frykberg RG, Habershaw GM. Tratamento do pé diabético. 2.ed. Rio de Janeiro: Interlivros; 1996.
15. Lianza S. Medicina de reabilitação. 3.ed. Rio de Janeiro: Guanabara Koogan; 2001.
16. Lorimer D, French G, O'Donnell M, Burrow JG. Neale's disorders of the foot: diagnosis and management. 6.ed. Edinburgh: Churchill Livingstone; 2002.
17. Lusardi MM, Nielsen CC. Orthotics and prosthetics in rehabilitation. Boston: Butterworth-Heinemann; 2000.
18. McKee P, Morgan L. Orthotics in rehabilitation: splinting the hand and body. Philadelphia: F.A. Davis Company;1998.
19. Nawoczenski DA, Epler ME. Orthotics in functional rehabilitation of the lower limb. Philadelphi: W.B. Saunders Company; 1997.
20. O'Sullivan SB, Schmitz T. Fisioterapia: avaliação e tratamento. 4.ed. Barueri: Manole; 2004.
21. Perry J, Burnfield JM. Gait analysis: normal and pathological function. 2.ed. Thorofare: Slack Incorporated; 2010.
22. Rabanda UR. Design, function and use of whellchairs. OttoBock HealthCare; 2004.
23. Redford JB, Basmajian JV, Trautman P. Orthotics: clinical practice and rehabilitation technology. New York: Churchill Livingstone; 1995.
24. Seymour R. Prosthetics and orthotics: lower limb and spinal. Philadelphia: Lippincott Williams & Wilkins; 2002.
25. Shurr DG, Michael JW. Prosthetics and orthotics. 2.ed. Upper Saddle River: Prentice Hall; 2001.
26. Simonnet J. Encyclopédie médico-chirurgicale: kinesiterapia – medicina física. 10.ed. Paris: Elsevier Science; 2000.
27. Sizinio H, Xavier R. Ortopedia e traumatologia: princípios e prática. 2.ed. Porto Alegre: Artmed; 1998.
28. Smith LK, Weiss EL, Lehmkuhl LD. Cinesiologia clínica de Brunnstrom. 5.ed. São Paulo: Manole; 1997.
29. Viladot R, Cohí O, Clavell S. Coluna vertebral: órtese e prótese do aparelho locomotor. São Paulo: Santos; 1989.
30. Viladot R, Cohí O, Clavell S. Órtesis e prótesis del aparato locomotor: extremidad inferior. Barcelona: Masson; 1989.

Capítulo 3

Componentes para órteses de membros inferiores

José André Carvalho

Muitas órteses de membros inferiores são compostas por articulações de tornozelo, joelho e/ou quadril. Devido à grande variedade de articulações disponíveis no mercado, serão apresentadas as características específicas dos diferentes tipos de articulações.

ARTICULAÇÕES DE TORNOZELO

Pode-se encontrar órteses com e sem articulações de tornozelo, portanto uma avaliação individualizada de cada paciente deve ser realizada para determinar o tipo de articulação e sua necessidade.

Em algumas situações, o tornozelo pode ser mantido bloqueado com alguns graus de dorsiflexão e sem a presença de articulações. Em outras, são indicadas articulações monocêntricas com limitações na amplitude de movimento (ADM), que podem ser compostas por estribos ou fixadas individualmente na própria estrutura das órteses (Figura 3.1).

As articulações mecânicas do tornozelo devem ter como referência a altura localizada sobre a borda inferior do maléolo medial e seu eixo de rotação, localizado entre os dois maléolos. Vale a pena relembrar que, no plano sagital, o maléolo medial encontra-se aproximadamente 2,0 cm à frente do maléolo lateral.

As articulações de tornozelo podem ser utilizadas nas órteses longas convencionais, porém, nas órteses de reciprocação sua colocação é contraindicada, pois sua presença comprometeria o mecanismo biomecânico utilizado para a troca de passos alternados.

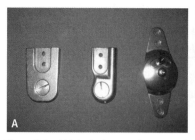 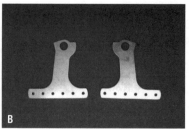 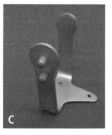

Figura 3.1 (A) Articulações de tornozelo para AFO e KAFO. (B) Articulação de tornozelo com estribo para fixação plantar. (C) Articulações de tornozelo para órteses laminadas ou em termoplástico.

Articulação de tornozelo rígida

Órteses com articulação de tornozelo rígida podem ser indicadas para pacientes que não apresentam controle do membro inferior e pelve ou nos casos de artrodese da articulação tibiotársica com indicação para uso de órtese. Nas órteses longas, é recomendada a utilização de reforços em polipropileno ou em fibra de carbono, tornando a articulação rígida (Figura 3.2A e B).

Para pacientes com sequelas bilaterais que apresentam pouco ou nenhum controle pélvico, como um paciente portador de trauma raquimedular com lesão acima de T12, o bloqueio na região do tornozelo com pequena dorsiflexão (3-6°) permitirá um maior equilíbrio na postura ortostática, pois, com a anteriorização da articulação coxofemoral, o centro de massa corpóreo passará posteriormente ao eixo de rotação do quadril, bloqueando-o em extensão. Deve-se ter cuidado para que o maior deslocamento anterior da pelve não acarrete uma hiperlordose compensatória (Figura 3.2C).

Nesses casos, a presença de uma articulação de tornozelo geraria uma grande instabilidade do paciente, pois, com a flexão plantar presente, o quadril seria projetado para trás e o tronco, para a frente ou com o movimento de dorsiflexão, então o paciente passaria a ter seu centro de massa corpóreo à frente da base de apoio, levando a desequilíbrio anterior. Portanto, para casos de sequelas bilaterais, não se deve indicar KAFO com articulações de tornozelo, o que impediria o equilíbrio do paciente na posição em pé.

A indicação de talas posteriores para fixação dos joelhos em extensão sem envolvimento dos tornozelos também levaria a grande instabilidade, portanto sua indicação tanto para ortostatismo como deambulação é questionada (Figura 3.2D e E).

Já na indicação de órtese longa (KAFO) somente para um membro sequelado, como em um paciente com monoplegia por sequela da poliomielite, a fixação do tornozelo em dorsiflexão poderá trazer, durante as fases de contato inicial e apoio médio, desconforto lombar e aumento da pressão sobre o coxal na região posterior. Nesse caso, a utilização de uma articulação de tornozelo monocêntrica com ADM controlada é indicada, tornando a marcha mais natural durante a fase de apoio.

Componentes para órteses de membros inferiores 39

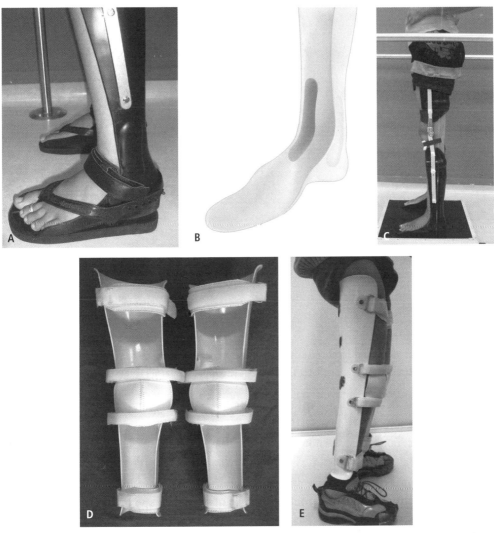

Figura 3.2 (A) AFO rígida com reforço em fibra de carbono. (B) KAFO com tornozelo fixo com reforço em termoplástico. (C) Tornozelo rígido posicionado em flexão dorsal para estabilização pélvica. (D,E) Talas posteriores sem envolvimento do tornozelo.

Articulação de tornozelo livre

A articulação livre é utilizada somente para direcionar o movimento do tornozelo e/ou servir como peça de fixação das hastes laterais da articulação do joelho, como em um paciente com artrite reumatoide que necessita de KAFO para alinhamento do membro inferior. Sua indicação é restrita para pacientes que apresentam controle motor sobre a articulação do tornozelo (Figura 3.3).

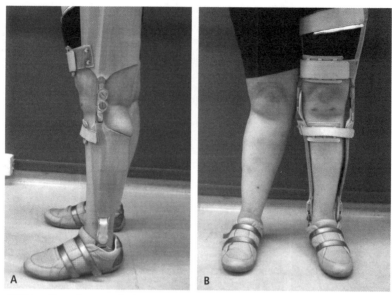

Figura 3.3 KAFO unilateral com articulação de tornozelo, planos (A) sagital e (B) frontal.

Articulação de tornozelo com amplitude de movimento limitada

A articulação de tornozelo com ADM limitada é indicada para pacientes que não apresentam controle sobre a articulação do tornozelo. Quando utilizadas, devem permitir uma pequena ADM articular em flexão plantar e dorsiflexão. A flexão plantar deve ser limitada para diminuir a elevação pélvica e a excursão vertical do centro de massa corpóreo durante a fase de balanço e para permitir um contato inicial mais suave na fase de apoio. O movimento em dorsiflexão facilita o rolamento durante a fase de apoio, porém a ADM da articulação mecânica deve ser limitada antes do bloqueio articular para evitar movimentos bruscos que poderiam acarretar lesões articulares ou no próprio tendão do calcâneo. Essas articulações facilitam principalmente a marcha de pacientes com sequelas unilaterais, permitindo uma marcha mais harmônica e com menor gasto energético. O movimento na articulação do tornozelo também facilita a deambulação em planos inclinados (Figura 3.4).

Articulação de tornozelo com movimento assistido

Alguns tipos de articulações realizam movimentos assistidos de dorsiflexão que facilitam a fase de balanço com a diminuição da elevação do membro e permitem, na fase do apoio, um contato inicial com o calcâneo. Nessas articulações, geralmente a ADM para flexão plantar é maior, permitindo, logo após o toque do calcâneo, um apoio total do pé no solo, deixando a marcha mais natural. O grau de tensão dado para o movimento pas-

Componentes para órteses de membros inferiores 41

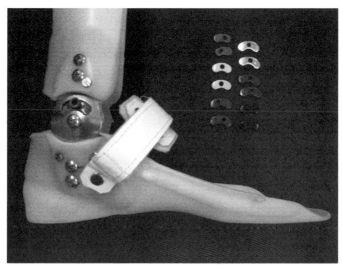

Figura 3.4 Articulação de tornozelo com diversos batentes para controle da amplitude de movimento.

sivo em dorsiflexão pode ser dosado por meio da escolha apropriada da articulação ou ajustado por meio de molas encontradas nas próprias articulações metálicas (Figura 3.5 e Tabela 3.1).

ARTICULAÇÕES DE JOELHO

A articulação mecânica do joelho deve estar localizada 20 mm acima da interlinha articular (referência para um adulto) e posicionada à frente da linha média. Existem diferentes sistemas de articulações mecânicas para joelho. Essas articulações podem ser monocêntri-

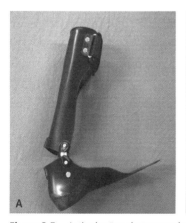 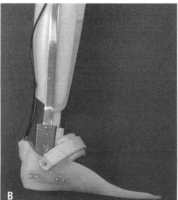 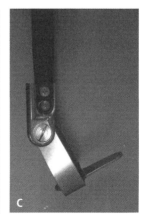

Figura 3.5 Articulações de tornozelo com diferentes sistemas para auxílio dos movimentos.

Tabela 3.1 Comparação das fases da marcha com diferentes tipos de articulações

Tipos de articulações	Fases da marcha				
	Contato inicial	Apoio total	Apoio médio	Impulso	Balanço
Rígida					
Livre					
Amplitude de movimento controlada					
Movimento assistido					

cas, policêntricas, livres, bloqueadas ou com sistema de liberação automática. Dependendo do sistema de bloqueio, as articulações serão classificadas em: trava em anel, trava suíça, trava em gatilho ou trava eletrônica.

Articulação livre

As articulações livres de joelho podem apresentar um único eixo de rotação, chamadas de articulações monocêntricas, ou apresentar dois ou mais eixos, sendo classificadas como articulações policêntricas.

Nos casos de pacientes que apresentam grandes desvios e necessitam de órteses para direcionamento dos movimentos, como nos casos de geno recurvato, geno varo ou geno valgo, pode ser indicada a articulação de joelho policêntrica livre, não limitando o movimento de flexão-extensão do joelho. Como exemplo, são citados os pacientes portadores de artrite reumatoide, com osteoartrose em estado avançado ou com sequela de poliomielite (Figura 3.6A).

No caso de pacientes que apresentam a musculatura extensora do joelho fraca, mas conseguem realizar marcha com joelho desbloqueado, é indicada a articulação de joelho monocêntrica com recuo do centro de rotação, também conhecida como articulação com eixo de rotação posteriorizado. Esse sistema cria um momento extensor do joelho durante a fase de apoio. Biomecanicamente, observa-se a projeção do vetor de reação ao solo anterior à articulação do joelho, proporcionando maior estabilidade. Sendo livre, essa articulação também permite a flexão do joelho durante a fase de balanço, o que possibilita uma marcha mais fisiológica e com menor gasto energético (Figura 3.6B).

Trava em anel

A trava em anel é um sistema simples no qual uma argola (anel) envolve as extremidades das hastes metálicas acima da articulação mecânica do joelho. Para desbloquear a articulação e flexionar o joelho, o paciente tem que elevar o anel manualmente. Essa manobra, em pacientes que fazem uso bilateral das órteses, como os paraplégicos, deve ser sempre realizada na posição sentada, evitando uma flexão brusca do joelho e possível queda, ou seja, durante as transferências da posição em pé para a posição sentada e vice-versa as articulações dos joelhos devem estar bloqueadas em extensão (Figura 3.7A).

Pacientes que utilizam a órtese em um único membro podem realizar esse desbloqueio em pé, transferindo o peso para o membro não acometido, o que proporcionará segurança e estabilidade durante a transferência. Para a transferência da posição sentada para a em pé,

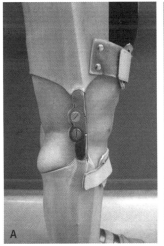 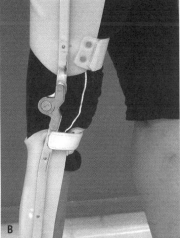

Figura 3.6 (A) Articulação policêntrica livre. (B) Articulação de joelho livre com eixo posteriorizado.

o paciente poderá levantar com a articulação desbloqueada e, com um movimento de extensão do quadril, a trava em anel descerá, bloqueando automaticamente a articulação. Essa manobra faz com que a trava em anel também seja chamada de trava em queda.

Uma nova articulação com travas em anel e molas permite um bloqueio mais prático e seguro, pois as molas bloqueiam automaticamente as articulações do joelho no momento da extensão, independentemente da ação da força da gravidade (Figura 3.7B).

Trava suíça

O sistema de trava suíça é composto por um aro posterior que faz a união das articulações do joelho. Essa união permite que, com um simples toque, o sistema seja desbloqueado simultaneamente, facilitando a transferência da posição em pé para a posição sentada. Esse desbloqueio pode ser realizado manualmente pelo paciente ou automaticamente, por meio do contato do aro posterior com o assento de uma cadeira, por exemplo.

A transferência da posição em pé para a posição sentada em um paciente que faz uso unilateral é bastante natural, porém, em um paciente que faz uso das órteses nos dois membros exige maior controle do usuário. Ou o paciente posiciona as bengalas canadenses e controla a descida da pelve até ocorrer o contato do aro posterior com a cadeira e o desbloqueio das articulações, ou realiza a transferência com os joelhos estendidos e, depois, o desbloqueio manual na posição sentada.

Essas articulações podem apresentar dois sistemas de fixação e bloqueio: externo, feito por meio de elástico fixo na parede posterior da órtese; ou interno, composto por um sis-

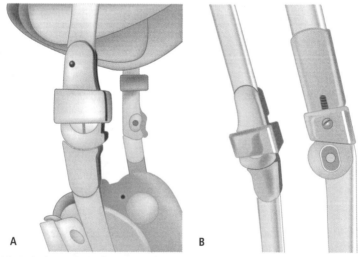

Figura 3.7 (A) Articulação de joelho com trava em anel. (B) Articulação de joelho com trava em anel e mola auxiliar.

tema de mola que fixa a articulação em posição de bloqueio. Deve-se tomar cuidado com a indicação das travas suíças em crianças, em razão da facilidade de desbloqueio do sistema (Figura 3.8).

Trava em gatilho

Trata-se de um sistema de acionamento manual por meio de um cabo de *nylon* ou perlon que realiza a comunicação direta entre a articulação e um dispositivo utilizado para o desbloqueio da articulação. O gatilho destrava o sistema sem que o paciente precise levar a mão à articulação do joelho. Esse tipo de articulção é indicada para pacientes usuários de órtese unilateral, justamente para se beneficiar do desbloqueio na postura em pé antes de sentar-se. Geralmente, esse dispositivo encontra-se fixo próximo à borda superior e lateral da órtese (Figura 3.9).

Trava eletrônica

Sistemas eletrônicos para bloqueio e desbloqueio articular já podem ser encontrados no mercado. Compostas por dispositivos manuais ou por sensores localizados na base das órteses (E-Knee®, da Becker Orthopedic, e E-Mag Active®, da Ottobock HealthCare), essas articulações são alimentadas por baterias que são fixadas às próprias órteses. Dotadas de sinais sonoros e/ou vibratórios, as articulações permitem um maior controle durante a mar-

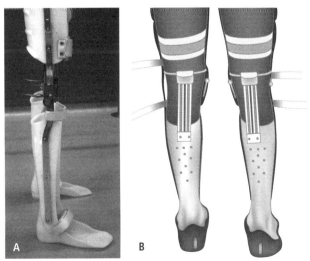

Figura 3.8 (A) Trava suíça com elástico externo para bloqueio da articulação. (B) Trava suíça com sistema de mola para bloqueio da articulação.

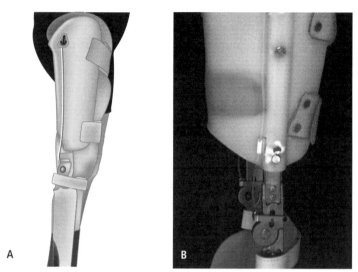

Figura 3.9 Trava em gatilho em KAFO com hastes uni e bilaterais.

cha, com bloqueio articular na fase de apoio e liberação na fase de pré-balanço. O sistema E-Mag Active® apresenta um sensor de angulação (giroscópio) que permite uma marcha extremamente segura e funcional. Uma das características dos sistemas eletrônicos é o não desbloqueio da articulação quando submetida a carga. A indicação desse sistema é para pacientes com sequelas unilaterais (Figura 3.10).

ARTICULAÇÕES DE QUADRIL

As articulações de quadril, utilizadas para conexão com componente pélvico, são monocêntricas, podendo ser classificadas em articulações livres ou com trava. Nas articulações com trava, geralmente o sistema utilizado é a trava em anel. O desbloqueio deve ser feito manualmente durante as transferências da posição em pé para a sentada.

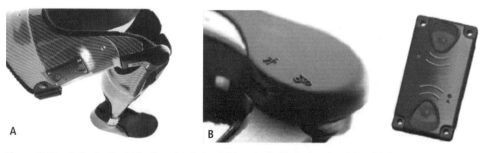

Figura 3.10 Articulação de joelho eletrônica E-Mag Active®, da Ottobock HealthCare.

Algumas articulações utilizadas em órteses pélvicas apresentam movimentos em flexão, extensão e abdução com controle da ADM da articulação do quadril. Esses sistemas são muito utilizados em casos de pós-operatório (Figura 3.11).

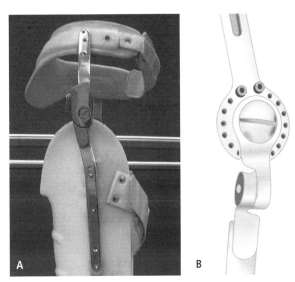

Figura 3.11 Articulação de quadril para fixação de cinto pélvico.

REFERÊNCIAS BIBLIOGRÁFICAS

1. Baumgartner R, Stinus H. Tratamiento ortésico-protésico del pie. Barcelona: Masson; 1997.
2. Bowker JO, Pfeifer MA. Levin e O'Neal: o pé diabético. 6.ed. Rio de Janeiro: Di-Livros; 2002.
3. Bricot B. Posturologia. São Paulo: Ícone; 1998.
4. Carroll K, Edelstein JE. Prosthetics and patient management: a comprehensive clinical approach. Thorofare: Slack Incorporated; 2006.
5. Carvalho JA. Amputações de membros inferiores: em busca da plena reabilitação. 2.ed. Barueri: Manole; 2002.
6. Dimeglio A. Ortopedia pediátrica. São Paulo: Santos; 1990.
7. Edelstein JE, Bruckner J. Orthotics: a comprehensive clinical approach. Thorofare: Slack Incorporated; 2002.
8. Edelstein JE, Moroz A. Lower-limb prosthetics and orthotics: clinical concepts. Thorofare: Slack Incorporated; 2011.
9. Goldberg B, Hsu JD. Atlas of orthoses and assistive devices. 3.ed. St Louis: Mosby; 1997.
10. Gould JA. Fisioterapia na ortopedia e na medicina do esporte. 2.ed. São Paulo: Manole; 1993.
11. Kirby K. Foot and lower extremity biomechanics I: a ten year collection of Precision Intricast Inc., newsletters. Payson: Precision Intricast; 1997.
12. Kirby K. Foot and lower extremity biomechanics II: Precision Intricast newsletters, 1997-2002. Payson: Precision Intricast; 2002.
13. Kirby K. Foot and lower extremity biomechanics III: Precision Intricast newsletters, 2002-2008. Payson: Precision Intricast; 2009.

14. Kozak GP, Campbell DR, Frykberg RG, Habershaw GM. Tratamento do pé diabético. 2.ed. Rio de Janeiro: Interlivros; 1996.
15. Lianza S. Medicina de reabilitação. 3.ed. Rio de Janeiro: Guanabara Koogan; 2001.
16. Lorimer D, French G, O'Donnell M, Burrow JG. Neale's disorders of the foot: diagnosis and management. 6.ed. Edinburgh: Churchill Livingstone; 2002.
17. Lusardi MM, Nielsen CC. Orthotics and prosthetics in rehabilitation. Boston: Butterworth-Heinemann; 2000.
18. McKee P, Morgan L. Orthotics in rehabilitation: splinting the hand and body. Philadelphia: F.A. Davis Company;1998.
19. Nawoczenski DA, Epler ME. Orthotics in functional rehabilitation of the lower limb. Philadelphi: W.B. Saunders Company; 1997.
20. O'Sullivan SB, Schmitz T. Fisioterapia: avaliação e tratamento. 4.ed. Barueri: Manole; 2004.
21. Perry J, Burnfield JM. Gait analysis: normal and pathological function. 2.ed. Thorofare: Slack Incorporated; 2010.
22. Rabanda UR. Design, function and use of whellchairs. OttoBock HealthCare; 2004.
23. Redford JB, Basmajian JV, Trautman P. Orthotics: clinical practice and rehabilitation technology. New York: Churchill Livingstone; 1995.
24. Seymour R. Prosthetics and orthotics: lower limb and spinal. Philadelphia: Lippincott Williams & Wilkins; 2002.
25. Shurr DG, Michael JW. Prosthetics and orthotics. 2.ed. Upper Saddle River: Prentice Hall; 2001.
26. Simonnet J. Encyclopédie médico-chirurgicale: kinesiterapia – medicina física. 10.ed. Paris: Elsevier Science; 2000.
27. Sizinio H, Xavier R. Ortopedia e traumatologia: princípios e prática. 2.ed. Porto Alegre: Artmed; 1998.
28. Smith LK, Weiss EL, Lehmkuhl LD. Cinesiologia clínica de Brunnstrom. 5.ed. São Paulo: Manole; 1997.
29. Viladot R, Cohí O, Clavell S. Coluna vertebral: órtese e prótese do aparelho locomotor. São Paulo: Santos; 1989.
30. Viladot R, Cohí O, Clavell S. Órtesis e prótesis del aparato locomotor: extremidad inferior. Barcelona: Masson; 1989.

Capítulo 4

Órteses para membros inferiores – sequelas neuromotoras

José André Carvalho

Neste capítulo, serão abordadas órteses para pacientes que apresentam alguma sequela neuromotora que dificulte ou impeça a realização da marcha. Essas órteses estão classificadas em curtas (AFO), longas (KAFO e HKAFO), de reciprocação (RGO) e híbridas. As órteses plantares, joelheiras e tornozeleiras serão tratadas separadamente, com uma abordagem para disfunções ortopédicas.

ÓRTESES DE PÉ E TORNOZELO – AFO

As AFO, definidas como órteses de pé e tornozelo, são utilizadas para manutenção das articulações tibiotársica e subtalar em posição funcional. Sabe-se que alterações nessas articulações geram compensações em outras articulações proximais, como ocorre em um paciente com tornozelo em dorsiflexão que apresenta joelho e quadril fletidos ou em paciente com tornozelo em flexão plantar que apresenta joelho em hiperextensão ou flexão de quadril e tronco para se manter equilibrado (Figura 4.1).

Indicadas para assistir pacientes portadores de sequelas neuromusculares de origem central ou periférica, as AFO podem ser confeccionadas em fibra de carbono e materiais termoplásticos ou metálicos.

Para a confecção das AFO em termoplástico, sempre será necessária a realização de um molde em gesso do membro acometido. Em lesões periféricas, com sequelas flácidas, geralmente realiza-se a modelagem com o paciente sentado e, posteriormente, pede-se para que ele se levante, distribuindo o peso nos membros inferiores. Para lesões centrais, com sequelas hipertônicas, realiza-se a modelagem com o paciente em decúbito ventral com joe-

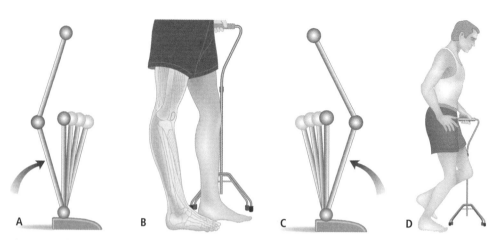

Figura 4.1 (A,B) Pé em posição equina levando joelho em hiperextensão. (C,D) Pé dorsifletido ocasionando flexão de joelho na fase de apoio.

lhos fletidos a 90° ou com o paciente sentado, caso seja possível um bom posicionamento do segmento. É importante destacar que não é possível confeccionar uma órtese correta simplesmente realizando a cirtometria do segmento. É fundamental obter um bom molde para se confeccionar uma boa órtese.

Após ser preenchido com gesso líquido, o molde de gesso feito sobre o membro do paciente, chamado de negativo, resultará em um novo molde maciço, chamado de positivo. Neste, serão realizados ajustes como alívio em regiões ósseas e pressão em áreas destinadas ao apoio. Após terminados os ajustes, é utilizada a técnica de modelagem a vácuo (*vacuum-formed*). Os materiais mais utilizados para esse tipo de confecção são o polipropileno (PP) e o polietileno (PE), que são moldados em altas temperaturas.

As AFO termoplásticas devem apresentar as seguintes características:

- A borda superior deve estar, aproximadamente, 2-3 cm abaixo da cabeça da fíbula, pois nas AFO mais altas, pode-se encontrar problemas relacionados a escoriação na cabeça da fíbula e limitações na flexão do joelho; e nas AFO mais curtas, encontra-se um menor braço de alavanca, resultando em aumento de pressão na borda superior da órtese e menor controle sobre a hiperextensão do joelho, tornando sua ação ineficaz. Na AFO de reação ao solo, a borda superior deve ser anterior ao nível do tendão patelar.
- Para as AFO antiequinas, a região do antepé deve ser flexível, possibilitando, dessa forma, uma marcha mais harmônica, principalmente na fase do pré-balanço. Essa flexibilidade é conseguida por meio do recorte lateral da base da órtese, porém é importante lembrar que as articulações metatarsofalangianas do primeiro e do quinto artelhos encontram-se em níveis diferentes.
- Para as AFO de uso noturno, para cadeirantes ou de reação ao solo, o antepé deverá ser rígido, com as paredes laterais mais altas.

- Deve haver alívio em áreas de saliências ósseas, como maléolos lateral e medial, inserção do tendão do calcâneo, osso navicular e primeiro e quinto metatarsianos.
- Velcro de fixação posicionado em região proximal da perna.
- Devem ser colocados velcros na região anterior do tornozelo para pacientes com espasticidade.
- Velcros no antepé podem ser utilizados para desvios mediais (antepé aduzido) ou quando a órtese for para uso noturno.
- Deve-se posicionar um tirante antivaro/antivalgo ou uma tira em T para pacientes que apresentarem importantes desvios da subtalar.
- Equalização na base da órtese (região do calcâneo) deve ser realizada com o objetivo de proporcionar maior estabilidade na fase do apoio (Figura 4.2).
- A forração deve ser em espuma de Plastazote®, e não em EVA. Sabe-se que o uso de materiais impróprios dificulta a higienização, permite a absorção da umidade e, consequentemente, favorece o mau cheiro e aumenta os riscos de irritações cutâneas. As forrações não escondem as irregularidades de uma confecção inadequada, portanto não protegerão os membros de AFO ruins. Quando necessário, a forração deverá ser aplicada somente em regiões com proeminências ósseas (Figura 4.3).

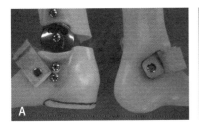
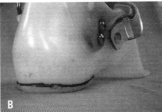
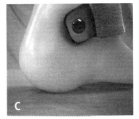

Figura 4.2 (A) Comparação entre as bases de AFO com e sem equalização do salto. (B) Salto com equalização aumentando a área de contato com o solo durante a fase de apoio. (C) Base sem equalização no salto.

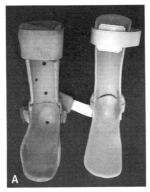
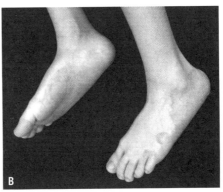

Figura 4.3 (A) AFO com e sem revestimento de um mesmo usuário. (B) Dermatite de contato em paciente usuário de AFO revestida com EVA.

Caso ocorram, lesões em maléolos laterais podem ser causadas por:

- Falta de alívio na face lateral da órtese (neste caso, deve-se aliviar a região).
- Movimento de pistonamento durante a marcha (neste caso, deve-se utilizar velcro na região anterior do tornozelo).
- Inversão do tornozelo (neste caso, deve-se utilizar uma tira em T ou melhorar o alinhamento da articulação subtalar).

Classificação quanto à função

As AFO termoplásticas podem ser classificados conforme suas características funcionais em submaleolares, supramaleolares, dinâmicas, semirrígidas, articuladas, rígidas, redutoras de tônus, de reação ao solo e AFO com estimulação elétrica funcional.

Pode-se dividir as AFO, ainda, em três segmentos, sendo eles as regiões proximal (do joelho), medial (do tornozelo) e distal (do antepé). As características específicas desses segmentos alteram completamente as funções biomecânicas dos diferentes tipos de AFO (Figura 4.4 e Tabela 4.1).

Órtese submaleolar

A órtese submaleolar, também conhecida como SubMO, é indicada para pés neurológicos planos valgos ou hiperpronados, visando promover a estabilidade mediolateral do retro, médio e antepé, assegurando a estabilidade do calcâneo na posição vertical e a manutenção

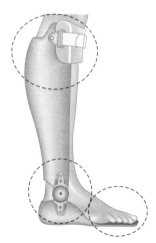

Figura 4.4 Os três segmentos de um AFO (perna/tornozelo/pé).

Tabela 4.1 Características funcionais de uma AFO

Região	Característica	Função
Proximal (joelho)	Com apoio anterior	Evitar flexão do joelho
	Com apoio posterior	Evitar hiperextensão
Medial (tornozelo)	Rígida	Limitar a amplitude de movimento
	Flexível	Permitir dorsiflexão passiva
	Articulada	Permitir/auxiliar dorsiflexão ou impedir/limitar flexão plantar
Distal (antepé)	Rígida	Auxiliar extensão do joelho
	Flexível	Facilitar rolamento final, flexão do joelho e impulso

dos três arcos plantares, enquanto mantém livre a amplitude de movimento do tornozelo nos planos frontal e sagital. Esse reposicionamento pode ajudar a melhorar o equilíbrio postural e a marcha, diminuindo o tempo de apoio durante a fase de rolamento.

Após a confecção de molde em gesso sem carga com posicionamento da subtalar e pronação do antepé, retificações devem ser realizadas no molde positivo antes da termomodelagem em polipropileno. Essa órtese longa, muito utilizada em crianças, deve ser confeccionada com placas de 3 mm e com fechos em velcro. O recorte das bordas superiores da órtese encontra-se distalmente aos maléolos medial e lateral (Figura 4.5).

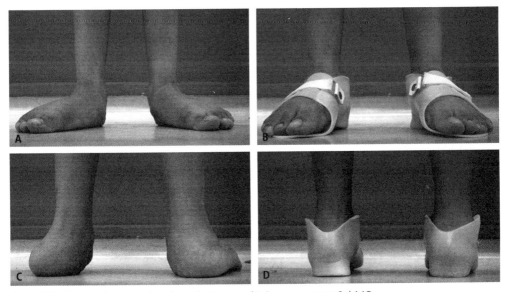

Figura 4.5 Tornozelos pronados de paciente neurológico com e sem SubMO.

Essa órtese pode ser indicada para pacientes hipotônicos e para portadores de paralisia cerebral que apresentam pés pronados.

Órtese supramalelolar

Essa órtese, também conhecida como SMO, é indicada para pacientes que apresentam instabilidade e desvios importantes em eversão, como pés neurológicos hiperpronados. É importante, durante sua modelagem em gesso, neutralizar a articulação subtalar. O recorte das bordas superiores da órtese é proximal aos maléolos medial e lateral, aumentando a estabilidade no complexo pé-tornozelo (Figura 4.6).

Havendo necessidade de controle para dorsiflexão ou flexão plantar, é necessário alterar a indicação da órtese, pois a SMO não mantém controle dos movimentos no plano sagital.

UCBL

A órtese UCBL (do University of California Biomechanics Lab), desenvolvida em 1967, é confeccionada em termoplástico e tem a mesma indicação das órteses sub e supramaleolares, ou seja, controlar os desvios do retropé, principalmente em deformidades em pés planos flexíveis. A órtese tem sua borda superior abaixo dos maléolos, não aparecendo dentro dos calçados durante o uso. Entretanto, em decorrência do menor envolvimento quando comparada à SMO, essa órtese perde um pouco do controle sobre o retro e antepé, embora seja ainda mais eficaz que uma simples órtese plantar com suporte do arco medial (Figura 4.7).

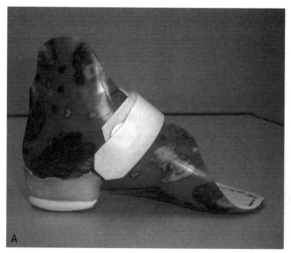
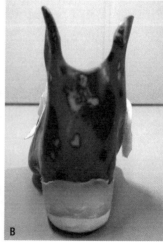

Figura 4.6 SMO com recorte supramaleolar.

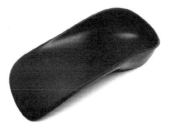

Figura 4.7 UCBL confeccionada em termoplástico.

Mola de codivila e férula de Harris

As molas de codivila e os tirantes antiequinos, também conhecidos como férula de Harris, atualmente são pouco utilizados, sendo substituídos pelas AFO dinâmicas. As molas de codivila são compostas por hastes metálicas e flexíveis unidas em sua extremidade proximal a um aro posterior e, em sua extremidade distal, a calçados ou palmilhas (Figura 4.8). Já os tirantes antiequinos são compostos por uma braçadeira confeccionada em couro ou tecido e um tirante elástico que deve ser fixado na extremidade distal do calçado (Figura 4.9). Pacientes portadores de hanseníase se beneficiam desses simples dispositivos antiequinos. Como vantagens, pode-se citar o baixo custo e a grande facilidade de confecção, porém, como desvantagens dessas órteses, pode-se citar um menor controle sobre os desvios em flexão plantar e eversão e uma estética não aceitável.

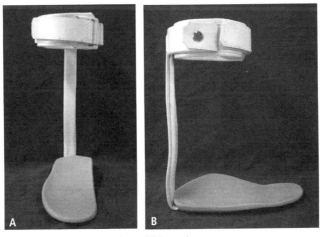

Figura 4.8 Mola de codivila: (A) vista anterior e (B) lateral.

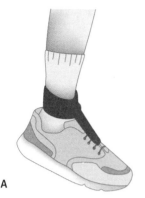 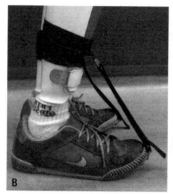 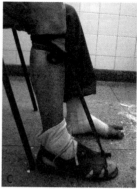

Figura 4.9 (A) Férula de Harris utilizada em "pé caído" com baixa eficácia. (B) Utilização de tirante antiequino em calçados flexíveis pode levar a extensão metatarsofalangiana. (C) Tirante antiequino fixado indevidamente em paciente portador de mal de Hansen.

AFO termoplástica dinâmica

As AFO dinâmicas são indicadas para pacientes portadores de lesões periféricas com paralisias flácidas que apresentam alterações na marcha causadas por fraqueza da musculatura dorsiflexora e inversora, como em lesões do nervo fibular, distrofia muscular e doença de Charcot-Marie-Tooth.

Os pacientes com lesões periféricas que apresentam como sequela um "pé caído" realizam contato inicial com o antepé, os apoios total e médio com tornozelo pronado e, durante a fase de balanço, uma marcha com aumento da flexão do joelho e quadril do lado acometido, para evitar que os artelhos toquem no chão, acarretando aumento do gasto energético.

Essas órteses, confeccionadas sob medida em polipropileno, apresentam como característica um afunilamento posterior na região do tendão do calcâneo, com o recorte das paredes passando atrás dos maléolos. Esse recorte reduz a resistência local, permitindo um movimento passivo de dorsiflexão (anteriorização da tíbia em relação ao tornozelo) com grande amplitude e limitação da plantiflexão. Observa-se, durante a marcha com a órtese, uma pequena flexão plantar no toque do calcâneo; uma dorsiflexão entre apoio médio e impulso, conseguida por meio da deformação da órtese; e o retorno desse movimento na fase do impulso, resultando em uma marcha mais funcional e com menor gasto energético (Figura 4.10A).

É importante ressaltar algumas observações:

- O centro de rotação da órtese durante o movimento de flexão plantar localiza-se posteriormente ao centro de rotação anatômico do tornozelo, podendo ocasionar movimento de pistonamento. A solução para esse problema é a utilização de meia para diminuir o atrito e a fixação correta do calçado à órtese.

- Essas órteses não conseguem impedir os movimentos rotacionais que podem estar presentes em algumas sequelas flácidas. A solução para esses desvios seria a utilização de uma SMO associada à AFO dinâmica ou a indicação de uma AFO semirrígida ou articulada.

As AFO dinâmicas podem ser encontradas na forma pré-fabricada ou confeccionadas sob medida, dependendo do ajuste e da aceitação individual de cada paciente (Figura 4.10B). Algumas órteses cofeccionadas em fibra de carbono, como a WalkOn®, permitem uma maior resposta dinâmica graças à energia armazenada durante o contato inicial (Figura 4.10C e D).

As AFO dinâmicas devem ser utilizadas sempre dentro de calçados, os quais não devem ter um número maior que aquele utilizado pelo paciente. Deve-se orientar aos pacientes que removam a palmilha existente dentro do calçado e escolham calçados com grande abertura

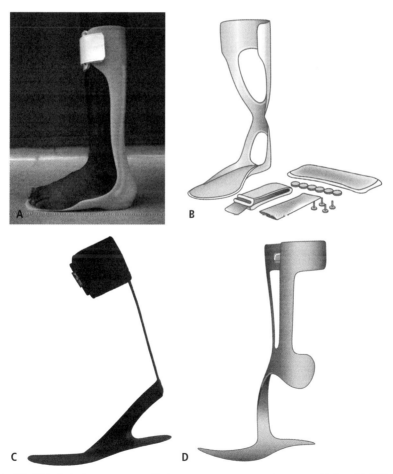

Figura 4.10 (A) AFO dinâmica em termoplástico com recorte posterior aos maléolos. (B) AFO flexível pré-fabricada. (C,D) AFO confeccionadas em fibra de carbono.

anterior e com a caixa dos dedos mais larga e alta. Uma outra opção são as sandálias. Também não se deve variar a altura dos saltos, o que causaria alteração no alinhamento da órtese. Por exemplo: um salto mais alto deixaria o joelho fletido e mais instável ou um salto mais baixo poderia favorecer uma hiperextensão de joelho (Figura 4.11).

AFO termoplástica semirrígida

As AFO semirrígidas são indicadas para pacientes com lesões periféricas que apresentam desvios rotacionais na fase de apoio e para casos de lesões centrais que apresentam uma espasticidade leve ou moderada com pé em posição equina ou em equino varo redutível, ou seja, que apresentam dorsiflexão passiva. O recorte dessa órtese passa ao nível dos maléolos, deixando a região do tornozelo mais rígida em relação à AFO dinâmica.

Essas órteses permitem passivamente alguns graus de dorsiflexão graças à pouca resistência do termoplástico e limitam completamente a plantiflexão, mantendo as articulações do tornozelo e do joelho em posição neutra.

As AFO semirrígidas, além do velcro na região proximal da perna, apresentam velcro na região anterior do tornozelo, com o objetivo de manter o calcâneo fixo na base da órtese. Em algumas situações, calçados com cano alto conseguem uma melhor fixação do pé à órtese, mantendo o calcâneo apoiado na base da órtese sem a necessidade do velcro, porém isso deverá ser bem avaliado, pois se o calcâneo perder contato e o tornozelo apresentar flexão plantar, a órtese perderá seu efeito terapêutico, além dos riscos de lesões na região posterior do calcâneo e nos maléolos. Nos pacientes que apresentarem o pé em inversão com difícil reposicionamento, uma tira antivaro poderá ser utilizada para alinhamento da articulação subtalar. Esse tirante é inserido por dentro da órtese em sua região lateroposterior, envolve a região lateral do tornozelo e é fixado na face externa da parede medial da órtese (Figura 4.12).

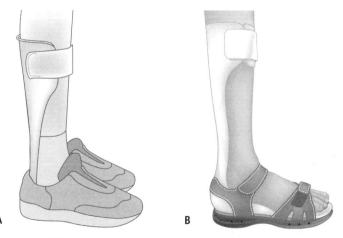

Figura 4.11 Usuários de AFO dinâmicas com "calçados convencionais".

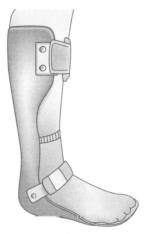

Figura 4.12 AFO semirrígida com velcro em tornozelo.

Durante a colocação da órtese, o paciente deverá estar com o joelho flexionado a fim de diminuir a ação da musculatura plantiflexora e facilitar o posicionamento do tornozelo em posição neutra.

AFO termoplástica articulada

As AFO articuladas são compostas por eixos localizados no nível do centro de rotação do tornozelo, permitindo movimentos controlados de flexão plantar e dorsal, dependendo do tipo de cada articulação.

As AFO articuladas são indicadas para pacientes deambuladores que apresentam movimentos passivos de dorsiflexão, seja em sequelas espásticas ou flácidas. Sua contraindicação deve ocorrer quando houver deformidades fixas ou ausência de dorsiflexão e também para pacientes que não deambulam, como crianças muito novas, pacientes cadeirantes e acamados ou pacientes que farão somente uso noturno das órteses, pois além de as deixarem mais pesadas, volumosas e caras, suas articulações não serão utilizadas para movimentos articulares.

As articulações mecânicas devem estar sempre alinhadas com as articulações anatômicas. Dentre os diferentes tipos de articulações, pode-se citar as articulações livres, com limitação da amplitude de movimento (ADM) ou com movimentos assistidos. As articulações encontradas nas AFO podem ser compostas por articulações pré-fabricadas com diferentes *designs* e características ou ser produzidas artesanalmente pela sobreposição do próprio termoplástico e fixação por rebites, criando um eixo de rotação. Nessas articulações artesananais, é importante observar se não há limitação ou dificuldade de movimentação ocasionada pelo atrito entre os termoplásticos ou pelo não paralelismo dos eixos de rotação (Figura 4.13).

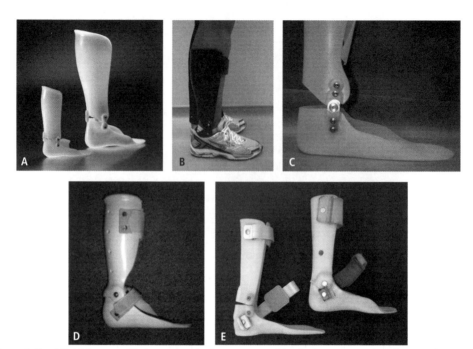

Figura 4.13 (A) AFO termoplástica com articulação Tamarack® e limitação para dorsiflexão. (B) AFO articulada com movimento assistido para flexão dorsal. Nota-se o recorte posterior permitindo flexão plantar. (C) AFO com articulação livre. (D) AFO articulada com eixo simples criada por sobreposição do termoplástico. (E) Comparação entre AFO com articulação Tamarack® e AFO com eixo simples.

As articulações que limitam a plantiflexão e permitem a dorsiflexão melhoram o padrão de marcha de pacientes com equinismo e também facilitam as transferências da posição sentada para em pé. As articulações com dorsiflexão assistida, muito indicadas para sequelas flácidas, realizam movimento de dorsiflexão na fase de balanço.

As AFO com articulações livres são indicadas para conduzir movimentos de flexão plantar e dorsal no plano sagital e permitir estabilidade mediolateral no plano frontal. Nessa situação, é importante avaliar se a indicação de uma SMO não seria mais recomendada.

AFO termoplástica rígida

As AFO rígidas são indicadas para pacientes com espasticidade grave e para situações nas quais há deformidades já instaladas em equino ou equino varo.

Essas órteses, como o próprio nome diz, não permitem movimentos na articulação do tornozelo, porém a flexibilidade na região do antepé da órtese deve ser preservada, para permitir uma marcha mais funcional. Os recortes das paredes laterais dessa órtese passam à frente dos maléolos (Figura 4.14).

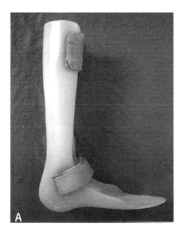 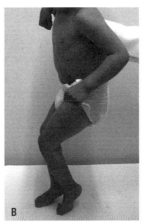 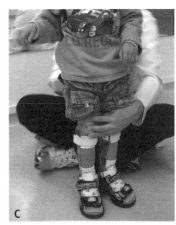

Figura 4.14 (A) AFO rígida com antepé flexível. (B) Paciente com pé equino espástico. (C) Paciente com AFO rígida e pé em posição neutra.

AFO para redução de tônus

Classificadas como TRAFO (*tone-reducing* AFO), as órteses neurofisiológicas são indicadas para pacientes que apresentam hipertonicidade, com o objetivo de tentar utilizar o *feedback* sensorial fornecido pela órtese para alterar ou reduzir o tônus muscular. Entre as técnicas utilizadas, citam-se aspectos biomecânicos, atividade reflexa primitiva, pressão sobre tendões musculares e alongamento prolongado, diferenciando-o das AFO clássicas. Entretanto, diversos artigos questionam a eficácia dessa técnica, não observando diferença entre os resultados entre as TRAFO e as AFO clássicas (Figura 4.15).

AFO de reação ao solo

A AFO de reação ao solo foi citada pela primeira vez em 1969 por um ortesista israelense chamado J. Saltiel. Indicada para pacientes com fraqueza dos músculos sóleo e gastrocnêmio, como diplégicos portadores de paralisia cerebral que apresentam marcha com flexão de joelho, tornozelos em flexão dorsal, calcâneos valgos e pés planos associados. Apresenta como principal objetivo a extensão do joelho na fase do apoio (Figura 4.16).

Essas órteses podem ser confeccionadas com diferentes *designs*, ou seja, com abertura anterior ou posterior, fabricadas em termoplástico ou em fibra de carbono e com presença ou não de articulções. Apresentam como característica própria a rigidez na região do antepé, tornozelo em posição neutra ou com pequena flexão plantar e apoio na região anterior do joelho, ao nível do tendão patelar. O *design* com fechamento posterior em retropé e perna e abertura anterior no terço proximal da tíbia com apoio anterior em tendão patelar é mais funcional, pois, além de causar menor risco de ferimentos na região anterior da tíbia, consegue-se posteriormente envolver a articulação subtalar, melhorando o seu posicionamento (Figura 4.17).

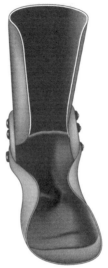

Figura 4.15 Órtese neurofisiológica TRAFO.

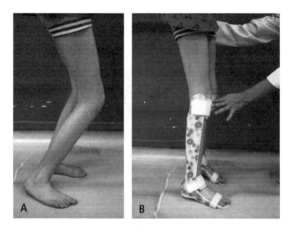

Figura 4.16 (A,B) Paciente diplégica com joelhos fletidos.

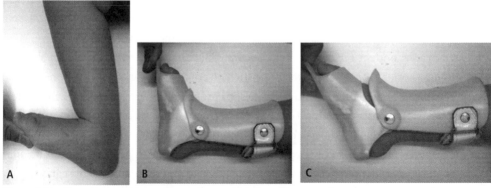

Figura 4.17 Sequela de mielomeningocele com AFO de reação ao solo.

A rigidez na articulação metatarsofalangiana é importante, pois permite que, durante o contato inicial, o vetor de reação ao solo passe à frente do eixo de rotação do joelho, causando um momento de extensão nessa articulação. Biomecanicamente, encontra-se, nesse tipo de AFO, o vetor de reação ao solo agindo de forma a proporcionar extensão do joelho durante a fase de apoio e a manutenção do tornozelo a 90°, impedindo a anteriorização da tíbia em relação ao pé.

Durante a marcha, o paciente realiza o contato inicial no solo com o antepé mantendo o joelho fletido e, ao fazer a transferência de peso para esse membro, estende o joelho. As forças aplicadas concentram-se na região dorsal do antepé, na região posterior do calcâneo e na região do tendão patelar.

As AFO com prolongamento anterior da região tibial apresentam apoio em tendão patelar para distribuição da pressão na área de apoio e velcro na região posterior. Alguns cuidados devem ser tomados com a crista da tíbia, principalmente pelo fato de essa região não apresentar proteção muscular.

Pacientes diplégicos acostumados a realizar a marcha agachada (*croushing gait*) geralmente apresentam encurtamento importante dos flexores de quadril e joelhos, dificultando inicialmente o ortostatismo e o equilíbrio com o uso dessas órteses. Nesses casos, o desequilíbrio pode impossibilitar a marcha, trazendo frustação ao paciente e aos familiares. Como opção, pode-se utilizar articulações de tornozelo com controle sobre a dorsiflexão, como a articulação Camber Axis®, da Becker, que permite a substituição de batentes à medida que os alongamentos musculares forem alcançados (Figura 4.18). Nos casos de sequelas neuromotoras com fraqueza da musculatura extensora do joelho, a utilização deste tipo de órtese também apresenta resultados bastante animadores (Figura 4.19).

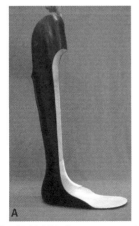
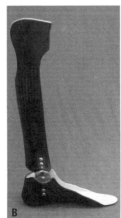
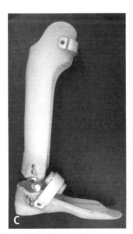

Figura 4.18 (A,B) AFO de reação ao solo articulada e confeccionada em fibra de carbono e em termoplástico. (C) Articulação Camber Axis®, da Becker, com limitador sobre amplitude de movimento no tornozelo.

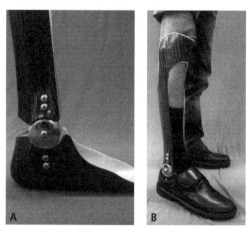

Figura 4.19 (A,B) Sequelado de poliomielite com AFO de reação ao solo com articulação Camber Axis®.

AFO para metatarso aduzido

Crianças portadoras de metatarsos aduzidos necessitam de tratamento cirúrgico ou conservador, dependendo da redutibilidade do segmento comprometido. As AFO para pés aduzidos podem ser utilizadas como órteses seriadas e, em alguns casos, substituir as imobilizações gessadas, buscando manter o pé em posição neutra. Durante o primeiro ano de vida, seu uso deve ser contínuo e, posteriormente, deverá ser reduzido de maneira gradativa. É importante frisar que o tratamento fisioterapêutico deve ser realizado diariamente, buscando alongar a musculatura comprometida.

A AFO para pé aduzido apresenta como característica própria uma aba medial mais alta utilizada para manutenção dos metatarsos e falanges desviados em abdução (Figura 4.20).

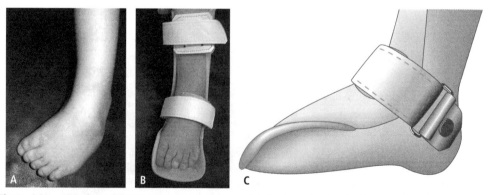

Figura 4.20 AFO de posicionamento com borda medial alta impedindo adução do metatarso.

AFO metálica

A AFO metálica, popularmente conhecida como tutor curto, é composta por um estribo geralmente fixo ao calçado (estrutura metálica em forma de U composta por eixos em suas extremidades), articulação monocêntrica de tornozelo, duas hastes laterais e um aro posterior com fixação em velcro. Essa órtese pode ser indicada para pacientes que não obtiveram sucesso com órteses termoplásticas ou para pacientes extremamente pesados, que apresentam intolerância ao contato com termoplástico ou que apresentam importantes deformidades já instaladas, tornando-se necessária a adaptação de calçados especiais. Com exceção dessas situações, deve-se indicar sempre que possível AFO termoplásticas. Como principais desvantagens das AFO metálicas, pode-se citar o peso e a estética pouco agradável dessas órteses.

Uma tira antivaro ou um tirante em T devem ser colocados para casos em que, durante a descarga de peso sobre o membro acometido, a deformidade em inversão aumenta, levando ao contato do maléolo lateral com a parede da órtese. Esse tirante deve ser posicionado internamente na órtese na região posterolateral, envolver o tornozelo em sua face lateral e ser fixado externamente na parede medial da órtese (Figura 4.21).

Outras possibilidades

AFO articuladas com tirantes anteriores podem ser utilizadas para ganho de ADM em conjunto com técnicas de alongamento até a fase de ortostatismo. Para deambulação, nova

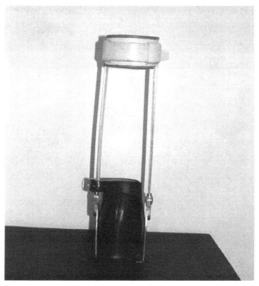

Figura 4.21 AFO metálica com tirante antivaro.

órtese deve ser confeccionada. Para esse tipo de AFO com tirantes, pode-se utilizar a terminologia AFO seriada (Figura 4.22).

AFO bivalvadas também podem ser utilizadas para proteção tibiofibular. Nesse caso, a indicação da órtese permite que o paciente deambule mesmo com grande discrepância no comprimento dos membros por sequela de uma fratura com perda de controle motor e sensitivo na extremidade (Figura 4.23A e B).

A AFO para estabilização de fratura é chamada de órtese de Sarmiento. Essa órtese é indicada para substituição de imobilização gessada quando a fratura encontra-se estável. Composta por duas peças (anterior e posterior) fixadas por tirantes em velcro, apoio em tendão patelar e articulações de tornozelo, a órtese mantém um contato total do membro, auxiliando no processo de consolidação (Figura 4.23C).

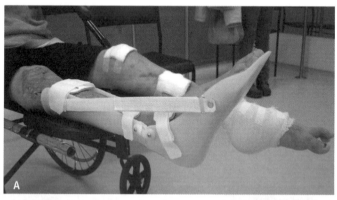

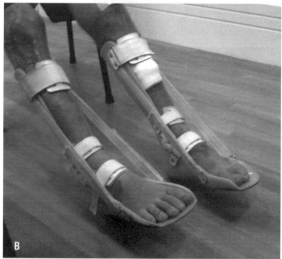

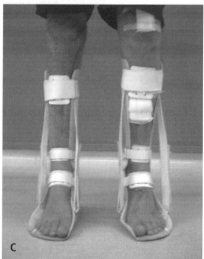

Figura 4.22 AFO seriada com tirantes para ganho de movimento articular.

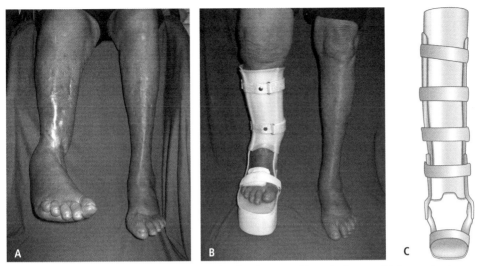

Figura 4.23 (A,B) AFO bivalvada para portador de pé neuropático pós-fratura tibial com desvio e encurtamento. (C) Órtese de Sarmiento para estabilização de fratura.

NEUROPRÓTESES

Dispositivos que fornecem estimulação elétrica para contração muscular e controle articular durante a realização da marcha são classificados como neuropróteses. A primeira utilização de um estimulador transcutâneo do nervo fibubar para melhorar o padrão de marcha em um paciente foi relatada em 1961. Desde então, várias outras técnicas para estimulação do nervo peroneal foram desenvolvidas e aplicadas comercialmente.

AFO com estimulação elétrica

Também conhecida como palmilha eletrônica, essa órtese é composta por um sensor de contato, um estimulador eletrônico e eletrodos, caracterizando o sistema como um estimulador elétrico funcional (FES). O sensor fica posicionado sob o calcâneo e os eletrodos de superfície, nos músculos dorsiflexores. Esse sensor é acionado no momento em que há perda de contato com o solo, ou seja, durante as fases de pré-balanço e balanço. Nesse momento, a musculatura é estimulada, simulando o controle fisiológico normal da marcha. Ao novo contato do calcâneo com o solo, os estímulos elétricos são interrompidos, promovendo relaxamento da musculatura estimulada. A indicação desse dispositivo deverá ser feita principalmente para pacientes que apresentam lesões nervosas periféricas. Cuidados devem ser tomados com a possibilidade de fadiga da musculatura estimulada, o que pode comprometer ou impossibilitar o uso do dispositivo (Figura 4.24).

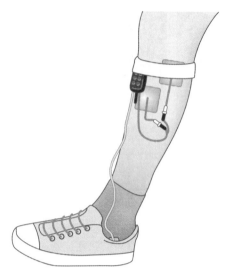

Figura 4.24 Estimulador elétrico funcional com sensores em palmilha.

Walk-Aid®

O Walk-Aid® é um dispositivo eletrônico desenvolvido por pesquisadores da University of Alberta, no Canadá, que apresenta como objetivo melhorar a capacidade de deambulação em pacientes que apresentam pés equinos causados por fraqueza ou paraplegia dos músculos dorsiflexores. Essa condição pode estar relacionada a paralisia do nervo peroneal ou lesões do sistema nervoso central, como nos casos de paralisia cerebral, acidente vascular cerebral, trauma raquimedular, traumatismo cranioencefálico ou esclerose múltipla. Pacientes com hipertonia importante e retropés supinados devem ser avaliados antes da prescrição. Pacientes com sequelas periféricas e doenças desmielinizantes não são candidatos ao uso desse dispositivo.

O Walk-Aid® utiliza estímulos diretos sobre o nervo fibular, resultando em movimentos adequados com controle sobre os desvios em equino varo. O dispositivo funciona com um sensor de inclinação que analisa efetivamente o movimento da perna e do pé e um acelerômetro, enviando sinais elétricos para o nervo peroneal, que ativa os músculos para elevar o pé no momento adequado durante o ciclo da marcha. Quando comparado com outros dispositivos, o Walk-Aid® permite aos pacientes caminhadas mais rápidas e por longas distâncias com menor fadiga muscular, resultando em maior mobilidade, funcionalidade e independência.

Composto por bateria, estimulador elétrico, dois eletrodos e sensor de inclinação, não necessita de cabos externos e sensores em superfície plantar. Para um perfeito resultado, é necessário ajustá-lo de forma individualizada por meio de um *software* específico, chamado Walk-Analyst®, buscando atender o padrão de marcha individual de cada paciente (Figura 4.25).

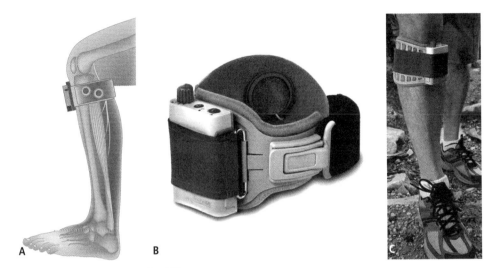

Figura 4.25 Neuroprótese Walk-Aid®.

O Walk-Aid® tem como principais características:

- Fácil aplicação, podendo ser colocado somente com uma das mãos.
- Bastante leve e estético, com fixação abaixo do joelho.
- Não requer mudança no tipo de calçado.
- Mínimo contato com o usuário, diminuindo desconforto e transpiração.
- Pode melhorar a circulação, reduzir a atrofia e melhorar o controle voluntário.

ÓRTESE MECÂNICA CONVENCIONAL SEM CINTO PÉLVICO – KAFO

As órteses mecânicas convencionais sem cinto pélvico, também conhecidas como tutores longos ou órteses cruropodálicas, são indicadas para pacientes portadores de monoplegias, hemiplegias ou paraplegias com controle pélvico, mas que apresentam ausência total ou parcial de controle sobre as articulações do joelho e do tornozelo, dificultando ou impossibilitando o ortostatismo e a marcha. Esses pacientes, segundo classificação de Hoffer, podem ser:

- Deambuladores funcionais: comunitários e domiciliares.
- Deambuladores terapêuticos: apenas nas sessões de fisioterapia.
- Não deambuladores: usuários de cadeira de rodas.

Essas órteses podem ser confeccionadas em materiais termoplásticos com articulações metálicas ou totalmente em estruturas metálicas, sendo chamadas de KAFO em termoplástico ou KAFO metálicas, respectivamente. A presença ou não de uma articulação ao nível do joelho leva a classificar a órtese em articulada ou rígida (Figura 4.26). Órteses longas sem articulações de joelho apresentam um custo inferior quando comparadas com órteses articuladas, permitindo, dessa forma, a aplicação em um número maior de pacientes com menor poder aquisitivo. Como vantagens do sistema não articulado, pode-se citar a diminuição do peso das órteses e a possibilidade de utilizá-las dentro da água. Como desvantagem, observa-se a impossibilidade de permanecer na posição sentada com os joelhos fletidos, o que dificulta as transferências com a órtese.

É possível dividir as KAFO em três segmentos, correspondendo às regiões proximal (quadril), medial (joelho) e distal (tornozelo). Características específicas desses segmentos alteram completamente as funções biomecânicas e as indicações dos diferentes tipos de KAFO (Figura 4.27 e Tabela 4.2).

Os sistemas de fixação das KAFO têm como objetivo estabilizar as articulações do joelho e do tornozelo em posição funcional. As joelheiras convencionais em couro são indicadas para pacientes que já apresentam deformidades em flexão dos joelhos, pois aumentam a área de contato e distribuem melhor a pressão. Para aqueles que apresentam uma extensão total do joelho, a utilização de tirantes em velcro posicionados nas regiões supra e infrapatelares torna as órteses esteticamente mais agradáveis e a fixação, mais simples. No tornozelo, tirantes com velcro e passador forrado em Plastazote® são utilizados para fixação dos pés à base da órtese (Figura 4.28).

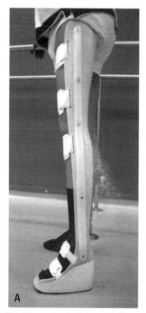
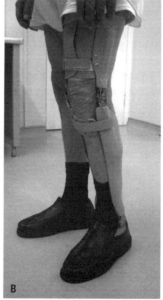

Figura 4.26 (A) KAFO não articulada em polipropileno. (B) KAFO articulada em fibra de carbono.

Órteses para membros inferiores – sequelas neuromotoras 71

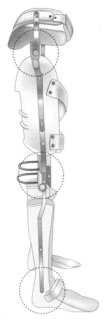

Figura 4.27 Três segmentos funcionais de uma órtese longa.

Tabela 4.2 Características funcionais de uma KAFO

Região	Característica	Função
Proximal (quadril)	Com articulação bloqueada	Não permite movimento articular, possibilitando somente ortostatismo ou locomoção em bloco
	Com articulação livre	Permite movimento articular com direcionamento dos passos
	Com apoio isquiático	Diminuir carga sobre o membro inferior
	Sem apoio isquiático	Permitir carga no segmento
Medial (joelho)	Bloqueada	Promover maior estabilidade
	Livre	Direcionar movimentos
	Livre com eixo posteriorizado ou com liberação na fase de balanço	Aumentar a estabilidade na fase de apoio Permitir flexão na fase de balanço
	Eletrônica	Permitir marcha sem necessidade de controle voluntário da articulação do joelho
Distal (tornozelo)	Rígida	Aumentar a estabilidade pélvica (é indicada em sequelas bilaterais)
	Articulada	Permitir movimento controlado durante a fase de apoio

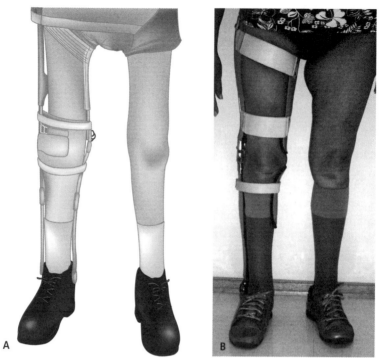

Figura 4.28 (A) Joelheira convencional com fixação de quatro pontos nas hastes metálicas. (B) Tirante infrapatelar em substituição às joelheiras convencionais.

O apoio isquiático nas órteses mecânicas convencionais deve ser utilizado com critérios. Há indicação nos casos em que é necessário o alívio de carga axial no membro inferior acometido ou em pacientes que apresentam pouca estabilidade pélvica, como nos casos de luxação coxofemoral. Para se utilizar um apoio isquiático, é importante que a sensibilidade local esteja preservada, a fim de se evitar lesões como as úlceras de decúbito. A desvantagem do apoio isquiático é o desconforto local pela carga pontual no ísquio e os estragos que ocorrem nas roupas dos pacientes, pelo atrito da borda da mesa isquiática com a superfície de um assento rígido. Como exemplo de indicação de KAFO com apoio isquiático, pode-se citar os pacientes portadores de sequelas de poliomielite (Figura 4.29).

ÓRTESES LONGAS COM CONTROLE NA FASE DE APOIO

As órteses longas com controle na fase de apoio e liberação da articulação do joelho na fase de balanço permitem aos usuários uma marcha muito mais natural e com menor gasto energético. No mercado atual, encontram-se diversos modelos com diferentes características biomecânicas, que serão descritas a seguir.

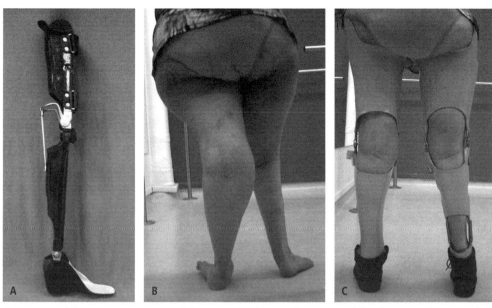

Figura 4.29 (A) KAFO com mesa isquiática para distribuição da carga axial. (B,C) Usuária de órteses longas com apoio isquiático.

Free Walk®

A órtese Free Walk®, fabricada pela Ottobock HealthCare, foi desenvolvida com o objetivo de proporcionar uma marcha mais natural e segura, permitindo, durante a fase de balanço, o movimento de flexão e extensão do joelho, resultando em deambulação mais rápida e com menor gasto energético quando comparada com a marcha de pacientes que utilizam órtese mecânica convencional com joelho fixo. Essa órtese apresenta como característica uma única haste lateral, proporcionando boa estética, baixo peso, fácil colocação e remoção, além de permitir utilização de calçados normais, sem necessidade de modificações. É importante destacar, no entanto, que o sistema unilateral pode acarretar instabilidade aos usuários.

A órtese Free Walk® é indicada para pacientes que apresentam sequelas neuromotoras em um único membro inferior. É importante que o paciente tenha peso corpóreo inferior a 120 kg, apresente força muscular (graus 3-5) nos músculos flexores do quadril, ADM passiva no tornozelo igual ou superior a 10°, força muscular (graus 3-5) nos extensores do quadril ou nos extensores do joelho, ou joelho com hiperextensão. Como contraindicação, citam-se deformidades em flexão de joelho, instabilidade ligamentar na articulação do joelho com varo ou valgo durante a extensão, espasticidade, instabilidade ligamentar em tornozelo e alterações cognitivas.

O controle da órtese durante a marcha é conseguido por meio da combinação das características biomecânicas da órtese e do controle muscular apresentado pelo próprio paciente. Quando o tornozelo é mantido em dorsiflexão máxima com hiperextensão do joelho, a articulação do joelho é liberada automaticamente e, no toque de calcâneo, o sistema é bloqueado em extensão. Em descidas, o paciente tem facilidade para conseguir a extensão do joelho, porém apresenta dificuldade na dorsiflexão. Já na marcha em subidas, o paciente alcançará a dorsiflexão com facilidade, porém terá maior dificuldade para estender o joelho (Figura 4.30).

Full Stride®

A órtese Full Stride®, confeccionada pela Becker Orthopedic, é composta por uma articulação mecânica de joelho com controle na fase de apoio. Utiliza um sistema de cabos localizados entre a região posterior do calcâneo e o joelho para que, de maneira automática, ocorra o desbloqueio da articulação do joelho na fase de pré-balanço. Já no final da fase de balanço, quando o joelho alcança a extensão total, o mecanismo se bloqueia automaticamente para oferecer estabilidade ao joelho durante o contato inicial com o solo. Para otimizar a marcha e aumentar a estabilidade do joelho, é importante a escolha correta da articulação de tornozelo. Recomenda-se optar por modelos com controle da ADM e movimento assistido para dorsiflexão.

Essa órtese é indicada para pacientes portadores de doenças neuromusculares que não apresentam o controle do quadríceps, porém apresentam no mínimo 5° de ADM passiva

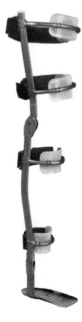

Figura 4.30 Órtese Free Walk®.

no tornozelo e no máximo 10° de contratura em flexão de joelho. Força muscular dos extensores e flexores de quadril não é necessária para utilização desse sistema. Com limite de peso para 100 kg, o equipamento é contraindicado para pacientes com hipertonia. O uso em sequelas bilaterais pode ser estudado (Figura 4.31).

Safety Stride®

A órtese Safety Stride® é uma articulação de joelho mecânica com controle na fase do apoio que utiliza um sistema de cabos para desbloqueio automático. Essa órtese apresenta como característica a possibilidade de resistir à flexão do joelho em qualquer ângulo. A Safety Stride® não exige 180° de extensão para realizar o bloqueio da articulação do joelho na fase de apoio. Projetado para desbloquear na fase final do apoio, o sistema conta com um mecanismo que trabalha na fase do balanço, oferecendo maior estabilidade na articulação antes do contato do calcâneo com o solo.

Com essa órtese, os indivíduos que não conseguem alcançar a extensão completa do joelho podem ter uma segurança adicional e maior estabilidade durante a marcha, utilizando um sistema pneumático de auxílio à extensão que é fixado em uma das hastes laterais da órtese. Com limite de peso para 100 kg, o equipamento também é contraindicado para pacientes com hipertonia e com significativa discrepância no comprimento dos membros inferiores. Seu uso em sequelas bilaterais pode ser estudado (Figura 4.32).

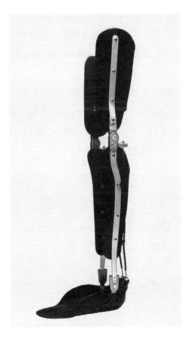

Figura 4.31 Órtese Full Stride®.

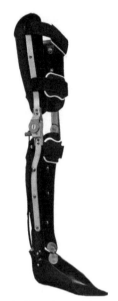

Figura 4.32 Órtese Safety Stride® com articulação lateral denteada.

Load Response®

A articulação de joelho com resposta à carga Load Response® permite uma pré-flexão do joelho de 18° na fase de apoio, diminuindo a excursão vertical do centro de massa corpóreo, o que diminui o gasto energético durante a realização da marcha. A marcha em declives é facilitada com esse sistema, permitindo aos usuários um contato total do pé com o solo enquanto o joelho mantém-se pré-flexionado.

Esse movimento de pré-flexão é realizado por meio da articulação composta por um sistema em espiral. Esse sistema também diminui o desgaste dos sistemas de travas convencionais, como as travas em anel e suíça. É contraindicado para usuários que já apresentam deformidade em flexão de joelhos (Figura 4.33).

GX-Knee®

A articulação de joelho GX-Knee® é composta por uma unidade pneumática posicionada na barra lateral de uma KAFO para assistir o movimento de extensão do joelho durante a fase de balanço. Geralmente, esse sistema é utilizado em conjunto com o Full Stride®, mas também pode ser adaptado em outras órteses que permitem flexão livre do joelho durante a fase de balanço. Essa unidade pneumática apresenta dois sistemas com força de 125 e 175 N. Esse sistema não deve ser indicado com o objetivo de resistir ou prevenir a flexão do joelho (Figura 4.34).

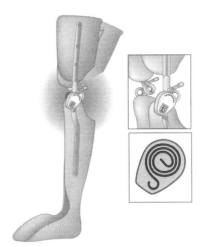

Figura 4.33 Articulação de joelho com resposta de carga.

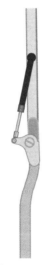

Figura 4.34 Articulação pneumática GX-Knee®.

E-Mag Active®

A órtese E-Mag Active®, desenvolvida pela Ottobock HealthCare, oferece segurança e estabilidade para seus usuários. Foi desenvolvida especificamente para pacientes que perderam o controle total ou parcial da musculatura extensora do joelho e que precisam adotar mecanismos compensatórios para estabilizar essa articulação (Figura 4.35).

A hiperextensão compensatória do joelho para estabilização da articulação em pacientes que caminham sem órtese pode resultar em instabilidade ligamentar grave, degeneração

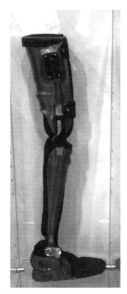

Figura 4.35 Articulação eletrônica E-Mag Active®.

articular e dor. A E-Mag Active® pode controlar esse movimento não fisiológico, permitindo um padrão de marcha natural. A órtese é composta por uma articulação medial de joelho livre, que pode ser eliminada em pacientes com peso corpóreo inferior ou igual a 65 kg; uma articulação lateral com dispositivo eletrônico para bloqueio e desbloqueio automático; um sensor de angulação (giroscópio) utilizado para determinar a flexão e a extensão do quadril e controlar a articulação do joelho; e uma bateria utilizada como fonte de energia externa. A confecção desta órtese deve ser em fibra de carbono e a utilização da articulação de tornozelo não é obrigatória, pois a liberação do joelho na fase do pré-balanço independe do movimento de dorsiflexão.

O uso deste sistema é indicado para pacientes com:

- Paralisia ou paresia da musculatura extensora do joelho.
- Força muscular graus 3-5 para extensores e flexores de quadril.
- Até 15° de desvios em valgo ou varo.
- Peso corpóreo de até 100 kg.

São contraindicações a seu uso:

- Espasticidade.
- Contratura em flexão de joelho maior que 15°.
- Força muscular com grau menor que 3 para extensores e flexores de quadril.

E-Knee®

A articulação E-Knee® é composta por uma articulação de joelho eletrônica com mecanismo de ativação computadorizada. A órtese vem equipada com uma palmilha composta por sensores pressóricos que informam ao microprocessador o momento exato para bloqueio e desbloqueio da articulação do joelho, permitindo ao usuário uma marcha bastante natural e segura. O sistema é alimentado por uma bateria de Li-Ion com capacidade para uso diário. Indicadores sonoros e *leds* informam a necessidade de recarga. No caso de falta de bateria, o sistema entra em bloqueio da articulação para maior segurança do usuário durante a utilização da órtese (Figura 4.36).

Rehab E-Knee®

A órtese Rehab E-Knee® deve ser utilizada para avaliação e treinamento de marcha em pacientes com sequelas neuromotoras unilaterais que necessitam de controle na articulação do joelho durante o processo de reabilitação. A Rehab E-Knee® é um sistema modular complemente ajustável composto por um coxal, uma AFO com solado biomecânico e hastes laterais com articulações nos joelhos, sendo um eixo mecânico com possibilidade de bloqueio por anel e outro com controle eletrônico e dispositivo manual para bloqueio e desbloqueio. O sistema eletrônico é alimentado por baterias externas.

O controle manual deve ser utilizado inicialmente pelo terapeuta para realizar o bloqueio e o desbloqueio da articulação do joelho durante as atividades de treinamento. Em um segundo momento, o próprio paciente pode realizar o controle manual de forma independente dentro do centro de reabilitação.

A utilização desse sistema tem como objetivo estimular um melhor padrão de marcha por meio de estímulos proprioceptivos, limitação de movimentos indesejados e grande es-

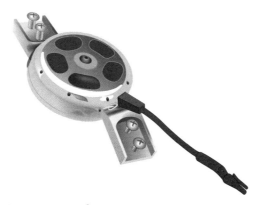

Figura 4.36 Articulação eletrônica E-Knee®.

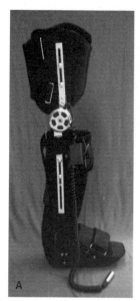 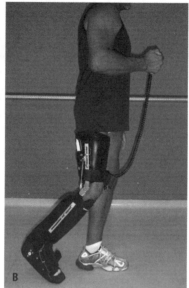 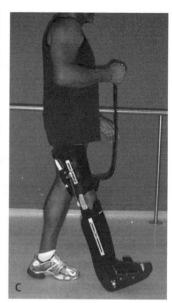

Figura 4.37 (A) Órtese com dispositivo eletrônico para bloqueio/desbloqueio articular. (B,C) Rehab E-Knee® com controle manual durante treinamento de marcha.

tabilidade. A órtese também pode ser utilizada como uma efetiva ferramenta para avaliar pacientes candidatos a órteses longas com controle na fase de apoio, como E-Knee®, E-Mag Active®, Full Stride® e Safety Stride®, entre outras.

Seu uso é contraindicado para pacientes com peso acima dos 100 kg, varo ou valgo não redutíveis acima dos 15° e hiperextensão de joelho não controlada pela órtese (Figura 4.37A e B).

C-Brace®

A C-Brace® (Figura 4.38) é a primeira órtese com sistema mecatrônico que possibilita aos usuários controle nas fases de apoio e balanço. Sensores integrados na lâmina de carbono localizada entre o pé e panturrilha transmitem sinais para uma articulação de joelho hidráulica controlada por microprocessador. O sistema também apresenta sensores que mensuram o grau de flexão e a velocidade angular, reconhecendo cada fase da marcha. Com esta tecnologia, os pacientes podem descer rampas e escadas com passos alternados e caminhar em superfícies planas e irregulares com total segurança. O sistema é alimentado por uma bateria de Li-Ion.

A órtese é indicada para pacientes com paresia ou plegia do músculo quadríceps ou em casos em que não é possível estabilizar o joelho em extensão na fase do apoio, como trauma raquimedular abaixo de T1, sequelas de poliomielite ou síndrome pós-poliomielite. As contraindicações estão relacionadas a espasticidade moderada ou grave, contraturas em flexão

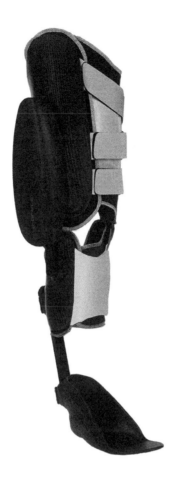

Figura 4.38 C-Brace®.

de quadril e/ou joelho superior a 10°, geno valgo maior que 10°, força da musculatura flexora de quadril menor que grau 3 (classificação de Kendall) e peso corpóreo superior a 12 kg.

ÓRTESES MECÂNICAS CONVENCIONAIS COM CINTO PÉLVICO – HKAFO

As órteses mecânicas convencionais com cinto pélvico, conhecidas também como tutores longos com cinto pélvico, são compostas por uma banda pélvica fixa às articulações do quadril, que se encontram unidas aos prolongamentos das hastes laterais das órteses. A banda pélvica deve ter um recorte que permite um apoio posterior ao nível do sacro com o objetivo de manter a pelve em posição neutra. Cintos retos, sem apoio sacral, permitem uma flexão do quadril dentro da órtese e, consequentemente, uma hiperlordose compensatória (Figura 4.39).

A articulação mecânica do quadril deve coincidir com a articulação anatômica, e os seus eixos de rotação devem estar paralelos em todos os planos para não limitar os movimentos

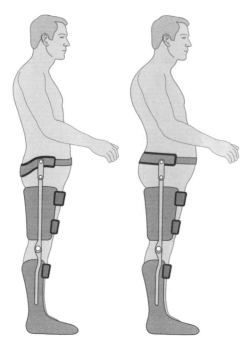

Figura 4.39 Cinto pélvico com e sem apoio sacral.

articulares. Essas articulações podem apresentar travas, como em anel ou gatilho, ou ter movimentos livres.

Essas órteses são indicadas para pacientes que não apresentam controle sobre as articulações do quadril, do joelho e do tornozelo e que não obtiveram resultados favoráveis durante o ortostatismo e a marcha com órteses sem cinto pélvico.

HKAFO composta por articulação de quadril sem trava

As órteses longas com cinto pélvico sem trava são indicadas para pacientes que apresentam controle pélvico parcial, ou seja, conseguem realizar uma marcha de quatro pontos, porém apresentam, durante a deambulação, desvios laterais e/ou rotacionais dos membros inferiores, dificultando o direcionamento das passadas e, consequentemente, aumentando a insegurança e o gasto energético (Figura 4.40A e B).

A articulação do quadril sem trava tem como objetivo direcionar os passos, impedindo movimentos indesejáveis durante a deambulação sem limitar a ADM dessa articulação. Como desvantagens do sistema, pode-se citar, além da piora estética e do aumento do peso da órtese, a perda da dissociação dos membros inferiores durante as transferências. Com a colocação do cinto pélvico, as transferências passam a ser realizadas em bloco. Como opção para esses pacientes, seria possível indicar a órtese Walkabout®, que, além de permitir o dire-

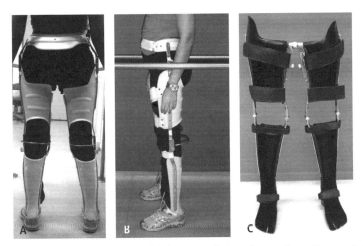

Figura 4.40 (A,B) HKAFO com apoio sacral. (C) Órtese Walkabout® com dispositivo medial.

cionamento do passo com o auxílio de um dispositivo localizado abaixo da região inguinal, facilita as transferências (Figura 4.40C).

HKAFO composta por articulação de quadril com trava

Para os pacientes que não apresentam controle pélvico e que não obtiveram sucesso com órteses sem cinto ou com cinto livre, pode ser indicada HKAFO com articulação do quadril bloqueada. As travas mais utilizadas para esses sistemas são as travas em anel. A localização mecânica da articulação do quadril deve ser 25 mm acima e 10 mm posterior em relação à borda superior do grande trocânter. Atualmente é possível encontrar uma trava que permite o movimento de abdução, o que pode facilitar as transferências com esse tipo de órtese.

A articulação mecânica pélvica é mantida bloqueada durante o ortostatismo e a deambulação e é desbloqueada para a transferência da posição em pé para sentado. Essa articulação bloqueada limita a ADM do quadril, permitindo somente a locomoção em bloco. Com esse sistema, os pacientes apresentam uma baixa velocidade de marcha com alto gasto energético. Uma outra maneira de locomoção seria a marcha pendular, porém a maioria dos pacientes acaba apresentando grande instabilidade, além de elevado gasto energético. O peso dessa órtese deve ser o menor possível, na tentativa de facilitar sua utilização (Figura 4.41).

Observa-se que pacientes com lesões medulares altas utilizam a HKAFO com cinto pélvico bloqueado principalmente para o ortostatismo e não para a deambulação, em razão da pouca funcionalidade apresentada.

Como opção, é possível indicar KAFO com tornozelo fixo em dorsiflexão na tentativa de estabilizar o quadril em extensão. Esse tipo de indicação tem sido frequente e apresenta bons resultados em pacientes com lesão entre T6 e T12. As órteses de reciprocação, como

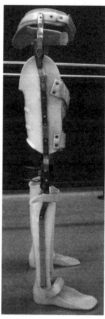

Figura 4.41 HKAFO com articulação bloqueada.

ParaWalker®, *advanced reciprocating gait orthosis* (ARGO®) e LSU®, também podem ser indicadas e permitem uma deambulação com dissociação de cinturas, maior velocidade de marcha e menor gasto energético.

HKAFO com componente torácico

Para portadores de lesões altas, ou seja, pacientes que perderam o controle de tronco e não conseguem se manter sentados sem o apoio das mãos, pode ser indicada uma órtese longa com componente pélvico e torácico (HKAFO + TLSO) para o ortostatismo (Figura 4.42).

Essa órtese apresenta pouca funcionalidade quando se pensa em marcha assistida, e a realização da marcha pendular é muito difícil nesses casos. A dificuldade encontrada pelos usuários para colocação da órtese e transferências, além do sobrepeso gerado pelo componente torácico, aumenta consideravelmente o número de abandonos desse tipo de órtese, chegando a mais de 90% dos casos. No caso de lesões altas, a indicação de órteses de reciprocação é mais indicada.

A órtese longa não articulada envolvendo desde a região torácica até os pés (TLSO + HKAFO), também conhecida como leito de posicionamento ou leito de polipropileno, pode ser indicada para crianças com sequelas neurológicas que não apresentam controle motor das articulações do quadril e dos membros inferiores, como nos casos de sequelas por mielodisplasia e paralisia cerebral. A órtese tem como objetivo manter as articulações de quadril,

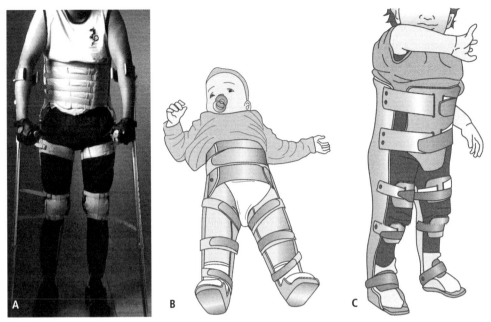

Figura 4.42 (A) HKAFO com componente torácico. (B,C) Leito de posicionamento.

joelho, tornozelo e pés em posição funcional durante o desenvolvimento, a fim de evitar a postura de abandono dos membros, que acarreta complicações como luxações da articulação coxofemoral e deformidades como flexão de quadril e joelhos, abdução, rotação externa e pés em flexão plantar e inversão, o que consequentemente impossibilitaria a futura utilização de órteses para ortostatismo e deambulação, gerando a necessidade de intervenção cirúrgica.

Confeccionado em polipropileno sob molde em gesso, o leito de posicionamento deverá ser reajustado conforme o crescimento do paciente ou necessidades terapêuticas como permitir maior liberdade na região toracolombar para estimular o controle do tronco e da pelve (Figura 4.42B e C).

ÓRTESES DE RECIPROCAÇÃO – RGO

Órteses de reciprocação, conhecidas como RGO, são indicadas para pacientes portadores de paraplegia que não apresentam controle de membros inferiores, pelve e tronco. Essas órteses foram desenvolvidas para permitir marcha de quatro pontos com menor gasto energético e têm sido prescritas principalmente para substituir as órteses mecânicas convencionais com cinto pélvico e pelvicotorácico.

Dentre os vários tipos de RGO encontrados no mercado, serão abordadas as órteses ParaWalker®, Walkabout®, ARGO®, LSU® e *isocentric reciprocating gait orthosis* (IRGO®). Com exceção da órtese Walkabout®, todas as outras RGO apresentam componentes de união entre os quadris, o que restringe os movimentos dos membros inferiores quando se está na posição sentada, dificultando as transferências.

Uma órtese de reciprocação deve apresentar as seguintes características:

- Tornozelos rígidos.
- Flexão dorsal com angulações de 3-6°.
- Hastes laterais rígidas.

É importante destacar que as órteses de reciprocação clássicas não são compostas por sistemas eletrônicos. As órteses compostas por sistemas mecânicos e eletrônicos são classificadas como órteses híbridas, ou exoesqueletos, as quais serão descritas a seguir.

ParaWalker®

A órtese de reciprocação ParaWalker®, conhecida também como *hip guidance orthosis* (HGO), foi desenvolvida na ORLAU (Orthotic Research and Locomotor Assessment Unit), sediada na cidade de Oswestry, Inglaterra, no ano de 1969.

Indicada para pacientes portadores de traumatismo raquimedular e mielodisplasia com lesões compreendidas entre os níveis T4 e L2, a ParaWalker® foi desenvolvida com o objetivo de proporcionar independência funcional aos pacientes, ou seja, facilidades para colocação e remoção, transferências para as posições em pé e sentada, possibilidade de manter-se em pé sem necessitar do apoio dos membros superiores e realização de marcha recíproca com baixo gasto energético.

A confecção é realizada após a mensuração de membros inferiores, quadril e tronco segundo um formulário de medidas. A montagem e o alinhamento adequado resultam no sucesso biomecânico da órtese. A estrutura metálica utilizada em sua confecção será a responsável pela rigidez lateral da órtese e pelo funcionamento harmônico durante a deambulação. O peso dessa órtese varia de 4-6 kg, dependendo da altura do paciente, porém esse dado deverá ser desconsiderado por se tratar de um sistema de reciprocação. Ao contrário das órteses mecânicas convencionais, o paciente com o sistema de reciprocação será "carregado pela" órtese ao invés de "carregá-la".

O equipamento é composto por uma plataforma metálica em duralumínio, a qual é recortada e dobrada conforme as medidas do calçado do paciente. Nessa plataforma, será fixado externamente um solado antiderrapante e, lateralmente, duas hastes metálicas com angulação de 6° de flexão dorsal. Vale a pena ressaltar que o paciente pisa já calçado sobre a plataforma, o que facilita a colocação da órtese. A articulação do joelho, monocêntrica, encontra-se bloqueada em extensão por meio de um sistema de trava suíça. A articulação do quadril, com a trava bloqueada, apresenta uma ADM de 24°, sendo 6° de extensão e 18° de flexão, porém, quando desbloqueada, apresenta uma flexão superior a 100°, permitindo a transferência da posição em pé para a posição sentada. As hastes laterais do tronco unidas à articulação do quadril têm como referência a altura ao nível dos mamilos, independente do nível da lesão. Os tubos torácico e pélvico, responsáveis pela união das hastes laterais do tronco e articulações do quadril, respectivamente, são responsáveis pela estabilização e pelo alinhamento da órtese no plano sagital (Figura 4.43A e B).

Deve-se ter cuidado para que as articulações mecânicas do joelho e do quadril estejam no mesmo nível das articulações anatômicas. Isso deve ser respeitado inclusive quando as articulações encontrarem-se em diferentes alturas, o que ocorre por causa de discrepâncias no comprimento dos membros. AFO e TLSO podem ser utilizadas em conjunto com a ParaWalker® (Figura 4.43C e D).

A fixação do paciente à órtese é realizada por presilhas localizadas na região anterior do tornozelo, joelheiras e banda torácica. O paciente é mantido na posição ereta por conta de dois sistemas de três pontos de fixação. O primeiro sistema é composto por dois apoios posteriores localizados no calcâneo, por meio da banda posterior do calcâneo, e na pelve, por meio da banda pélvica; e um apoio anterior no joelho, resultando em uma fixação da articulação do joelho em extensão. O segundo sistema de fixação apresenta dois apoios anteriores, sendo um no joelho e outro na região torácica; e um apoio posterior na pelve, por meio da banda pélvica, para estabilização do quadril em extensão. Dessa maneira, o paciente permanece fixado à órtese e quando estiver na posição em pé terá uma boa estabilidade, sendo possível manter-se equilibrado sem a necessidade do apoio dos membros superiores. Essa estabilização ocorre pois o centro de massa corpóreo encontra-se posteriormente ao eixo de rotação do quadril, à frente do eixo de rotação do joelho e encontra-se centralizado no meio da base de apoio. Nessa posição, tem-se 6° de dorsiflexão e 6° de extensão de quadril. Para que esse alinhamento e o equilíbrio estático sejam mantidos sem o apoio dos membros superiores, os pacientes não poderão apresentar encurtamento dos flexores de quadril superior a 15° (Figura 4.43E a G).

A deambulação deve ser realizada com o uso de bengalas canadenses ou andadores. Por meio do mecanismo de forças de ação e reação entre as bengalas e o solo, o paciente realizará um movimento de inclinação lateral empurrando a bengala posicionada ao lado do corpo. Por conta de sua estrutura rígida, uma inclinação mínima será suficiente para que o pé do membro contralateral ao da inclinação se desprenda do solo e, com o movimento pendular, se desloque para a frente. Com a outra bengala, posicionada um pouco mais à frente, o paciente realizará um movimento de remada. Durante esse movimento, o músculo grande dorsal, com inervação em C5, C6 e C7, realizará um movimento de extensão do quadril no membro de apoio, permitindo que o membro em balanço realize uma passada completa (Figura 4.43H e I).

Com esse sistema de reciprocação, o paciente não precisará fazer força para tentar mudar os passos. Somente com os movimentos de inclinação e remada, realizados por meio das bengalas, a órtese, por conta de sua ação biomecânica, será a responsável pela deambulação do paciente, resultando em uma marcha com baixo gasto energético.

88 Órteses – um recurso terapêutico complementar

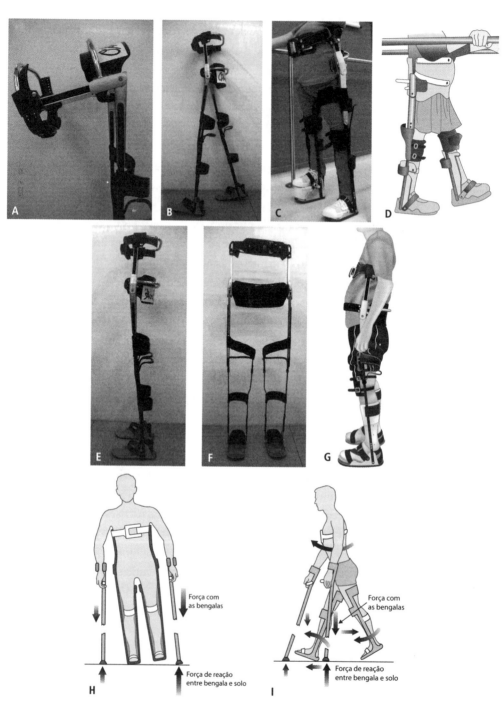

Figura 4.43 (A) Flexão do quadril com articulação desbloqueada. (B) Flexão do quadril com articulação bloqueada. (C,D) Utilização de compensação para discrepância de movimento em membro inferior direito. Utilização de TLSO e AFO durante uso da ParaWalker®. (E,F) ParaWalker®: planos sagital e frontal. (G) Portador de tetraplegia realizando ortostatismo sem apoio das mãos. (H) Utilização de bengalas para inclinação lateral. (I) Movimento de remada para auxílio na troca dos passos.

Órteses para membros inferiores – sequelas neuromotoras   89

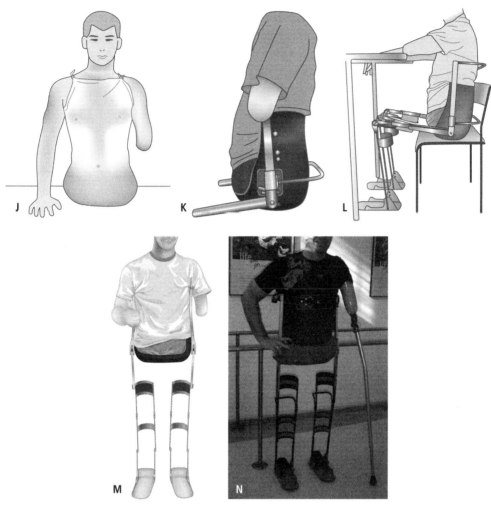

Figura 4.43 (J) Malformado congênito com agenesia dos membros inferiores. (K,L,M,N) Adaptação de uma ParaWalker® permitindo marcha funcional em malformado congênito.

A experiência com órteses mecânicas convencionais muitas vezes atrapalha a deambulação, pelo fato de o paciente apresentar vícios de marcha, como a tendência à marcha pendular ou a elevação da pelve para conseguir a troca dos passos.

Utilização de ParaWalker® em malformado congênito

Como proposta para possibilitar marcha funcional, foi realizada a adaptação de uma ParaWalker® para um paciente portador de malformação congênita com ausência completa dos membros inferiores e um membro superior. Nesse caso, foi utilizada uma ParaWalker®

composta por um cesto pélvico em carbono e reforço nas hastes laterais. Como resultado, obteve-se marcha terapêutica e domiciliar com um significativo aumento na autoestima do usuário. Como nesse caso, amputados bilaterais de quadril também podem se beneficiar de órteses de reciprocação adaptadas (Figura 4.43J a N).

Walkabout®

A órtese de reciprocação Walkabout® foi desenvolvida para proporcionar aos portadores de traumatismo raquimedular, *spina bifida*, esclerose múltipla, mielite transversa e outras formas de doenças neuromusculares degenerativas a oportunidade de manterem-se em pé com bom equilíbrio e caminhar com baixo gasto energético.

Essa órtese, composta por duas KAFO unidas medialmente por uma unidade de reciprocação, pode ser utilizada para substituir as órteses mecânicas convencionais longas sem cinto (KAFO bilaterais) em pacientes que apresentam dificuldade na deambulação, órteses longas com cinto pélvico livre (HKAFO) e, em alguns casos, órteses de reciprocação com componentes pelvicotorácicos, como LSU®, ARGO® e ParaWalker®. As vantagens não se resumem apenas à redução do gasto energético durante a deambulação, conseguida por meio da unidade de reciprocação. Esse sistema proporciona uma grande melhora estética, possibilita um direcionamento dos passos durante a marcha, evitando movimentos indesejáveis como as rotações e os desvios laterais dos membros inferiores, e ainda permite que o próprio paciente, quando sentado, remova a unidade de reciprocação dos tutores, deixando as KAFO independentes, permitindo total dissociação dos membros inferiores e facilitando as transferências na posição sentada e a colocação e a retirada de calçados (Figura 4.44).

A peça principal do sistema Walkabout® é a unidade medial composta por duas hastes metálicas unidas com mecanismos de *quick release* para fixação nas hastes das KAFO. Proximalmente, essas hastes são unidas por um eixo cilíndrico metálico com buchas de *nylon*. O *design* permite que cada membro movimente-se independentemente com baixa fricção, baixa velocidade, sem rotação e com a abdução requerida. Posicionada 2 cm abaixo do períneo, a articulação apresenta grande resistência contra o suor e a urina.

A ADM fica limitada a 30° de flexão e 20° de extensão do quadril, permitindo uma passada segura e confortável. Um suporte lombar pode ser conectado à unidade Walkabout® para ajudar a reduzir hiperlordose e extensão excessiva do quadril enquanto é mantida a estabilidade do tronco. Esse suporte lombar pode auxiliar a troca de passos e aumentar a propriocepção dos usuários. Canditados com boa estabilidade não precisam fazer uso desse dispositivo (Figura 4.45).

Atividades que requerem movimentos de abdução/adução, como colocação e remoção da órtese, colocação de calçados e transferências, podem ser facilitadas por meio do desbloqueio da unidade de reciprocação das KAFO com os mecanismos de *quick release*.

Órteses para membros inferiores – sequelas neuromotoras

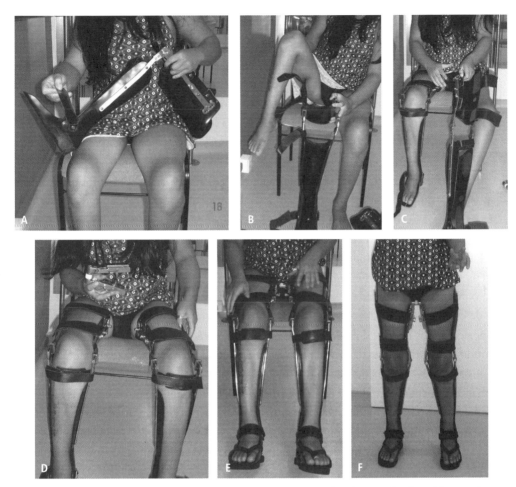

Figura 4.44 (A,B,C,D,E) Facilidade para colocação da Walkabout® e fixação do dispositivo medial. (F) Posicionamento da Walkabout® abaixo da região inguinal.

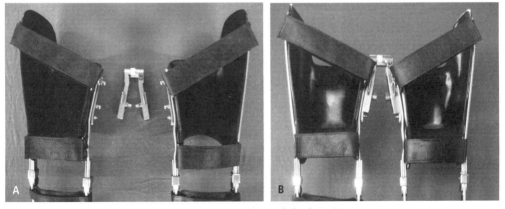

Figura 4.45 Possibilidade de colocação e remoção da unidade de reciprocação.

A órtese Walkabout® está disponível em três versões: para crianças, jovens e adultos. Na versão infantil, não há dispositivo *quick release* da unidade medial, pois o diâmetro do eixo é reduzido para utilização em crianças de baixa estatura. Essa versão possui capacidade de peso corpóreo máxima de 45 kg. Na versão juvenil, o limite de peso já é de 120 kg. Há dispositivo para desconexão da unidade reciprocadora, porém também há uma redução no diâmetro da unidade localizado abaixo da virilha. Já na versão adulta, o dispositivo medial apresenta um maior diâmetro entre as hastes, com *quick release* e capacidade para pacientes de até 120 kg (Figura 4.46).

O mecanismo para bloqueio e desbloqueio da Walkabout® à KAFO é composto por um dispositivo que pode ser girado manualmente anterior ou posteriormente e pressionado para baixo para desconexão da unidade. Para fixação, o processo inverso deverá ser realizado.

Para confecção do molde gessado, é importante manter o paciente em decúbito dorsal, com os membros levemente abduzidos. O espaço subperineal deve ser medido e comparado com o diâmetro da unidade de reciprocação. Em algumas situações, é necessária a colocação de cunhas para melhor adaptação da unidade entre os tutores. Os tornozelos devem ser posicionados com 3-5° de dorsiflexão; e 7-12° de rotação externa. Os joelhos devem ser mantidos em completa extensão sem correção dos desvios em valgo/varo.

A órtese deve ter sua borda lateral imediatamente abaixo do grande trocânter e a borda medial, de 3-4 cm abaixo do períneo. A borda medial deve estar em um nível mais baixo que a lateral, e suas paredes mediais devem ser planas para a fixação da unidade de reciprocação.

O topo da unidade Walkabout® deve ficar 1,5-2 cm abaixo do períneo. A borda posterior fica ao nível da prega glútea. A distância entre os pés pode variar em 22-27 cm, dependendo

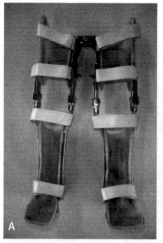
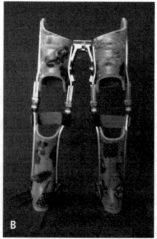
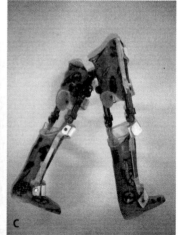

Figura 4.46 Walkabout® infantil: visão (A) anterior, (B) posterior e (C) lateral.

da altura do paciente. A base da órtese deve ser totalmente rígida, não permitindo movimentos ao nível do tornozelo, o que levaria a instabilidade no equilíbrio do paciente.

A fixação da órtese no paciente é realizada por meio de uma joelheira ou de tirantes infra e suprapatelares. Um sistema de três pontos de fixação, sendo dois apoios posteriores (calcâneo e região proximal de coxa) e um anterior (no nível da articulação do joelho), manterá o membro em extensão. Havendo necessidade de melhor fixação do pé na base da órtese, poderá ser utilizado um velcro na região anterior do tornozelo.

Recomenda-se a utilização de articulações de joelho com sistema de trava suíça e reforço em carbono na região da articulação do tornozelo a fim de assegurar maior resistência à região, impedindo qualquer ADM.

A unidade de reciprocação Walkabout® não poderá ser aplicada diretamente em nenhum tipo de órtese mecânica convencional preexistente, porém adaptações e ajustes com critério poderão ser eventualmente realizados a fim de possibilitar o seu uso, reduzindo, assim, o custo final da órtese.

Deambulação

Para a realização da marcha, os pacientes deverão utilizar preferencialmente bengalas canadenses. O usuário irá realizar uma inclinação lateral para um dos lados, para permitir o desprendimento do solo do membro inferior contralateral. Esse membro, sem contato com o solo, será projetado para a frente (fase de balanço) até ocorrer o contato inicial do calcâneo, com o tornozelo em dorsiflexão. Para que ocorra um contato total desse membro com o solo, o paciente deslocará todo o peso para esse membro. Nesse momento, o membro contralateral, agora em balanço, será projetado para a frente até um novo contato do calcâneo com o solo, completando a passada. Durante a realização da marcha, o paciente estará utilizando as bengalas para realizar as inclinações laterais e os movimentos de remada, permitindo uma marcha recíproca ou de quatro pontos.

Pacientes com experiência anterior com órteses mecânicas convencionais demandam maior cuidado, pois apresentam vícios de marcha como elevação pélvica e movimentos de rotação que irão dificultar a marcha e aumentar o gasto energético durante a deambulação.

ARGO®

A ARGO®, desenvolvida em Londres, na Inglaterra, por Hugh Steeper, no início dos anos de 1990, é uma órtese de reciprocação composta por KAFO, componente pélvico com articulações de quadril unidas por um único cabo de reciprocação, unidade pneumática interligando as articulações de quadril e joelho e componente torácico.

Essa órtese apresenta, em sua extremidade inferior, AFO termoplásticas com reforços em carbono ao nível da articulação do tornozelo e uma aba medial longa com apoio no côndilo femoral medial para evitar o desvio em valgo dos joelhos. Nas AFO, são fixadas somente hastes laterais, que irão se unir às articulações do quadril e do tronco (Figura 4.47A e B).

O cabo posterior funciona por meio de tensão e compressão, permitindo movimentos alternados de flexão e extensão do quadril com amplitude limitada, proporcionando uma marcha de quatro pontos. Quando a articulação do quadril encontra-se desbloqueada, é possível uma flexão simultânea do quadril, permitindo que o paciente realize a transferência da posição em pé para a sentada.

A ARGO® também é composta por uma unidade pneumática posicionada lateralmente entre as articulações do quadril e do joelho, que tem como função auxiliar simultaneamente a extensão das articulações do quadril e do joelho, permitindo, dessa forma, que a transferência da posição sentada para em pé possa ser iniciada com os joelhos fletidos, tornando-a mais fácil. Para a transferência com outras órteses, é necessária a fixação das articulações do joelho em extensão antes de se levantar.

Nota-se, durante a deambulação desses pacientes, que na fase de apoio unilateral a estrutura lateral da órtese não suporta todo o peso do paciente e inverga, diminuindo a distância entre o quadril e o solo e fazendo com que o membro contralateral tenha dificuldade para iniciar a fase de balanço. Um recurso utilizado pelos pacientes para aliviar o peso desse membro é realizar um *push up* por meio da extensão dos cotovelos, permitindo, dessa forma, o desprendimento do membro contralateral. Essa manobra aumenta a excursão vertical do centro de massa corpóreo, aumentando, consequentemente, o gasto energético durante a deambulação.

Pelo fato de essa órtese não apresentar grande estabilidade lateral, os usuários desse tipo de RGO geralmente fazem uso de andadores (Figura 4.47C).

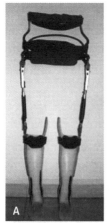
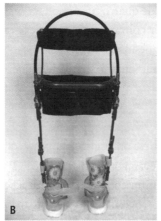
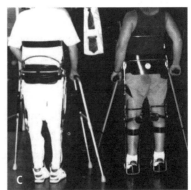

Figura 4.47 (A) ARGO® com cabo reciprocador único. (B) ARGO® infantil. (C) Lesados no nível T6 com ARGO® e ParaWalker® utilizando diferentes auxiliares de marcha.

LSU®

A órtese de marcha recíproca LSU® foi desenvolvida na Louisiana State University, no Ontario Crippled Children's Centre, em Toronto, no Canadá, no início da década de 1980, para auxiliar a deambulação de crianças com espinha bífida. É conhecida comercialmente no Brasil como RGO, quando o termo mais apropriado seria LSU-RGO. Indicada também para pacientes paraplégicos adultos portadores de lesões medulares, a órtese tem como objetivo proporcionar marcha independente com menor gasto energético.

A órtese é composta por duas KAFO confeccionadas em termoplástico unidas por uma banda pélvica metálica e suportes torácicos, enquanto dois cabos de reciprocação conectam as articulações pélvicas, sendo o final de um cabo conectado posteriormente ao centro de rotação do quadril de um lado, enquanto o final do outro cabo encontra-se conectado à frente da articulção do quadril. Esses cabos transmitem forças somente quando tensionados, resultando em movimentos alternados de flexão e extensão do quadril e marcha de quatro pontos. Quando a articulação do quadril encontra-se desbloqueada, é possível uma flexão simultânea do quadril para que o paciente possa se sentar (Figura 4.48).

Como essa órtese não apresenta grande rigidez em sua estrutura, ela permite, durante o apoio unilateral, a inclinação das hastes com diminuição da altura entre a articulação do quadril e o solo. Essa perda de altura impossibilita que o outro membro se desprenda do solo e entre em balanço. Com o auxílio principalmente de andadores, os pacientes são obrigados a realizar um deslocamento vertical para que o membro se desprenda do solo e seja projeta-

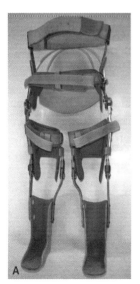
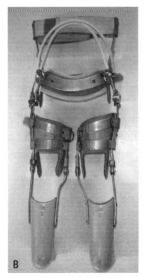
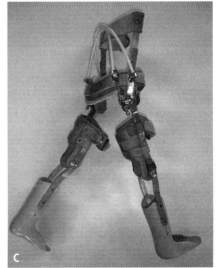

Figura 4.48 LSU® com duplo cabo de reciprocação.

do à frente. Esse recurso é utilizado para permitir a troca dos passos e acaba elevando o gasto energético durante a deambulação.

IRGO®

Desenvolvida também na década de 1990, em Campbell, na Califórnia (Estados Unidos), essa órtese de reciprocação apresenta um cinto pélvico rígido composto por uma articulação isocêntrica centralizada na região posterior do cinto pélvico. Esse cinto com um eixo posterior é responsável pelos movimentos alternados de flexão e extensão do quadril. Essa órtese, quando confeccionada com apenas uma haste lateral, não apresenta grande rigidez lateral, o que proporciona menor funcionalidade do sistema. Um sistema de trava com bloqueio e desbloqueio nas articulações do quadril permite que as duas articulações flexionem simultaneamente durante a transferência para a posição sentada (Figura 4.49).

ÓRTESES HÍBRIDAS

ReWalk®

Um exoesqueleto motorizado forte, compacto e leve, denominado ReWalk®, foi desenvolvido por Amit Goffer, um israelita tetraplégico, em Haifa (Israel). O ReWalk® é composto por motores de corrente contínua, baterias recarregáveis, sensores que interagem com um sistema de controle e uma estrutura externa composta por articulações motorizadas nos quadris e joelhos que sustenta os membros inferiores e o tronco do usuário. Sensores avançados de movimento e uma pulseira com comandos específicos comunicam-se via *bluetooth* e detectam pequenas mudanças no centro de gravidade, informando ao exoesqueleto quando a passada precisa ser executada. Os usuários controlam os movimentos com o auxílio de bengalas canadenses.

O ReWalk® está disponível em dois tamanhos, sendo um para pacientes de 1,60-1,75 m e outro para pacientes com até 1,90 m. O limite de peso para utilização desse dispositivo é de 100 kg. Esse é o primeiro dispositivo comercial que permite a paraplégicos subir degraus com passos alternados (Figura 4.50).

Rex Bionics®

Considerada como pernas robóticas, a Rex Bionics® foi desenvolvida em Auckland, Nova Zelândia, pelos engenheiros Richard Little e Robert Irving, em julho de 2010, após 7 anos de pesquisas. O exoesqueleto robótico de 38 kg, composto por um giroscópio, permite

Órteses para membros inferiores – sequelas neuromotoras

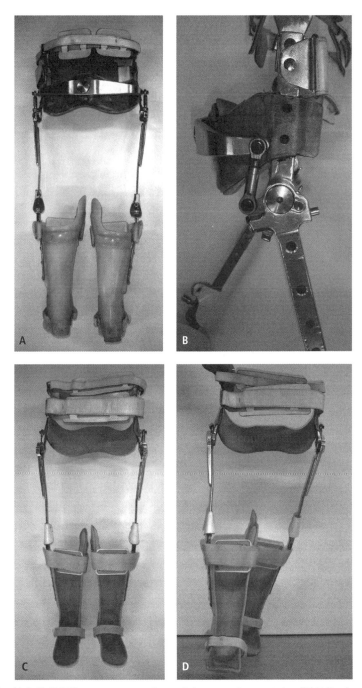

Figura 4.49 (A,B,C) IRGO® composta por cinto pélvico com eixo posterior. (D) Falta de estabilidade lateral em IRGO®.

98 Órteses – um recurso terapêutico complementar

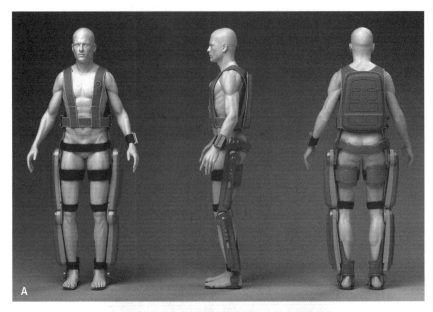

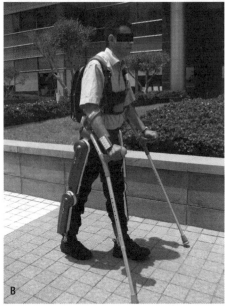

Figura 4.50 Exoesqueleto ReWalk®.

aos usuários, por meio de um *joystick*, subir e descer escadas, sentar e levantar, e caminhar para a frente, para trás e para os lados com grande estabilidade. Todas essas atividades podem ser realizadas com as mãos livres de apoios. Para a utilização da Rex Bionics®, não é necessário o uso de bengalas canadenses ou similares (Figura 4.51).

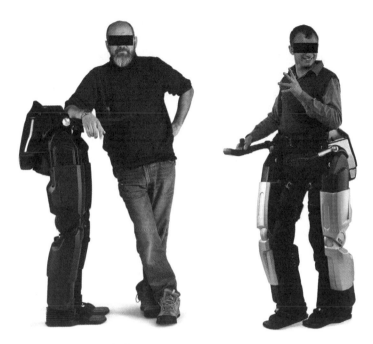

Figura 4.51 Exoesqueleto Rex Bionics®.

eLegs®

O eLegs® é um equipamento biônico desenvolvido em Berkeley, na Califórnia (Estados Unidos). Ele permite que pessoas com paraplegia fiquem em pé e caminhem novamente. Trata-se de um exoesqueleto composto por bateria recarregável e sensores utilizado sobre a roupa do usuário. Inicialmente, o eLegs® será utilizado apenas sob supervisão médica para treinamento de marcha em centros de reabilitação. Os pesquisadores têm como objetivo permitir aos futuros usuários independência e liberdade de movimentos como sentar, levantar, caminhar e ficar longos períodos em pé (Figura 4.52).

A princípio, todo paraplégico que consiga realizar transferência sozinho de uma cadeira de rodas para uma cadeira, tenha altura de 1,60-1,90 m, peso menor ou igual a 100 kg e ADM preservada nos membros inferiores é candidato ao uso do eLegs®. O dispositivo robótico pesa somente 20 kg e é fácil de ser transportado.

Órtese de auxílio para marcha – Honda

A Honda desenvolveu alguns equipamentos *(Honda's walking-assist devices)* que utilizam a tecnologia assistiva para auxiliar pessoas durante atividades como caminhar, agachar e subir escadas. Para utilizar esse equipamento, o usuário precisa apenas sentar-se no dis-

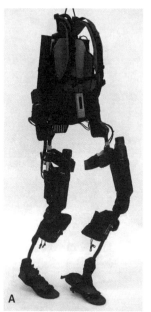 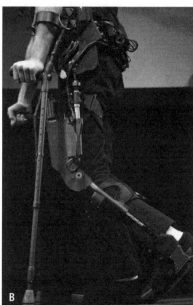

Figura 4.52 Exoesqueleto eLegs®.

positivo e acoplá-lo aos calçados. As "pernas do equipamento" sustentam o peso corpóreo e auxiliam na movimentação do usuário (Figura 4.53A). Outro dispositivo, fixado na pelve e nas coxas do usuário, facilita a marcha, reduzindo esforço e gasto energético (Figura 4.53B a E). O objetivo dos equipamentos também é auxiliar idosos e incapacitados e servir como um dispositivo preventivo para trabalhadores que realizam movimentos repetitivos com joelhos (flexão/extensão).

Órtese de locomoção vertical – Swivel-Walker®

A Swivel-Walker® é uma órtese indicada para pacientes que não conseguem manter-se na posição em pé de forma independente. Pacientes portadores de traumatismo medular com lesões compreendidas entre C6 e L1 e pacientes com paralisia cerebral ou distrofias musculares podem se beneficiar com o uso dessa órtese. Além de permitir um ortostatismo seguro, a Swivel-Walker® possibilita uma locomoção vertical com baixo gasto energético, proporcionando maior independência aos pacientes. Essa característica única diferencia essa órtese dinâmica das conhecidas mesas estáticas de ortostatismo ou Parapodium.

Essa órtese é composta por uma estrutura rígida lateral, apoio posterior em termoplástico, plataforma de apoio e pratos giratórios unidos por barra telescópica.

Para manter o paciente em pé, a órtese apresenta dois sistemas de três pontos de fixação para a manutenção em posição neutra das articulações do joelho e do quadril, utilizando

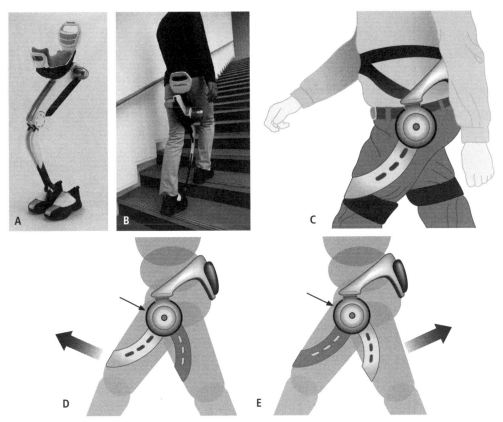

Figura 4.53 Dispositivos de auxílio à marcha.

apoios em calcâneo, joelho e quadril para sustentar o joelho em extensao e em joelho, quadril e tórax para manter o quadril em posição neutra. Os pratos giratórios localizados abaixo da plataforma de apoio encontram-se com uma angulação externa de aproximadamente 4°. Essas plataformas, unidas por uma barra telescópica, são responsáveis pelos deslocamentos durante a locomoção. A projeção do centro de massa corpóreo encontra-se entre os eixos de rotação dos pratos giratórios e a barra telescópica (Figura 4.54).

Com o movimento da cintura escapular e dos membros superiores, ocorre um deslocamento lateral do centro de gravidade, provocando um contato total do prato giratório com o solo e um desprendimento do prato contralateral, o qual é projetado anteriormente através da barra telescópica, permitindo a locomoção vertical. Essa órtese é indicada apenas para utilização em terrenos planos e regulares. Sua contraindicação é para pacientes com movimentos involuntários fortes, como na atetose, ou pacientes com espasticidades graves. Dentre as desvantagens apresentadas, pode-se citar baixa velocidade durante a locomoção, impossibilidade de sentar com a órtese em decorrência de sua estrutura não articulada e uso somente em superfícies lisas e planas.

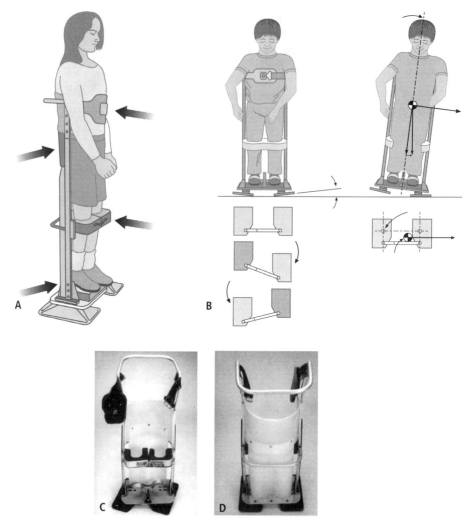

Figura 4.54 (A) Swivel-Walker® com sistema de fixação. (B) Mecanismo utilizado para locomoção vertical. (C,D) visões anterior e posterior da Swivel-Walker®.

REFERÊNCIAS BIBLIOGRÁFICAS

1. Crenshaw S, Herzog R, Castagno P, Richards J, Miller F, Michaloski G, Moran E. The efficacy of tone-reducing features in orthotics on the gait of children with spastic diplegic cerebral palsy. J Pediat Orthopaedics. 2000;20(2):210-6.
2. Nash B, Roller JM, Parker MG. The effects of tone-reducing orthotics on walking of an individual after incomplete spinal cord injury. J Neurol Phys Ther. 2008;32(1):39-47.
3. Ibuki A, Timothy B, Rogers D, Bernhardt J. An investigation of the neurophysiologic effect of tone-reducing AFOs on reflex excitability n subjects with spasticity following stroke while standing. Prosthet Orthot Int. 2010;24(2):154-65.
4. Lieberson W, Holmquist H, Scot D, Dow M. Functional electrotherapy: stimulation of the peroneal nerve synchroni-

zed with the swing phase of gait of hemiplegia patients. Arch Phys Med Rehabil 1961;42:101-105.

5. Lyons GM, Sinkjaer T, Burridge JH, Wilcox DJ. A review of portable FES-based neural orthoses for the correction of drop foot. IEEE Trans Neural Syst Rehabil Eng 2002;10(4):260-269.

6. Dai R, Stein RB, Andrews BJ, et al. Application of tilt sensors in functional electrical stimulation. IEEE Trans Rehabil Eng 1996;4(2):63-72.

7. Baumgartner R, Stinus H. Tratamiento ortésico-protésico del pie. Barcelona: Masson; 1997.

8. Bowker JO, Pfeifer MA. Levin e O'Neal: o pé diabético. 6.ed. Rio de Janeiro: Di-Livros; 2002.

9. Bricot B. Posturologia. São Paulo: Ícone; 1998.

10. Carroll K, Edelstein JE. Prosthetics and patient management: a comprehensive clinical approach. Thorofare: Slack Incorporated; 2006.

11. Carvalho JA. Amputações de membros inferiores: em busca da plena reabilitação. 2.ed. Barueri: Manole; 2002.

12. Dimeglio A. Ortopedia pediátrica. São Paulo: Santos; 1990.

13. Edelstein JE, Bruckner J. Orthotics: a comprehensive clinical approach. Thorofare: Slack Incorporated; 2002.

14. Edelstein JE, Moroz A. Lower-limb prosthetics and orthotics: clinical concepts. Thorofare: Slack Incorporated; 2011.

15. Goldberg B, Hsu JD. Atlas of orthoses and assistive devices. 3.ed. St Louis: Mosby; 1997.

16. Gould JA. Fisioterapia na ortopedia e na medicina do esporte. 2.ed. São Paulo: Manole; 1993.

17. Kirby K. Foot and lower extremity biomechanics I: a ten year collection of Precision Intricast Inc., newsletters. Payson: Precision Intricast; 1997.

18. Kirby K. Foot and lower extremity biomechanics II: Precision Intricast newsletters, 1997-2002. Payson: Precision Intricast; 2002.

19. Kirby K. Foot and lower extremity biomechanics III: Precision Intricast newsletters, 2002-2008. Payson: Precision Intricast; 2009.

20. Kozak GP, Campbell DR, Frykberg RG, Habershaw GM. Tratamento do pé diabético. 2.ed. Rio de Janeiro: Interlivros; 1996.

21. Lianza S. Medicina de reabilitação. 3.ed. Rio de Janeiro: Guanabara Koogan; 2001.

22. Lorimer D, French G, O'Donnell M, Burrow JG. Neale's disorders of the foot: diagnosis and management. 6.ed. Edinburgh: Churchill Livingstone; 2002.

23. Lusardi MM, Nielsen CC. Orthotics and prosthetics in rehabilitation. Boston: Butterworth-Heinemann; 2000.

24. McKee P, Morgan L. Orthotics in rehabilitation: splinting the hand and body. Philadelphia: F.A. Davis Company;1998.

25. Nawoczenski DA, Epler ME. Orthotics in functional rehabilitation of the lower limb. Philadelphi: W.B. Saunders Company; 1997.

26. O'Sullivan SB, Schmitz T. Fisioterapia: avaliação e tratamento. 4.ed. Barueri: Manole; 2004.

27. Perry J, Burnfield JM. Gait analysis: normal and pathological function. 2.ed. Thorofare: Slack Incorporated; 2010.

28. Rabanda UR. Design, function and use of whellchairs. OttoBock HealthCare; 2004.

29. Redford JB, Basmajian JV, Trautman P. Orthotics: clinical practice and rehabilitation technology. New York: Churchill Livingstone; 1995.

30. Seymour R. Prosthetics and orthotics: lower limb and spinal. Philadelphia: Lippincott Williams & Wilkins; 2002.

31. Shurr DG, Michael JW. Prosthetics and orthotics. 2.ed. Upper Saddle River: Prentice Hall; 2001.

32. Simonnet J. Encyclopédie médico-chirurgicale: kinesiterapia – medicina física. 10.ed. Paris: Elsevier Science; 2000.

33. Sizinio H, Xavier R. Ortopedia e traumatologia: princípios e prática. 2.ed. Porto Alegre: Artmed; 1998.

34. Smith LK, Weiss EL, Lehmkuhl LD. Cinesiologia clínica de Brunnstrom. 5.ed. São Paulo: Manole; 1997.

35. Viladot R, Cohí O, Clavell S. Coluna vertebral: órtese e prótese do aparelho locomotor. São Paulo: Santos; 1989.

36. Viladot R, Cohí O, Clavell S. Órtesis e prótesis del aparato locomotor: extremidad inferior. Barcelona: Masson; 1989.

Capítulo 5

Utilização de órteses no tratamento de paralisia cerebral e mielomeningocele na visão da ortopedia pediátrica

Luiz Antonio Pellegrino

Órteses e meios de auxílio à locomoção (O&MA) são uma categoria de equipamentos prescritos para reduzir as incapacidades motoras. Cada um desses equipamentos tem indicações e contraindicações muito específicas.

Os médicos que tratam de crianças com incapacidades físicas como paralisia cerebral e mielomeningocele tendem a prescrever mais equipamentos, como O&MA, que medicamentos.

Como cada equipamento tem indicações específicas, assim como riscos específicos, o médico, após uma avaliação cuidadosa, deve levar em consideração a relação custo-benefício da utilização de determinado equipamento antes de fazer a sua prescrição.

Assim, é de responsabilidade do médico o conhecimento dos benefícios que se espera da utilização do equipamento, bem como de seus riscos e suas contraindicações. Esse processo deve seguir os mesmos critérios utilizados quando se prescreve determinada droga a ser administrada ao paciente. Assim como o médico não deve prescrever uma determinada droga da qual não conhece os mecanismos de ação, as contraindicações, as interações com outras drogas etc., também não deve fazer prescrições de O&MA dos quais ele não conhece o mecanismo de funcionamento.

ÓRTESES NA PARALISIA CEREBRAL

O uso das órteses na paralisia cerebral derivou, inicialmente, da experiência com a poliomielite, que é uma condição caracterizada por paralisia flácida com grande fraqueza muscular, o que não foi percebido inicialmente pelos profissionais que tinham, à época, sua prática centrada no atendimento desses pacientes.

Embora as crianças com paralisia cerebral tenham, também, fraqueza muscular, do ponto de vista motor, por se tratar de uma lesão do neurônio motor superior, seu tipo de comprometimento leva a três problemas inter-relacionados: espasticidade, déficit do controle motor e déficit de equilíbrio, responsáveis em grande parte pelas limitações funcionais desses pacientes. Na medida em que se passou a compreender melhor a fisiopatologia da paralisia cerebral, observou-se que as órteses e os antigos tutores externos confeccionados em couro e metal, as botas ortopédicas rígidas etc., não ajudavam essas crianças a se movimentarem como se inferira inicialmente a partir do conhecimento sobre as sequelas de poliomielite.

O impacto do crescimento ósseo durante a infância tende a agravar o problema neurológico, uma vez que os músculos não crescem na mesma proporção dos ossos longos adjacentes; e já está demonstrado que os músculos espásticos crescem mais lentamente que o músculo normal.[1] Dessa forma, embora a paralisia cerebral seja, por definição, uma lesão neurológica estática e uma anormalidade da função motora, ela tem sido catalogada como uma "deformidade neuromuscular progressiva".[2]

Com o advento das órteses fabricadas em termoplásticos, moldadas individualmente, mais leves e obedecendo aos critérios neurofisiológicos, elas se tornaram a regra na prescrição desses equipamentos na paralisia cerebral, propiciando melhores condições de mobilidade para esses pacientes.

Ao prescrever uma órtese para um paciente com paralisia cerebral, deve-se ter em mente quais os objetivos que se deseja atingir com a prescrição. De uma forma geral, pode-se dizer que as órteses na parilisia cerebral têm como principais finalidades:

- Melhorar a função.
- Prevenir deformidades.
- Prover estabilidade.
- Auxiliar no controle seletivo motor.
- Controlar a espasticidade.
- Proteger a extremidade no pós-operatório.
- Estabilizar o tronco em caso de coletes.

Outro aspecto fundamental para a prescrição das órteses é conhecer claramente o nível funcional do paciente, para que se possa estabelecer, junto à equipe multiprofissional que participa de todos os processos de tratamento do paciente, bem como junto aos seus familiares e cuidadores, um planejamento cuidadoso para a utilização adequada das órteses.

Para a classificação do nível funcional do paciente com paralisia cerebral, na atualidade, o instrumento mais utilizado, com validação internacional, incluindo uma versão brasileira, é o sistema de classificação da função motora grossa (*gross motor function classification system* – GMFCS) (Figura 5.1). Esse sistema de classificação foi desenvolvido por pesquisadores do Canchild Centre for Childhood Disability Research.[3] Embora o GMFCS descreva a fun-

GMFCS I

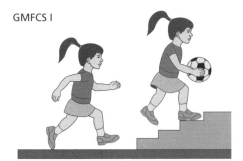

Crianças que andam dentro e fora de casa e sobem escadas sem limitações.
Realizam funções motoras grossas como correr e pular, mas a velocidade, o equilíbrio e a coordenação estão comprometidas.

GMFCS II

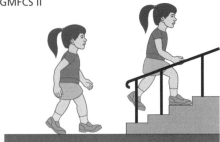

Crianças que andam dentro e fora de casa e sobem escadas segurando no corrimão, mas apresentam limitações para andar em superfícies irregulares e inclinadas e em locais com muita gente ou espaços limitados.

GMFCS III

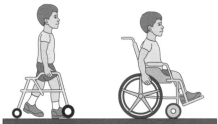

Crianças que andam dentro ou fora de casa sobre uma superfície plana com equipamento de tecnologia assistiva.
Podem tocar uma cadeira de rodas manualmente ou são transportadas em longas distâncias ou em terrenos irregulares fora de casa.

GMFCS IV

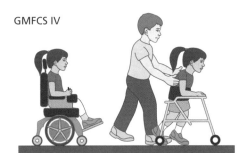

Crianças que podem andar curtas distâncias com um andador, mas tendem a manter-se como cadeirantes para sua locomoção em casa, na escola e na comunidade.

GMFCS V

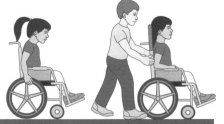

O comprometimento físico restringe o controle voluntário dos movimentos e a capacidade de manter o controle antigravitacional da cabeça e a postura do tronco.
Todas as áreas da função motora estão limitadas. Não têm mobilidade independente e têm de ser transportadas.

Figura 5.1 Classificação da função motora grossa.

ção motora da criança, já está demonstrado que outros aspectos funcionais, como limitação da mobilidade, destreza manual, transtornos da fala e da visão e, em menor extensão, da audição e da cognição, estão relacionados com os níveis do GMFCS.[4] Como o nível funcional tende a manter-se estável com o tempo, o GMFCS tem sido utilizado como um instrumento prognóstico em relação ao desenvolvimento motor das crianças com paralisia cerebral. O GMFCS teve grande impacto nos projetos de pesquisa observacionais e experimentais na paralisia cerebral, transformando-se em um grande instrumento de padronização da linguagem não só para a descrição da funcionalidade desses pacientes, mas principalmente como suporte para o planejamento das ações terapêuticas pelas equipes multidisciplinares que atuam junto a essa população.[5,6]

O GMFCS para a paralisia cerebral é baseado no movimento autoiniciado com ênfase em sentar, transferências e mobilidade em crianças de 0-12 anos. Na definição do sistema de classificação de cinco níveis, o primeiro critério foi de que as distinções entre níveis teriam significado na vida diária.

As distinções são baseadas nas limitações funcionais, na necessidade de utilização de dispositivos auxiliares à locomoção ou cadeiras de rodas e, em menor extensão, na qualidade do movimento. A versão ampliada do GMFCS inclui uma faixa etária compreendida entre os 12 e os 18 anos e enfatiza os conceitos inerentes à *Classificação internacional da funcionalidade, incapacidade e saúde* (CIF), da Organização Mundial da Saúde.

A finalidade do GMFCS é determinar qual o nível que melhor representa as atuais competências e limitações na função motora global. O título atribuído a cada nível corresponde à forma de mobilidade mais característica do desempenho aos 6 anos de idade.

A escala de mobilidade funcional (*functional mobility scale* – FMS) (Figura 5.2) é um método desenvolvido mais recentemente para classificar a capacidade de locomoção das crianças de acordo com a necessidade de meios de auxílio à locomoção por meio de três distâncias: 5, 50 e 500 m.[7] Contrariamente ao GMFCS, no qual as crianças tendem a manter estáveis os seus níveis funcionais, a FMS pode alterar-se no mesmo paciente dependendo das intervenções realizadas, sendo, dessa forma, um método válido para avaliar resultados de intervenções terapêuticas, como uso de TBA, introdução de órteses e meios de auxílio e/ou cirurgias ortopédicas.

O sistema de classificação das habilidades manuais (*manual ability classification system* – MACS) (Figura 5.3) foi desenvolvido para classificar como as crianças com paralisia cerebral usam suas mãos quando manuseiam objetos nas atividades da vida diária. A classificação foi projetada para refletir o desempenho manual típico e não a capacidade máxima da criança. Ela classifica o uso auxiliar de uma mão mais comprometida em atividades bimanuais.[8]

Uma vez estabelecido o nível funcional nas suas várias dimensões, usando os instrumentos mencionados, pode-se, então, fazer um planejamento global de tratamento do paciente. A prescrição de órteses e de meios de auxílio tem um papel muito importante no

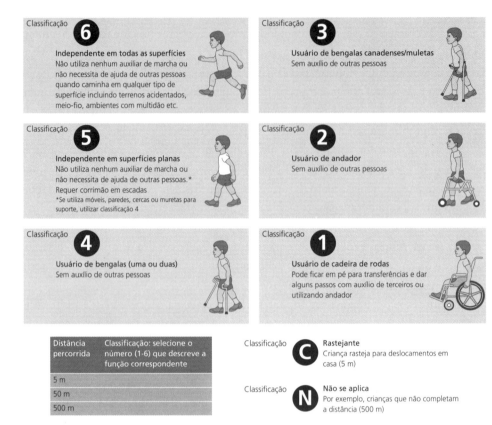

Figura 5.2 Escala de mobilidade funcional.

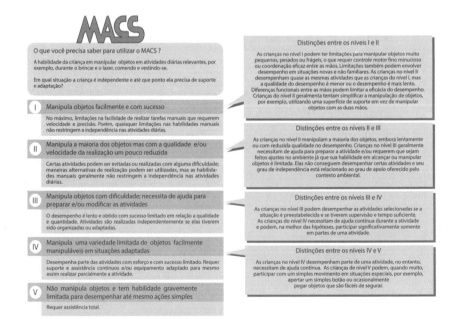

Figura 5.3 Sistema de classificação das habilidades manuais.

tratamento da criança com paralisia cerebral, porém deve estar inserida dentro de um contexto multidisciplinar, como parte de um programa de tratamento multimodal envolvendo procedimentos médicos, fisioterapêuticos, ocupacionais, ortóticos etc.

A denominação das órteses varia bastante e, por vezes, torna-se um pouco confusa. Utiliza-se como regra geral para as extremidades inferiores e para as órteses de tronco (coletes) uma denominação derivada do inglês, em que a terminologia está relacionada às articulações que a órtese controla. Por exemplo, AFO é um tipo de órtese que controla as articulações do pé e do tornozelo, também denominada órtese suropodálica. Algumas vezes, agrega-se um adjetivo relacionado à função exercida pela órtese, por exemplo, AFO de reação ao solo, que descreve uma órtese que controla o tornozelo e o pé, porém que previne a flexão do joelho na fase de apoio final da marcha, por meio de um mecanismo de reação ao solo exercido por um anteparo anterior na sua parte proximal. As órteses de membros superiores tendem a receber denominação mais relacionada à sua função, como órtese de abdução do polegar, ou, por vezes, utiliza-se uma nomenclatura própria já consagrada pelo uso, como órtese tipo *cock-up*, que descreve uma órtese de posicionamento funcional do punho em extensão, mantendo os dedos livres, visando estabilização do punho e facilitação das atividades de preensão e liberação dos objetos.

Membros inferiores

Quadril

Triângulo de abdução

A utilização das órteses de abdução do quadril na paralisia cerebral é bastante discutível, porém é importante analisar com cuidado alguns aspectos que apoiam a sua indicação.

Com base nos estudos em modelos biomecânicos,[9] pode-se dizer que o uso dessas órteses, antes do alongamento cirúrgico dos abdutores do quadril, tende a causar mais dor e desconforto do que benefício. Assim, as órteses de abdução do quadril não devem ser utilizadas para impedir a luxação do quadril antes do alongamento cirúrgico.

Recomenda-se a utilização do triângulo de abdução (Figura 5.4) após a intervenção nos músculos adutores, seja na forma de controle focal da espasticidade com o uso de toxina botulínica seja após o alongamento cirúrgico. Esse dispositivo é utilizado diuturnamente no período inicial de 3 semanas pós-intervenção, retirando-o para atividades terapêuticas leves, de mobilização passiva e ativa assistida. Após esse período, recomenda-se apenas a sua utilização noturna por um período variável, dependendo da resposta terapêutica e, principalmente, da ativação obtida dos músculos antagonistas (abdutores).

O uso da órtese de abdução tende a melhorar a recuperação pós-operatória, porém os critérios de utilização devem ser cuidadosamente observados, pois pode aumentar o risco de contraturas em abdução.[10]

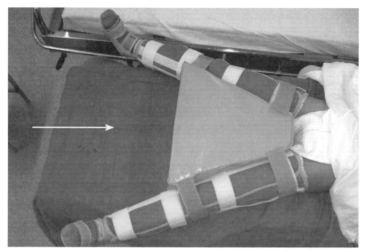

Figura 5.4 Triângulo de abdução.

Twister cables

A rotação interna dos quadris é um problema bastante frequente na paralisia cerebral, o que tende a interferir sobremaneira na aquisição da marcha em pacientes diplégicos espásticos, principalmente. Nessa fase, o *twister cable* pode ser útil para controlar a rotação interna e facilitar a aquisição da marcha, permitindo consequentemente a reabilitação do paciente.

Os cabos são metálicos e em espiral, normalmente preenchidos com material de silicone e protegidos externamente com um tubo plástico. São adaptados proximalmente em uma cinta pélvica e distalmente nas AFO. Na sua colocação, após a fixação da cinta pélvica, deve-se rodar duas a três voltas no sentido interno e calçar as órteses, criando dessa forma uma força de rotação externa que tenderá a criar um momento de força rotacional externo distalmente, facilitando a marcha (Figura 5.5).

Não há, até o momento, publicações científicas que documentam o benefício funcional na sua utilização; em termos de correção da marcha, em rotação interna, seja a curto ou longo prazos, porém o que se observa é que ele pode funcionar, em casos selecionados, como agente facilitador na fase aquisitiva da marcha, quando a rotação interna pode ser um fator impeditivo importante e o perfil rotacional ainda não está definido.

Segundo alguns autores,[11] a força rotacional poderia, potencialmente, causar danos pelo estiramento dos ligamentos dos joelho, porém essa afirmativa também não encontra respaldo em publicações científicas. Assim, esse assunto permanece controverso e requer estudos controlados, visando estabelecer claramente a relação custo-benefício de sua utilização.

Sling

São dispositivos elásticos que apresentam uma cinta pélvica e, a partir dela, adaptam-se, em espiral, diretamente sobre os membros inferiores do paciente, até os pés, nos quais exer-

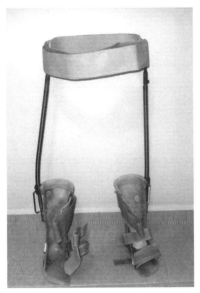
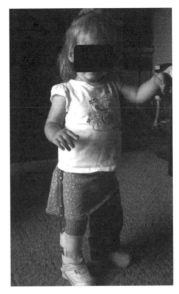

Figura 5.5 *Twister cables* para controle da rotação dos membros inferiores.

cem sua função de rotação. Têm indicações semelhantes ao *twister cable*, porém têm menos força de rotação que esses últimos.

Têm a vantagem de serem mais leves, demandando um consumo energético menor durante a marcha quando comparados ao *twister cable*. Da mesma forma que esse último, o *sling* tem suas indicações restritas e pode ser útil em casos selecionados, tendo-se sempre em mente o seu caráter facilitador na fase aquisitiva da marcha e não como equipamento corretivo (Figura 5.6).

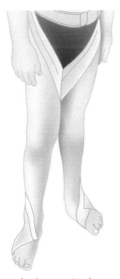

Figura 5.6 Faixa elástica (*sling*) para controle da rotação dos membros inferiores.

Joelho

As órteses rígidas de joelhos têm indicação limitada na paralisia cerebral, sendo restritas a casos específicos, como será visto a seguir.

KAFO

Esse tipo de órtese (Figura 5.7A), muito utilizada nos casos de sequela de poliomielite e em outras paralisias flácidas, como nas sequelas de mielomeningocele, apresenta indicações específicas na paralisia cerebral, como na hiperextensão do joelho, causada por fatores intrínsecos dessa articulação e não como compensação proximal de deformidade em equino dos pés. Essas deformidades em hiperextensão do joelho, na paralisia cerebral, tendem a ser progressivas e dolorosas e muitas vezes têm características iatrogênicas causadas por intervenção nos isquiotibiais mediais e laterais. Nesses casos, pode-se ter como única opção a indicação de uma KAFO com uma articulação livre, mas com bloqueio da extensão a 0°.

Outra indicação desse tipo de órtese na paralisia cerebral é para aquele paciente que apresenta uma deformidade em flexão grave do joelho, após ser submetido à liberação cirúrgica posterior da articulação. Nesse caso, o paciente poderá necessitar do uso prolongado de uma KAFO articulada com cursor graduável (Figura 5.7B), permitindo a extensão progressiva do joelho, iniciando o seu uso após a regressão do edema pós-operatório e mantendo-o por um período que pode variar de 6-12 meses, até estabilização da correção e dependendo da tolerância do paciente.

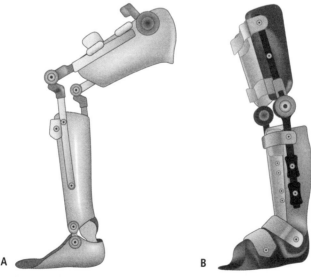

Figura 5.7 Órteses tipo KAFO articuladas.

Talas de lona ou splints

As talas de lona ou *splints* (Figura 5.8) são as órteses de joelho mais utilizadas na paralisia cerebral e são confeccionadas em lona e espuma, tendo em seu interior barbatanas de polipropileno ou bambu tratado e com forro atoalhado, visando oferecer conforto ao paciente. Têm como principal característica prover estabilidade mantendo a flexibilidade, o que evita a estimulação da espasticidade da cadeia flexora dos joelhos.

Suas principais indicações são como imobilizador dos joelhos no pós-operatório de alongamento miotendinoso dos isquiotibiais e como imobilizador noturno dos joelhos na profilaxia das contraturas dos isquiotibiais. Além disso, são muito utilizados também como auxiliares na terapia visando auxiliar o ortostatismo e prover estabilidade para os joelhos nos pacientes que ainda não têm controle motor adequado ou encontram-se em fase de reabilitação pós-operatória, que é quando se inicia o ortostatismo precoce.

Tornozelo/pé

A deformidade mais comum na paralisia cerebral é o pé equino. Essa deformidade deve ser controlada com o objetivo principal de prover estabilidade distal, pois sabe-se que o déficit de estabilidade distal é o responsável por grande parte das compensações proximais, que tendem a transformar-se em fixações e deformidades progressivas no decorrer do tempo.

Existem evidências na literatura de que a estabilidade proporcionada pelas órteses tipo AFO levam à melhora do equilíbrio e, consequentemente, inibem as compensações proximais, proporcionando melhores condições e boa superfície de contato cutâneo, para que cumpram o seu papel de prover estabilidade e manter o posicionamento funcional, com inibição dos padrões anormais de movimentos pela redução da espasticidade e boa tole-

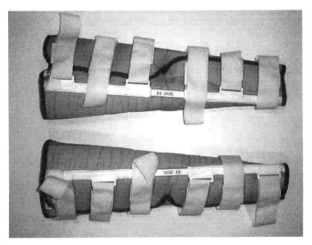

Figura 5.8 Lona extensora.

rância para o paciente. Assim, considerando-se não só as variações anatômicas dos pés das crianças, como também a grande variabilidade nos padrões de movimentos que dependem do tônus individual de cada paciente, essas órteses devem ser confeccionadas sob moldes individualizados que seguem uma técnica sistematizada (Figura 5.9).

O processo de moldagem inicia-se com a colocação de uma malha tubular, na qual são marcados os pontos anatômicos, de modo que se possa prevenir pontos de pressão nessas áreas. A seguir, um molde plantar (pré-moldado) é aplicado, ou o arco plantar deve ser moldado com a mão. Coloca-se um dispositivo plástico preso com fitas adesivas anteriormente no pé e na perna para permitir o corte e a retirada do molde sem lesar a pele. O gesso é, então, aplicado, tomando-se o cuidado de inibir os padrões anormais de movimento e mantendo o segmento em posição anatômica. Aguardam-se alguns minutos para fraguagem preliminar do gesso e retira-se o molde negativo, que será utilizado para confecção do molde positivo final.

As órteses suropodálicas incluem muitas variações que, na sua maioria, têm estudos publicados na literatura que confirmam seus efeitos biomecânicos.[13,14]

A nomenclatura é um pouco confusa, porém, como mencionado anteriormente, será utilizada a nomenclatura derivada do inglês, sempre qualificada com a função exercida pela órtese no segmento em questão.

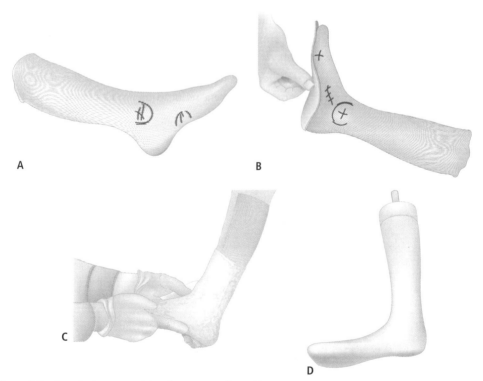

Figura 5.9 Sequência esquemática do processo de moldagem gessada da órtese tipo AFO.

AFO sólida

A AFO sólida (Figura 5.10) é a órtese mais frequentemente prescrita na fase pré-deambulatória dos pacientes com paralisia cerebral, em geral, entre os 18 e 30 meses de vida. É também prescrita para pacientes maiores que não têm controle seletivo motor mínimo da dorsiflexão, visando proporcionar estabilidade distal para o ortostatismo.

Nas crianças com pés planos valgos graves e/ou com tendência ao *crouch*, em razão da disfunção de braço de alavanca móvel distal, essas órteses fixas devem ser mantidas mesmo na fase deambulatória, pois as órteses articuladas são contraindicadas nesses pacientes por agravarem a deformidade dos pés, permitindo um movimento inadequado da subtalar. Assim, esses pacientes tendem a se beneficiar sobremaneira da utilização das AFO sólidas por proporcionarem mais estabilidade na fase de apoio da marcha.[15]

AFO articulada

Na medida em que as crianças ganham maior estabilidade e começam a deambular com o uso de andadores, em geral entre as idades de 2 e meio e 4 anos, elas poderão se beneficiar da prescrição de órteses articuladas que permitem a dorsiflexão, porém mantêm a flexão plantar bloqueada em 0°. Deve-se, no entanto, levar em consideração que a transição para a AFO articulada (Figura 5.11A) é contraindicada, como mencionado anteriormente, nos casos em que o paciente apresenta pés planos valgos graves, com tendência ao *crouch*, o que tenderá a agravar a disfunção de braço de alavanca móvel distal. Grande parte das crianças portadoras de diplegia espástica ou hemiplegia espástica de níveis funcionais GMFCS I a III e FMS 2 e 3 para 50 m e/ou 500 m poderão se beneficiar da transição para as AFO articu-

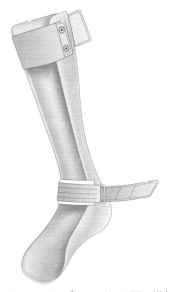

A AFO básica tem uma tira no tornozelo e uma tira proximal visando à estabilização da órtese no paciente.
Poderá ser realizado um trabalho de correias, que visa inibir alguns padrões patológicos de movimentos, por exemplo, a correia em Y no tornozelo, que poderá ser de medial para lateral em caso de deformidade dinâmica em valgo ou de lateral para medial na deformidade em varo.
Poderá ser incluída também a elevação do arco longitudinal medial em EVA, visando inibir a pronação do pé e consequente impacto do maléolo medial com a órtese.
Nos casos de pacientes deambuladores marginais e obesos, poderá ser confeccionado um reforço de polipropileno para a região do tornozelo, visando dar maior suporte ao peso.
Nas crianças com discinesias, principalmente nas ataxias, a extremidade distal do molde plantar deve estender-se apenas até a base dos dedos, visando dar estabilidade subtalar e até o tornozelo, quando requerido, sem interferir muito no equilíbrio durante o terceiro rolamento da marcha.

Figura 5.10 Órtese tipo AFO sólida ou fixa.

ladas, a partir dos 4 anos de idade, principalmente aquelas que tendem a hiperestender os joelhos na fase final do apoio, por conta da hiperatividade dos gastrocnêmios.

Da mesma forma que nas AFO sólidas, poderá ser realizado um trabalho de correias também nas articuladas, objetivando a inibição dos padrões reflexos de movimentos e a prevenção da fixação das deformidades durante a marcha.

As articulações são um elemento muito importante nas AFO articuladas, devendo ser embutidas no termoplástico e oferecer máxima resistência ao torque para evitar movimentos fora do plano de movimento articular e, dependendo da sua anatomia, poderão atuar na prevenção da hiperextensão dos joelhos quando eles têm uma angulação fixa em dorsiflexão de 5°, por exemplo, ou do *crouch* com dispositivo limitador da dorsiflexão (Figura 5.11B).

Outro recurso muito útil, apesar de seu custo mais elevado, é a utilização das articulações ativas, indicadas para pacientes com níveis funcionais GMFCS I e II, principalmente, e FMS 4 e 5 para 50 e 500 m, que permitem um grau de movimento preestabelecido.

AFO sólida de reação ao solo

Essa órtese está indicada para o controle da marcha em *crouch*, na qual se tem uma flexão dinâmica do joelho associada a uma dorsiflexão do tornozelo na fase de apoio da marcha. É utilizada em crianças acima de 25 kg, geralmente a partir dos 8 anos de idade.

Confeccionada em polipropileno resistente, em geral com reforço nos tornozelos em razões das cargas exercidas nessa região durante a marcha, esta órtese é colocada por trás, pois dispõe de uma anteparo proximal anterior que deve ser ajustado no molde para exercer pressão no primeiro terço proximal da perna e ao nível do tendão patelar, produzindo, com isso, o mecanismo de reação ao solo (Figuras 5.12).

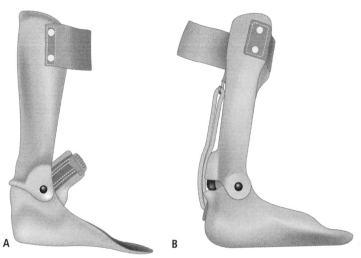

Figura 5.11 (A) Órteses tipo AFO articulada. (B) Órtese tipo AFO articulada com limitador da dorsiflexão.

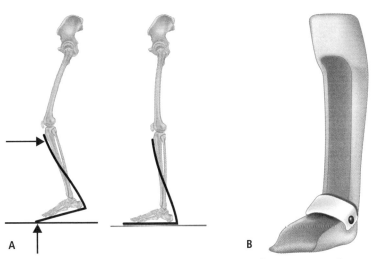

Figura 5.12 (A) Ilustração de mecanismo de reação ao solo. (B) Órtese tipo AFO fixa com mecanismo de reação ao solo.

O uso dessa órtese requer que o tornozelo faça dorsiflexão neutra com o joelho em extensão completa. Se isso não pode ser realizado, a órtese não irá funcionar, e a criança irá necessitar de intervenção cirúrgica prévia para alongamento dos isquiotibiais e dos gastrocnêmios antes da adaptação da órtese.

Como essa órtese depende biomecanicamente do mecanismo de reação ao solo, o eixo joelho/pé deve estar relativamente bem alinhado nos planos sagital e coronal. Isso demanda alguns pré-requisitos fundamentais para a sua prescrição:

- Contratura mínima aceitável do joelho menor que 10°.
- Torção tibial menor que 20°.

A AFO de reação ao solo funciona somente em crianças deambuladoras e, na medida em que se tornam mais pesadas, a AFO se torna mais efetiva; entretanto, deve ser mais rígido. Quando a criança atinge 50 kg ou mais, é recomendável que a órtese seja confeccionada com composto de fibra de carbono, para proporcionar a resistência necessária às forças aplicadas (Figura 5.13).

AFO de reação ao solo articulada

A AFO de reação ao solo articulada (Figura 5.14) permite a flexão plantar, mas limita a dorsiflexão. Ela é utilizada principalmente no pós-operatório imediato de reconstrução do pé (estabilização da articulação subtalar) e de alongamentos miotendinosos, como estratégia de transição para permitir o fortalecimento dos flexores plantares, principalmente o músculo sóleo, durante esse período, que poderá ser variável dependendo do grau de com-

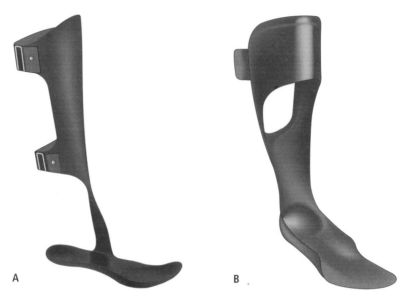

Figura 5.13 Órteses com dispositivo de reação ao solo confeccionadas em fibra de carbono.

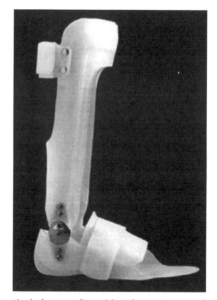

Figura 5.14 Órtese tipo AFO articulada com dispositivo de reação ao solo.

prometimento do paciente e dos procedimentos realizados. O objetivo é que esses pacientes, após ativação e fortalecimento desse grupo muscular, passem por um período de desmame progressivo da órtese, que tende a prolongar-se, em média, por 6 meses, no entanto, existem pacientes que necessitam da manutenção por mais tempo.

Um adágio comum com relação ao tempo de utilização das órteses na paralisia cerebral é que elas devem ser utilizadas *por tanto tempo quanto forem necessárias ou úteis ao paciente* e, nesse caso, essa afirmativa encontra a sua principal aplicação.

A AFO articulada de reação ao solo é efetiva na restrição do movimento do tornozelo no plano sagital, durante a fase de apoio da marcha, nos pacientes com paralisia cerebral. Os melhores resultados com a utilização dessa órtese, quando avaliado o pico de extensão dos joelhos no apoio médio, é visto em crianças com contratura em flexão menor que 10°.[16] Assim, crianças mais velhas, que pesam acima de 25 kg, apresentam essas características e atendem aos demais critérios mencionados de indicação dessa órtese, serão muito beneficiadas com a sua prescrição e a órtese será muito efetiva no controle da marcha em *crouch*.

AFO tipo leaf spring

A principal função da AFO tipo *leaf spring* (PLS) (Figura 5.15) é evitar o equinismo excessivo do pé no pré-posicionamento e auxiliar na liberação do pé no apoio. Como o nome da órtese sugere, ela também aumenta, de forma mecânica, a liberação no apoio. Em um estudo[17] foram comparadas 31 crianças com paralisia cerebral andando descalças e com a AFO tipo PLS, e os resultados indicaram que a PLS reduz o excessivo equino na fase de balanço da marcha e é suficientemente flexível para permitir uma dorsiflexão no apoio intermediário. No apoio terminal, a capacidade máxima de geração de energia do tornozelo foi reduzida quando a criança estava utilizando a PLS. Assim, concluiu-se que a PLS melhora a função do tornozelo por meio do mecanismo de acúmulo de energia cinética provido pela função de mola da órtese.

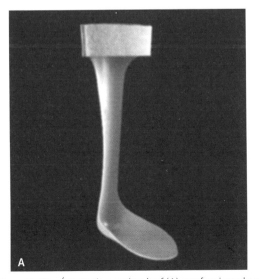
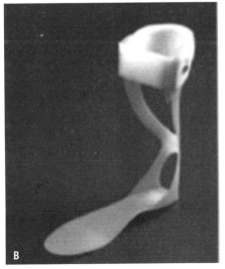

Figura 5.15 Órtese tipo *spring leaf* (A) confeccionada sob molde e (B) pré-fabricada.

A sua principal indicação na paralisia cerebral é para portadores de hemiplegia espástica, com níveis funcionais GMFCS I e II e que apresentam pé em equino sem deformidades angulares associadas (varo ou valgo). Esses pacientes são largamente beneficiados, pois têm melhorados o pré-posicionamento no balanço final e a liberação do pé na fase de apoio final.

Pés

As órteses para os pés são aquelas que mantêm o controle apenas da articulação subtalar, não tendo, dessa forma, nenhum tipo de impacto sobre a mobilidade do tornozelo.[13] O principal objetivo dessas órteses é controlar as deformidades do pé, principalmente as deformidades em plano valgo, adução e supinação do antepé e o varo flexível do retropé. São, em geral, mais indicadas para pacientes hipotônicos, discinéticos/atáxicos. Em relação a esses últimos, é preciso lembrar que o molde plantar não deve se estender além da base dos dedos, visando interferir o mínimo possível no equilíbrio e no terceiro rolamento da marcha, da mesma forma que as AFO. Os pacientes espásticos leves que apresentam bom controle seletivo da dorsi e plantiflexão plantares, mas têm deformidades flexíveis em valgo ou varo, também se beneficiam da utilização dessas órteses para maior estabilidade distal.

SMO

Essas órteses estendem-se um pouco acima do tornozelo, compondo-se de um molde plantar semelhante ao das AFO, porém sem extensão para a perna (Figura 5.16).

Em geral, essas órteses são laminadas de tal forma que o polipropileno é reforçado no molde plantar, sendo mais fino e flexível na parte supramaleolar da órtese. Isso torna a sua utilização mais confortável para o paciente, sem deixar de manter as características necessárias para prover boa estabilidade articular distal. O trabalho de correias pode ser realizado da mesma forma que para as AFO, com o objetivo de controlar o valgo ou o varo, inserindo-se a correia de

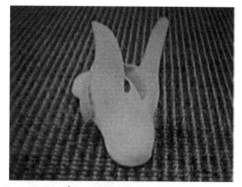
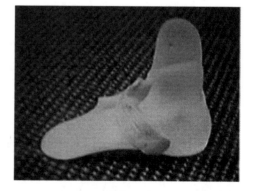

Figura 5.16 Órteses tipo SMO.

medial para lateral ou vice-versa, bem como alterando a sua conformação, utilizando correia em Y ou em oito, dependendo das características de cada paciente. Outro recurso utilizado é a colocação de dispositivos de elevação do arco longitudinal medial ou do arco transverso (almofada de apoio retro capital), em EVA, no interior da órtese, visando à inibição de deformidades flexíveis, ou a laminação de uma sobrecamada de polipropileno na parte externa plantar da órtese, com o fim de inibir o valgo ou varo, dependendo do caso (Figura 5.17).

UCBL

Existem alguns pacientes, principalmente os portadores de hipotonias e ataxias, que apresentam pés planos valgos moderados flexíveis que podem ser controlados com órteses mais baixas, sem extensão para os tornozelos, como as UCBL (do University of California Biomechanics Lab). São compostas de um bom molde dos pés, porém não se estendem acima do tornozelo; geralmente estendem-se até a base dos dedos apenas pelas razões já mencionadas anteriormente. Podem ser mantidas dentro dos calçados e normalmente não têm correias de fixação (Figura 5.18).

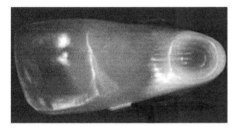 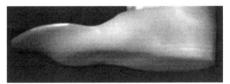

Figura 5.17 Aspecto da moldagem da SMO na parte plantar.

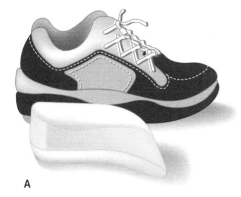 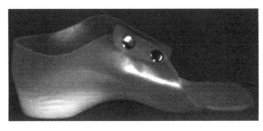

A B

Figura 5.18 Órtese (A) tipo UCBL e (B) tipo UCBL longa com antepé em EVA.

Membros superiores

A prescrição e a adaptação de órteses para os membros superiores na paralisia cerebral estão estreitamente relacionadas à utilização funcional da mão. Assim, antes de indicar ou prescrever uma órtese ou adaptação, deve-se realizar uma avaliação objetiva da funcionalidade, utilizando para isso as escalas funcionais disponíveis e validadas na literatura. Considera-se extremamente útil a utilização do MACS, já mencionado anteriormente, mas também outras escalas, como a utilizada por Freeman Miller,[18] a *upper extremity function – parent/patient questionnaire*[19] (Tabela 5.1). Outra escala bastante útil para avaliação funcional da mão em pacientes hemiplégicos é a escala de House[20] (Tabela 5.2), que permite estabelecer um prognóstico funcional para a mão hemiplégica, visando não só a intervenção cirúrgica como também a prescrição de órteses e adaptações.

As órteses de membros superiores na paralisia cerebral têm como principais indicações:

- Prevenir deformidades fixas.
- Prover estabilidade do punho para facilitar o manuseio de objetos.

No primeiro grupo estão incluídas as órteses denominadas de posicionamento, que visam à redução das contraturas miotendinosas, favorecendo o seu alongamento susten-

Tabela 5.1 Classificação de uso funcional da extremidade superior

Tipo funcional	Função do membro superior
A	Extremidade não funcional
B	Pode utilizar a mão para sustentar uma folha de papel, estabilizar um objeto, segurar um brinquedo e ligar um botão (liga e desliga)
C	Preensão em massa, mas com pouco controle seletivo
D	Preensão e liberação ativas; consegue posicionar um objeto com algum grau de precisão
E	Pinça fina capaz de segurar uma caneta ou lápis, utiliza o polegar para fazer a pinça
F	Função normal, consegue abotoar roupas e amarrar sapatos; o polegar tem uma oposição adequada
Dentro de cada tipo (grau de contraturas)	
I	Sem contraturas
II	Contraturas dinâmicas
III	Contraturas fixas

Tabela 5.2 Classificação do uso funcional da extremidade superior

Classe	Designação	Nível de atividade
0	Não usa	Não usa
1	Auxiliar passiva pobre	Usa somente para estabilizar o peso
2	Auxiliar passiva moderada	Pode sustentar um objeto colocado na mão
3	Auxiliar passiva boa	Pode sustentar um objeto colocado na mão e estabilizá-lo para uso da outra mão
4	Auxiliar ativa pobre	Pode segurar ativamente um objeto e sustentá-lo fracamente
5	Auxiliar ativa moderada	Pode segurar ativamente um objeto e estabilizá-lo bem
6	Auxiliar ativa boa	Pode segurar ativamente um objeto e manipulá-lo contra a outra mão
7	Parcialmente espontânea	Pode realizar atividades bimanuais facilmente e ocasionalmente usa a mão espontaneamente
8	Totalmente espontânea	Usa a mão completamente independente, sem referência à outra mão

Adaptada de Van Heest et al.[19]

tado. Devem ser utilizadas por várias horas ao longo do dia, porém a literatura não é clara quanto ao tempo ideal de utilização dessas órteses para que seu efeito possa ser otimizado. A recomendação é que seja utilizada por pelo menos 8 horas ao dia, preferencialmente após a manipulação passiva do membro e nas horas de repouso durante o dia. Recomenda-se avaliar o posicionamento do membro durante o sono noturno; se ocorre o relaxamento das estruturas miotendinosas durante o sono e o segmento mantém-se em posição funcional, elas não devem ser utilizadas à noite. Ao contrário, se ocorre um posicionamento inadequado que tende a favorecer a fixação das deformidades (principalmente os padrões flexores dos cotovelos, punhos e dedos e polegar na palma), as órteses devem ser mantidas durante a noite.

As órteses de posicionamento são indicadas principalmente para os pacientes quadriplégicos espásticos, porém muitas vezes os pacientes hemiplégicos, que, em sua grande maioria, tendem a apresentar uma predominância braquial de comprometimento, podem se beneficiar com a sua utilização.

No segundo grupo estão as órteses funcionais, que visam favorecer a mobilidade funcional do segmento em questão. Os benefícios das órteses funcionais dos membros superiores na paralisia cerebral não estão objetivamente documentados na literatura; dessa forma, uma avaliação individualizada de cada caso deve ser feita para estabelecer a relação custo-benefício da sua utilização. Um exemplo comum é a órtese para abdução do polegar, utilizada na deformidade do polegar na palma: muitas vezes, a criança se nega a utilizar a mão e a realizar as atividades funcionais e transferências quando está com a órtese; nesses casos, a órtese deve ser descontinuada, pois não trará benefícios funcionais.

Punho e mão

A deformidade mais comum na paralisia cerebral é a flexão de punho e dedos associada com polegar na palma. As órteses de posicionamento de punho e mão são utilizadas, principalmente, na prevenção das deformidades fixas por meio da manutenção do posicionamento funcional e alongamento sustentado das estruturas miotendinosas. São indicadas também no período pós-operatório imediato para proteger as estruturas alongadas após a retirada da imobilização gessada.

Geralmente, essas órteses são adaptadas na face volar e confeccionadas em plástico termomoldável a baixas temperaturas, o que permite uma adaptação progressiva às necessidades do paciente de acordo com a fase de sua reabilitação (Figura 5.19A). As órteses podem ser confeccionadas também em polipropileno ou PVC (Figura 5.19B), porém, diferentemente dos plásticos termomoldáveis a baixa temperatura, esses não permitem remoldagem e adaptação posterior.

Em geral, elas são adaptadas com o punho em extensão de 20° e os dedos em posição funcional de repouso. São mantidas em período integral na fase de pós-operatório imediato, retirando-se para exercícios ativos assistidos pelo fisioterapeuta ou pelo terapeuta ocupacional. Após um período de aproximadamente 30 dias, passam a ser utilizadas em repouso noturno e retiradas diversas vezes ao dia, para exercícios ativos e passivos e, dependendo do caso, para atividades bimanuais.

Essas órteses não têm a finalidade imediata de propiciar benefícios funcionais ao paciente e geralmente são pouco toleradas a longo prazo. Em pacientes hemiplégicos, com boa cognição, existe uma rejeição muito grande a sua utilização do ponto de vista estéti-

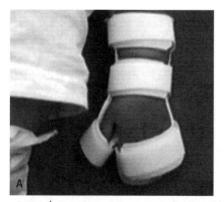
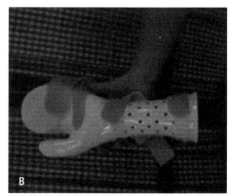

Figura 5.19 Órtese de posicionamento funcional (A) volar e (B) volar ventilada.

co, portanto devem ser mantidas apenas por um período predeterminado com o paciente consciente dos objetivos propostos inicialmente.

A órtese dorsal, em geral, é mais bem tolerada pelo paciente para uso mais prolongado, pois permite estímulo sensorial durante seu uso (Figura 5.20).

Ela mantém o punho em dorsiflexão, os dedos em posição funcional e o polegar em abdução funcional, propiciando também a correção do desvio ulnar do punho. É de fácil colocação e mais confortável para o paciente. É útil no período pós-operatório imediato e tardio, quando se deseja que o paciente inicie exercícios ativos de extensão dos dedos, mantendo a mão em posicionamento funcional.

Cock-up

Entre as órteses funcionais, a *cock-up* é a mais utilizada na paralisia cerebral. Em geral, é confeccionada em termoplástico de baixa temperatura e tem como função principal a estabilização do punho em posição funcional, visando facilitar a preensão dos objetos e utilizando o mecanismo de tenodese para melhorar a força de preensão. É importante avaliar cuidadosamente o paciente quanto à sua capacidade de liberar os objetos com o punho em extensão, pois, caso contrário, ao colocar a órtese, os dedos tenderão a manter-se em flexão em razão da hiperatividade reflexa ou mesmo da contratura dos flexores, impedindo a utilização funcional da mão.

Nesses casos, quando o paciente apresenta controle seletivo do movimento de preensão e liberação, porém apresenta contratura dinâmica dos flexores, poderá ser realizada aplicação de toxina botulínica previamente à adaptação da órtese. Nos casos em que a contratura é fixa, porém com controle seletivo presente, o alongamento miotendinoso prévio deve ser efetuado, passando pelo período pós-operatório com órtese de posicionamento e, após esse período, migrando para a *cock-up*.

A órtese pode ser confeccionada para adaptação volar (Figura 5.21) ou dorsal (Figura 5.22), sendo a última mais adequada para atividades funcionais, pois mantém a face palmar livre, propiciando melhor estímulo sensorial e polegar mais liberado. A indicação irá depender da avaliação individual de cada paciente quanto ao seu grau de comprometimento sensoriomotor.

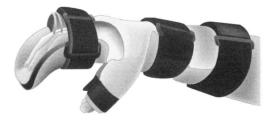

Figura 5.20 Órtese de posicionamento funcional dorsal.

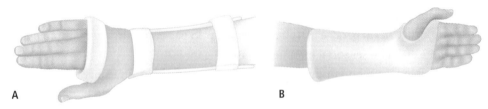

Figura 5.21 Órtese tipo *cock-up* volar.

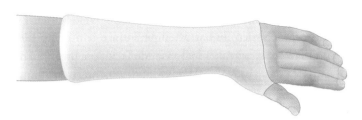

Figura 5.22 Órtese tipo *cock-up* dorsal.

Polegar

O polegar na palma é a deformidade mais comum na paralisia cerebral, principalmente em quadriplégicos espásticos e hemiplégicos espásticos. Para avaliação funcional do polegar na palma, utiliza-se a escala de House,[20] que é muito útil no planejamento das ações de acordo com os fatores deformantes principais em cada um dos tipos.

Nas crianças mais novas com hemiplegia, nas quais se deseja estimular a utilização da mão comprometida em atividades bimanuais, prefere-se a utilização de órteses de abdução confeccionadas em tecido sintético maleável (neoprene), o que tende a interferir menos na função de preensão e produzir menos rejeição por parte da criança (Figura 5.23).

A órtese de abdução do polegar pode ser confeccionada também em termoplástico de baixa temperatura (Figura 5.24), nos casos em que a espasticidade é muito acentuada e/ou para uso mais prolongado nos períodos em que a criança está em repouso ou não está sendo estimulada funcionalmente.

Para atividades funcionais poderá ser agregada à órtese de abdução do polegar uma tira supinadora em neoprene, que visa estimular dinamicamente esse movimento durante a utilização do membro comprometido nas atividades terapêuticas (Figura 5.25).

Utilização de órteses no tratamento de paralisia cerebral e mielomeningocele 127

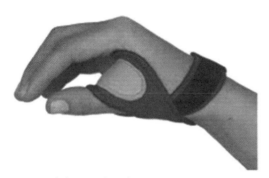 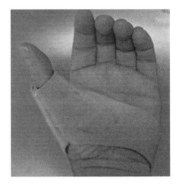

Figura 5.23 Abdutores de polegar em neoprene.

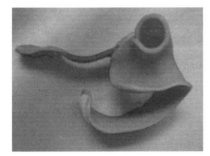

Figura 5.24 Abdutor de polegar em EVA termomoldável.

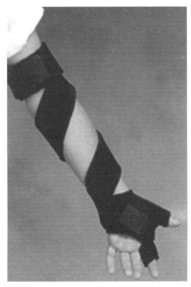

Figura 5.25 Faixa supinadora em neoprene com abdutor de polegar.

Coluna vertebral

A maioria dos pacientes com paralisia cerebral que desenvolvem escoliose apresentam quadriplegia e não são deambuladores. A escoliose neuromuscular não responde ao tratamento com órteses, as quais não alteram sua história natural.[21] A principal indicação para o uso de colete na paralisia cerebral é a estabilização do tronco dos pacientes que não sentam e necessitam manter o tronco estável para a realização das atividades terapêuticas de estimulação sensorial e motora. Outra indicação é para os casos de escolioses progressivas em pacientes muito novos, que não têm idade para estabilização cirúrgica da coluna ou que não apresentam condições clínicas para serem submetidos ao procedimento cirúrgico e necessitam de contenção do tronco para seu posicionamento adequado até atingirem as condições necessárias para a artrodese da coluna.

TLSO

A TLSO é o colete mais utilizado na paralisia cerebral e funciona como uma contenção externa para estabilização do tronco. É confeccionada sob molde gessado, da mesma forma que as órteses dos membros inferiores, e laminada sobre um material macio, normalmente o EVA, daí a sua denominação *soft brace*, com o objetivo de tornar mais confortável a sua utilização. Deve ser utilizada sobre uma camiseta fina e não diretamente sobre a pele ou sobre outras roupas mais grossas e deve ser de fácil colocação e retirada pelos cuidadores (Figura 5.26).

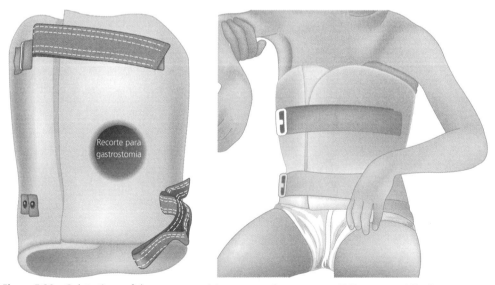

Figura 5.26 Colete tipo *soft brace* para posicionamento do tronco, em EVA termomoldável.

A cifose é outra deformidade importante na paralisia cerebral e está relacionada geralmente a hipotonia significativa do tronco. Assim como na escoliose, o tratamento inicial deve ser adequação postural na cadeira de rodas e outras cadeiras utilizadas pela criança nas suas atividades recreativoescolares e terapêuticas; entretanto, dependendo do grau de deformidade e da tolerância ao controle de tronco por meio de dispositivos de contenção na cadeira, o colete tipo TLSO moldado em polipropileno e forrado com EVA deverá ser utilizado. Essa órtese deve estender-se anteriormente até a região esternoclavicular e, inferiormente, deve estar apoiada na espinha ilíaca anterossuperior (Figura 5.27).

Não há dados objetivos na literatura que mostrem a correção da cifose ou a alteração da história natural da deformidade na parilisia cerebral por meio da utilização do colete tipo TLSO na paralisia cerebral. Assim, o colete deve ser utilizado com objetivos funcionais, permitindo melhor posicionamento para sentar e melhor controle cervical. Deve ser utilizado durante os períodos em que a criança estiver sentada para realizar atividades escolares e/ou terapêuticas.

LSO

A órtese lombossacral ou LSO (Figura 5.28) está indicada na paralisia cerebral para o tratamento da dor lombar aguda causada pela espondilólise e/ou espondilolistese, um acometimento que ocorre nesses pacientes e causa dor aguda na região lombar, com contratura muscular regional significativa e grande limitação funcional. Ela deve ser confeccionada em termoplástico, sob molde, que deve ser mais alto na sua parte posterior para controlar a

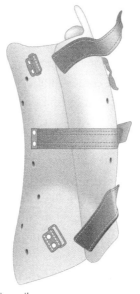

Figura 5.27 Colete tipo TLSO em polipropileno.

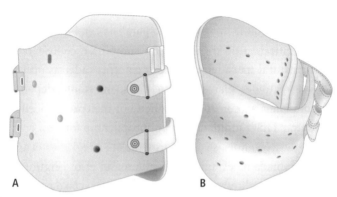
Figura 5.28 Coletes tipo LSO em polipropileno.

lordose lombar e mais baixo na sua parte anterior, sendo a órtese, em geral, aberta na parte anterior, podendo também ser bivalvada.

Essa órtese deve ser usada em tempo integral nos primeiros 3 meses, retirando-a para banho e higiene. Após esse período, com a regressão da sintomatologia aguda, ela deve ser descontinuada à noite, mantendo seu uso apenas durante o dia por mais 2-3 meses, e descontinuada progressivamente. Em geral, a espondilolistese tende a persistir, porém a sintomatologia álgica regride na grande maioria dos casos com esse regime de tratamento com a LSO.

ÓRTESES NA MIELOMENINGOCELE

A mielomeningocele é um defeito do desenvolvimento da medula espinhal e dos arcos vertebrais. Ocorre uma falha no fechamento da parte posterior do tubo neural por volta do 28° dia da gestação. Como resultado, existe uma displasia da medula espinhal e de suas membranas (mielodisplasia). É mais frequente na região lombossacra. A criança nasce com um saco herniário na região dorsal que contém líquido cerebroespinhal, aracnoide, pia-máter e elementos neurais anormais. Essa anomalia do desenvolvimento produz um déficit neurológico a um nível distal à lesão.

A prevalência de mielomeningocele é de 1:1.000 nascidos vivos, sendo pouco mais frequente no sexo feminino que no masculino, a uma taxa de 1,3:1. A mielomeningocele apresenta etiologia multifatorial, com fatores ambientais e genéticos que contribuem para os defeitos do tubo neural. Estima-se que 50-70% dos defeitos do tubo neural podem ser prevenidos por meio da administração diária de 400 μg de ácido fólico.[22] Outros fatores ambientais têm sido observados como potenciais indutores de defeitos do tubo neural, incluindo-se temperatura, exposição a drogas, infecções maternas, e outros fatores nutricionais, como carência de vitamina B12 e zinco.[23] Fatores genéticos parecem ter, também, um papel importante no desenvolvimento da mielomeningocele.[23]

Deformidades ortopédicas como pé torto congênito e luxação do quadril são comuns na mielomeningocele. A hidrocefalia está presente em 85-90% das crianças com mielomeningocele.[24] Pelo menos 80% das crianças com mielomeningocele nos Estados Unidos usam válvula (derivação ventriculoperitoneal) para controle da hidrocefalia.[25]

O tratamento da mielomeningocele evoluiu muito nos últimos 20 anos. Com as novas técnicas de tratamento neurocirúrgico, a mortalidade perinatal tem decrescido até chegar a números muito baixos. O tratamento dos problemas urológicos, grande causa de morbidade nesses pacientes, também mudou bastante. A padronização do cateterismo intermitente e a quimioprofilaxia das infecções do trato urinário com consequente redução da incidência de insuficiência renal têm contribuído significativamente para a melhora da sobrevida dos pacientes.

O tratamento ortopédico também evoluiu bastante nesses anos graças à melhor compreensão da fisiopatologia ortopédica. A introdução de novas e melhores técnicas de tratamento cirúrgico e novos tipos de órteses tem contribuído sobremaneira para a melhora da capacidade locomotora dos portadores de mielomeningocele. Com a utilização da análise de marcha, pode-se compreender melhor as principais deformidades ortopédicas que interferem na marcha, o que permite realizar procedimentos mais efetivos visando à melhora funcional dos pacientes.[26]

Os objetivos funcionais na mielomeningocele variam com o grau de comprometimento sensoriomotor e com o desenvolvimento da criança. A capacidade de deambulação irá depender principalmente de fatores como nível lesional ou nível de comprometimento motor, idade, peso corpóreo e complicações no decorrer do desenvolvimento, como medula presa, disfunção da válvula (DVP), síndrome de Arnold-Chiari etc. Fatores como motivação, ambiente familiar e suporte institucional também tendem a impactar no resultado do tratamento desses pacientes.

Deve-se utilizar todo o potencial da criança para expandir o seu ambiente, objetivando o seu contato com outras pessoas, lugares e objetos, procurando, dessa forma, criar uma força motivacional constante. A mobilidade é muito importante nesse processo e deve ser obtida por meio da combinação de procedimentos ortopédicos, uso de órteses e meios de auxílio à locomoção e à fisioterapia. O objetivo é obter mobilidade com o mínimo de restrição possível, pois a imobilização de cada segmento dos membros inferiores ou articulação por uma órtese tende a aumentar o consumo energético em 10%. Portanto, as órteses devem ser reduzidas ao mínimo necessário para obter uma locomoção eficiente com o mínimo de gasto energético.

A criança com mielomeningocele deve ser inserida em um programa multidisciplinar de reabilitação, com planejamento adequado das órteses e meios de auxílios que serão necessários em cada fase do desenvolvimento de acordo com seu nível funcional. Uma vez que a quantidade e o tipo de órteses e meios de auxílio variam de acordo com déficit sensoriomotor, cada criança deve ser cuidadosamente avaliada e classificada quanto ao seu nível funcional.

A classificação mais utilizada na mielomeningocele é baseada no nível neurológico da lesão.[27,28] Os pacientes são divididos em três grupos com base no nível lesional associado à capacidade funcional e deambulatória (Tabela 5.3).

A FMS foi descrita inicialmente em 2004, como uma ferramenta de avaliação da mobilidade funcional em crianças com paralisia cerebral.[7] Recentemente, ela tem sido aplicada também em crianças com mielomeningocele.[29] A FMS é muito útil porque permite, de uma forma rápida e prática, graduar a mobilidade em três distâncias distintas, representando a mobilidade doméstica (5 m), na escola (50 m) e na comunidade (500 m). Dessa forma, ela é efetiva para fazer uma distinção entre grupos de crianças com variados níveis de incapacidades e provê uma comunicação padronizada entre os profissionais de saúde.

Estima-se que apenas 5% das crianças com mielomeningocele não irão necessitar de órteses para obter sua locomoção. Existem diversas indicações para a utilização de órteses no tratamento de crianças com mielomeningocele, incluindo prevenir deformidades, proporcionar estabilidade distal e manutenção do alinhamento, facilitar a independência e a mobilidade e mesmo proteger uma extremidade com déficit de sensibilidade. A importância do ortostatismo e da mobilidade em pé é fundamental por diversas razões. O ortostatismo favorece o crescimento ósseo e a deposição de cálcio no esqueleto, prevenindo fraturas patológicas; melhora a função da bexiga e intestinos e a função respiratória; além de trazer benefícios psicossociais, como elevação da autoestima pela interação com outras crianças nas atividades da vida diária. Daí a importância de iniciar as intervenções precocemente por meio das correções cirúrgicas das deformidades congênitas associadas e/ou das deformida-

Tabela 5.3 Classificação da mielomeningocele

Grupo	Nível de lesão	Característica funcional	Capacidade deambulatória	FMS
1	Torácica/lombar alto	Sem função de quadríceps	Quando crianças: requerem órteses que incluem o quadril para deambulação (RGO, HKAFO) Quando adultos: a maioria requer cadeira de rodas para sua locomoção	FMS 1,1,1
2	Lombar baixo	Sem função de glúteos médio e máximo Mantêm função de quadríceps e isquiotibiais mediais	Requerem muletas e AFO para deambulação Maioria mantém deambulação comunitária como adultos	FMS 3,3,1
3	Sacral	Mantêm função de quadríceps e glúteo médio	Deambulam com AFO e sem auxílio	FMS 6,6,6
	Sacral alto	Sem função de tríceps		
	Sacral baixo	Mantêm função do tríceps	Deambulam sem órteses e sem auxílio	

des secundárias precoces, visando à ortetização e ao ortostatismo precoces e tendo em vista sua importância no processo de reabilitação e integração dessas crianças.

Nível torácico ou lombar alto

Nesses pacientes, em razão do alto nível da lesão, as órteses e os equipamentos de auxílio são fundamentais para sustentação do peso, ortostatismo e mobilidade. É necessário que os equipamentos controlem o tronco sobre a pelve e os membros inferiores. Os pacientes com nível lesional alto que, portanto, não apresentam função de quadríceps, são capazes de obter alguma forma de deambulação nos primeiros 13 anos da vida.[30] Segundo estudo retrospectivo, realizado no Children's Memorial Hospital of Chicago, apenas 3% dos pacientes portadores de mielomeningocele ao nível torácico ou lombar alto mantiveram-se deambuladores como adultos. Os fatores que contribuem para a parada da deambulação incluem deformidades fixas em flexão de quadris e joelhos, escoliose grave, obesidade e consequente aumento desproporcional do consumo energético necessário para o ortostatismo nesses pacientes.

A-Frame

O A-Frame (Figura 5.29) é o primeiro equipamento de ortostatismo prescrito, devendo ser introduzido já por volta de 12 meses de idade. Tem uma base larga, geralmente em madeira, na qual estão inseridos posicionadores para os pés em polipropileno. Dispõe também

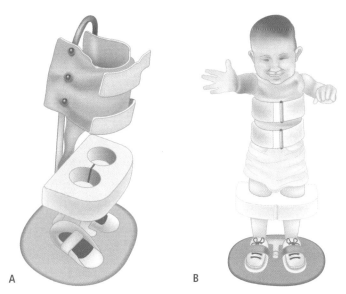

Figura 5.29 A-Frame.

de contentores dos joelhos, que podem ser confeccionados em poliuretano, de um apoio na região glútea, que poderá ser forrada em EVA, e um contentor torácico, geralmente confeccionado em tecido com tiras de velcro. Recomenda-se que o paciente seja colocado no dispositivo com as órteses tipo AFO fixas, mantendo, assim, os pés bem posicionados.

O A-Frame auxilia no desenvolvimento do controle postural, do equilíbrio e das reações de endireitamento, bem como a estimulação dos quadris. As crianças que apresentam boa função de membros superiores podem ser colocadas com o A-Frame em frente a uma mesa de atividades, visando estimulação de suas habilidades motoras.

Parapodium

Esse equipamento geralmente é introduzido por volta dos 2 anos de idade, podendo ser utilizado no auxílio ao ortostatismo e como uma forma de mobilidade no ambiente doméstico (Figura 5.30). Em geral, é selecionado quando o paciente tem déficit de equilíbrio importante associado à deformidade da coluna.

RGO

A órtese de reciprocação (Figura 5.31) deve ser introduzida quando o paciente adquire bom equilíbrio sentado sem apoio das mãos e sem deformidades significativas de coluna. Essa órtese é utilizada com um equipamento de auxílio à marcha, preferencialmente um andador reverso, e, na medida em que o paciente adquire melhor controle postural e força muscular de tronco, poderá migrar progressivamente para muletas canadenses.

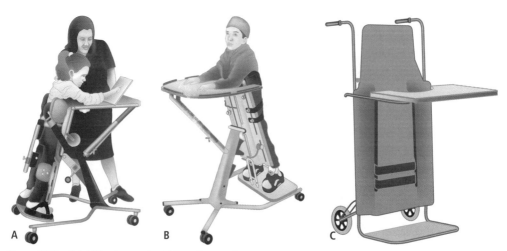

Figura 5.30 Estabilizadores ortostáticos Parapodium.

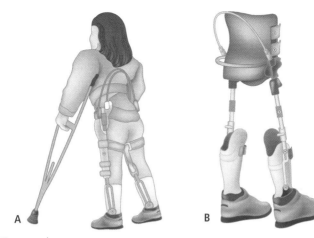

Figura 5.31 RGO com cabos.

O sistema consiste em contentores pélvico e torácico, com cabos montados posteriormente adaptados a ambas as articulações dos quadris e KAFO bilaterais. O avanço para a frente é iniciado pelo deslocamento lateral do peso, liberando o membro contralateral para o balanço e a extensão do tronco para avançar o membro em balanço para a frente, com extensão simultânea do membro de apoio.

Posteriormente, a RGO foi redesenhada e o sistema isocêntrico substituiu os cabos posteriores, resultando em um sistema mais leve, com uma barra posterior pivotante adaptada ao segmento torácico da órtese (Figura 5.32). Uma articulação do quadril que permite, adi-

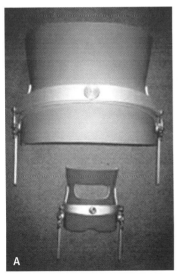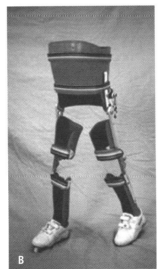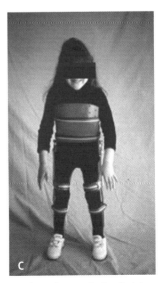

Figura 5.32 (A) Sistema de reciprocação isocêntrico. (B,C) RGO com sistema de reciprocação isocêntrico.

cionalmente, movimento no plano coronal quando o paciente não está em pé pode auxiliar no autocateterismo vesical sem a necessidade de retirar o equipamento. O uso da RGO isocêntrica proporciona uma marcha mais rápida e com menor consumo energético que a HKAFO nos pacientes com nível lesional torácico e lombar alto.[31]

Parawalker®

O Parawalker® (Figura 5.33) foi desenvolvido originalmente na Orthotic Research and Locomotor Assessment Unit em Oswestry, no Reino Unido. A articulação do quadril permite flexoextensão limitada sobre um sistema de baixo coeficiente de atrito e pode ser desbloqueado para sentar. A deambulação é obtida com o uso tanto de muletas como andador. A combinação da lateralização do tronco com uma força para baixo produz extensão do quadril do lado do apoio e libera o membro contralateral para o avanço, permitindo, dessa forma, uma marcha recíproca. Esse equipamento, quando bem indicado, permite a deambulação com baixo consumo energético e em terrenos diferenciados, incluindo planos inclinados. Alguns pré-requisitos devem ser seguidos, como o bom equilíbrio de tronco sem a utilização das mãos e membros superiores com boa função e boa força muscular para permitir a "remada", ou seja, o movimento adequado que permite o controle da lateralização e avanço do tronco.

Tem sido indicado e utilizado em casos selecionados de mielomeningocele, principalmente em nível lombar alto, porém sua utilização mais ampla está entre os pacientes portadores de sequelas de trauma raquimedular.

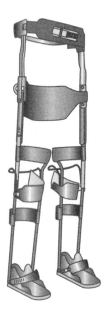

Figura 5.33 Parawalker®.

HKAFO

Esse equipamento (Figura 5.34) tem um contentor pélvico, que poderá se estender até o tórax, e depende do grau de controle de tronco e da força muscular de abdominais que o paciente apresenta. Essa extensão para o tronco tende a impedir uma flexão excessiva do tronco e dos quadris, evitando um aumento da lordose lombar. Se o paciente apresenta um controle moderado do tronco, com alguma força muscular de abdominais, apenas uma cinta pélvica larga ou dupla ligadas em barras laterais auxiliada por uma barra posterior tipo *butterfly* pode ser suficiente para o controle da lordose lombar. As articulações dos quadris e joelhos são travadas com travas manuais (*drop locks*). As travas dos quadris podem ser fixas ou parcialmente móveis, permitindo poucos graus de flexão e, com isso, algum tipo de mobilidade (deambulação terapêutica).

Essa órtese costuma ser prescrita nos casos em que o paciente ainda não apresenta controle de tronco aceitável e/ou força muscular de membros superiores adequada para capacitar-se ao uso da RGO, porém permite ortostatismo terapêutico com certo grau de mobilidade e o início do treino de marcha para posterior migração para o reciprocador, se for o caso.

Nível lombar baixo

Os pacientes com esse nível lesional têm ativos os músculos flexores do quadril, adutores do quadril, extensores do joelho e flexores do joelho (principalmente os isquiotibiais me-

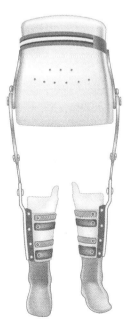

Figura 5.34 Órtese tipo HKAFO.

diais). Os extensores e abdutores do quadril estão ausentes, bem como os flexores plantares e os dorsiflexores. Considerando os músculos ativos mencionados acima, nesse nível lesional, as órteses não precisam ultrapassar os joelhos, salvo em situações especiais. Eventualmente, pacientes que não têm válvula (derivação ventriculoperitoneal) poderão deambular sem uso de meios de auxílio, porém a grande maioria dos pacientes desse nível lesional, apesar de ser capaz de deambular sem meios de auxílio, deve ser encorajada a utilizar muletas canadenses, pois tende a apresentar uma marcha energeticamente mais eficiente, com maior estabilidade do tronco e menor demanda sobre as articulações dos quadris.[32] Segundo Moore et al.,[33] pacientes com nível lombar baixo tendem a ter uma marcha mais eficiente quando realizam marcha pendular em comparação com a marcha recíproca; conseguindo uma deambulação mais rápida e com menor consumo energético; portanto, esses pacientes deverão ser encorajados a realizar marcha pendular sempre que possível.

KAFO

A KAFO (Figura 5.35) constitui-se de um coxal (molde de coxa) em polipropileno e uma AFO, interligados por barras metálicas mediais e laterais que, por sua vez, são articuladas ao nível do joelho.

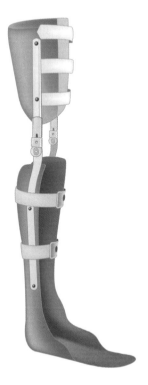

Figura 5.35 Órtese tipo KAFO.

Podem ser indicadas para os pacientes com nível lesional lombar baixo que não apresentam estabilidade de joelho, necessitando de suporte nessa região, principalmente no plano coronal (valgo e varo). O plástico termomoldável de contato total distribui melhor a pressão ao longo do membro, dando mais estabilidade.

Existe uma variedade de articulações para os joelhos, dependendo da necessidade do paciente. Se o paciente apresenta um quadríceps funcional, ou seja, pelo menos de grau 3+,[34] a articulação pode permanecer livre. Articulações com bloqueio tipo catraca permitem estabilizar a articulação em várias posições na medida em que ocorre a extensão do joelho; articulações tipo *dial* podem ser utilizadas quando se têm contraturas de partes moles, pois permitem um mecanismo de ajuste progressivo na medida em que ocorre a correção das contraturas. Em um futuro próximo, as articulações com controle ativo do joelho, utilizando os conceitos de joelho protético, estarão também disponíveis para essa população de pacientes.

Twister cables

Como mencionado na parte referente à paralisia cerebral, as órteses tipo AFO podem ser adaptadas a um cinto pélvico com *twister cables* para controlar as deformidades torcionais das extremidades inferiores. Esse equipamento pode ser montado de tal forma que possa ser utilizado para rodar o quadril tanto externa como internamente, dependendo do ângulo de progressão.

Em geral, os pacientes com nível lesional lombar baixo tendem a apresentar torção tibial interna acentuada nos primeiros 5 ou 6 anos de vida, a qual tende a se corrigir espontaneamente; porém, nessa fase aquisitiva da marcha, pode ser muito útil a utilização dos *twister cables*, visando ao alinhamento rotacional dinâmico dos membros inferiores e permitindo, com isso, um estímulo sensorial e proprioceptivo para a aquisição de estabilidade e equilíbrio. Nos casos em que a deformidade rotacional persiste após os 6 anos de idade (nunca antes dessa idade), pode estar indicada uma osteotomia derrotativa da tíbia.

AFO de reação ao solo

Essa órtese é indicada para o paciente portador de mielomeningocele que apresenta bom alinhamento rotacional dos membros inferiores, porém mostra flexão excessiva dos joelhos durante a fase de apoio da marcha (Figura 5.36). A órtese de reação ao solo favorece a criação de um momento extensor de joelho porque ela tem um braço de alavanca proximal representado pelo anteparo anterior proximal, o que impede o avanço da tíbia na fase de apoio sobre uma base rígida. O paciente candidato à AFO de reação ao solo apresenta uma flexão de joelhos de, no máximo, 5° e sem deformidades rotacionais. Ao confeccionar o molde de gesso para essa órtese, é desejável manter alguns graus (no máximo 5) de flexão plantar, visando reforçar o mecanismo de flexão plantar/extensão do joelho. Outro aspecto

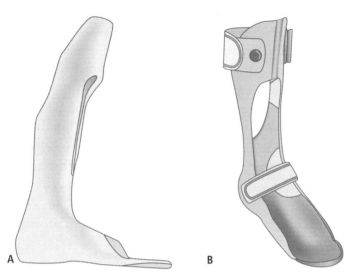

Figura 5.36 Órteses tipo AFO fixas com dispositivo de reação ao solo.

importante é o reforço da órtese nos tornozelos, que pode ser feito por meio do espessamento do próprio plástico ou pela inclusão de um reforço em fibra de carbono. Isso é necessário porque o mecanismo de reação ao solo produzido por essa órtese tende a gerar uma sobrecarga acentuada no tornozelo, e o material pode entrar em fadiga e quebrar. Outro aspecto a salientar é a necessidade de um treinamento específico de fortalecimento da musculatura ativa proximal e controle postural, para evitar a flexão compensatória do quadril na utilização dessa órtese.

AFO fixa

A órtese AFO fixa é o equipamento mais utilizado na mielomeningocele (Figura 5.37). Ela proporciona estabilidade distal na fase de apoio, controlando as articulações tibiotársica e subtalar e permitindo a liberação adequada do pé durante a marcha.

A indicação da AFO fixa na mielomeningocele é para o paciente que apresenta força muscular grau 3 ou maior de quadríceps e 2+ ou maior de isquiotibiais.[34] Importante lembrar que, na confecção da órtese, devem ser corrigidas as deformidades flexíveis do pé dentro do molde, impedindo, com isso, o posicionamento inadequado dentro da órtese e a consequente fixação das deformidades. É muito importante levar em consideração a rigidez e a geometria do plástico em função da idade, do peso e do nível de atividade do paciente na confecção dessas órteses, pois isso interfere diretamente no controle adequado da dorsiflexão, prevenção da marcha em *crouch* e a pronação do pé dentro da órtese. A parte plantar da órtese deve ser longa, até a extremidade dos dedos, pois isso provê um maior braço de

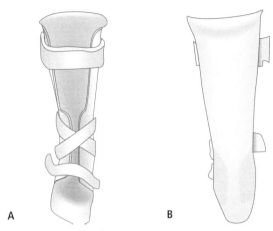

Figura 5.37 Órteses tipo AFO sólidas ou fixas.

alavanca e auxilia na produção de um momento extensor de joelho mais adequado. Podem ser adicionadas almofadas em EVA para proteção dos maléolos e suporte do arco plantar, inibindo o desabamento da articulação subtalar e auxiliando na prevenção da pronação do pé dentro da órtese.

A avaliação clínica da torção tibial, por meio da determinação do ângulo coxa/pé[35] (Figura 5.38), é muito importante para a determinação da efetividade da AFO sólida na mielomeningocele. Vankoski et al.[36] demonstraram que, nos pacientes com nível lesional lombar

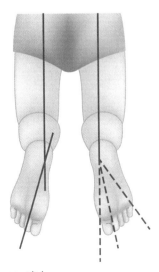

Figura 5.38 Mensuração do ângulo coxa/pé.

e sacral, que apresentam uma torção tibial com ângulo coxa/pé acima de 20°, a efetividade da AFO sólida fica comprometida. Uma torção tibial externa de 30° pode levar à redução de 25% no comprimento do braço de alavanca do joelho. Assim, é muito importante, para que a órtese seja efetiva, que a deformidade torcional seja corrigida previamente.

Nível sacral alto

Os pacientes com nível lesional sacral alto têm flexores, extensores, abdutores e adutores do quadril, e flexores e extensores do joelho ativos. Os dorsiflexores do tornozelo podem estar presentes, e os flexores plantares estão ausentes. Estudos realizados no Children's Memorial Hospital of Chicago[20] mostram que 94% dos pacientes com nível lesional sacral permanecem deambuladores na vida adulta. Esses pacientes deambulam com órteses tipo AFO fixas sem a necessidade de meios de auxílio à locomoção. A AFO articulada não está indicada para esses pacientes em razão da fraqueza dos flexores plantares; a órtese articulada irá permitir um avanço excessivo da tíbia, levando a uma marcha em *crouch* e, consequentemente, deformidade em flexão dos joelhos.

Nível sacral baixo

Os pacientes com nível lesional sacral baixo têm inervação preservada em nível de quadris e joelhos, e os dorsiflexores e flexores plantares do tornozelo também estão presentes, porém são mais fracos. Esses pacientes não requerem nenhum tipo de auxílio à locomoção. Frequentemente apresentam inclinação anterior da pelve e discreto aumento da obliquidade pélvica. O aumento do movimento lateral do tronco associado à fraqueza dos abdutores não é observado nesses pacientes. O exame muscular detalhado é importante nesses pacientes; se é observada força muscular de flexores plantares abaixo de 3, esse paciente poderá se beneficiar com o uso de AFO fixa ou, como opção, AFO articulada com a dorsiflexão livre, porém com bloqueio da flexão plantar.

SMO

A SMO (Figura 5.39) está indicada nos pacientes portadores de mielomeningocele nível sacral baixo, quando a força dos flexores plantares são suficientes para impedir a marcha em *crouch*, porém existe uma tendência à instabilidade do tornozelo e, principalmente, da articulação subtalar.

Essa órtese controla o retropé, o mediopé e o antepé, devendo ser bem moldada com a articulação subtalar em neutro. Uma interposição com uma órtese de material mais maleável, dentro de um molde externo mais rígido, como mostrado na Figura 5.39, pode ser utilizada como forma de controle adicional de varo e valgo do retropé.

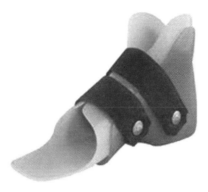

Figura 5.39 Órtese tipo SMO.

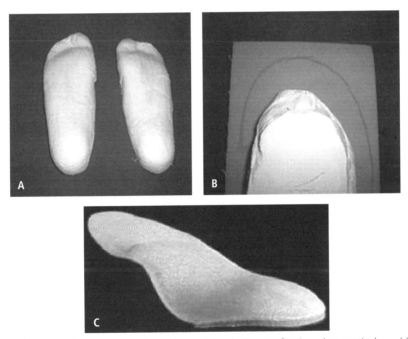

Figura 5.40 (A,B) Molde gessado da planta do pé. (C) Palmilha confeccionada a partir de molde.

Deve-se estar atento para o déficit sensorial que está sempre presente nesses pacientes, tendo o cuidado de utilizar medidas de proteção dentro das órteses plantares, evitando com isso sobrecarga localizada, que levaria inevitavelmente às escaras. Isso pode ser feito com a adição de material como o plastazote, que deverá ser feita durante o processo de moldagem da órtese (Figura 5.40).

Para finalizar, em relação à mielomeningocele, deve-se ter em mente sempre a importância do processo educativo dos pais, cuidadores e pacientes em relação ao uso apropriado das órteses, bem como sua manutenção e cuidados. O uso inadequado dos equipamentos pode afetar todo o processo de reabilitação e levar a problemas sérios de pele. O exame da integridade da pele, especialmente dos pés e das áreas de contato com as órteses, deve ser feito diariamente para prevenção das úlceras cutâneas; qualquer alteração da superfície cutânea deve ser comunicada imediatamente à equipe de reabilitação para providenciar os ajustes necessários.

REFERÊNCIAS BIBLIOGRÁFICAS

1. Ziv I, Blackburn N, Rang M, Koreska J. Muscle growth in normal and spastic mice. Dev Med Child Neurol. 1984;26(1):94-9.
2. Graham HK. Painful hip dislocation in cerebral palsy. Lancet. 2002;359(9310):907-8.
3. Palisano R, Rosenbaum P, Walter S, Russell D, Wood E, Galuppi B. Developmental and reliability of a system to classify gross motor function in children with cerebral palsy. Dev Med Child Neurol. 1997;39(4):214-23.
4. Kennes J, Rosembaum P, Hanna SE, Walter S, Russell D, Raina P, et al. Health status of school-aged children with cerebral palsy: information from a population-based sample. Dev Med Child Neurol. 2002;44(4):240-7.
5. Rosenbaum PL, Walter SD, Hanna SE, Palisano RJ, Russell DJ, Raina P, et al. Prognosis for gross motor function in cerebral palsy: creation of motor development curves. Jama. 2002;288(11):1357-63.
6. Morris C, Bartlett D. Gross motor function classification system: impact and utility. Dev Med Child Neurol. 2004;46(1):60-5.
7. Graham HK, Harvey A, Rodda J, Nattrass GR, Pirpiris M. The Functional Mobility Scale (FMS). J Pediatr Orthop. 2004;24(5):514-20.
8. Eliasson AC, Krumlinde-Sundholm L, Rösblad B, Beckung E, Arner M, Ohrvall AM, et al. The Manual Ability Classification System (MACS) for children with cerebral palsy: scale development and evidence of validity and reliability. Dev Med Child Neurol. 2006;48(7):549-54.
9. Miller F, Slomczykowski M, Cope R, Lipton GE. Computer modeling of the pathomechanics of spastic hip dislocation in children. J Pediatr Orthop. 1999;19(4):486-92.
10. Szalay EA, Roach JW, Houkom JA, Wenger DR, Herring JA. Extension-abduction contracture of the spastic hip. J Pediatr Orthop. 1986;6(1):1-6.
11. Miller F. Durable medical equipment. In: Miller F. Cerebral palsy. New York: Springer; 2005. p. 188-9.
12. Burtner PA, Woollacott MH, Qualis C. Stance balance control with orthoses in a group of children with spastic cerebral palsy. Dev Med Child Neurol. 1999;41(11):748-57.
13. Crenshaw S, Herzog R, Castagno P, Richards J, Miller F, Michalosk G, et al. The efficacy of tone-reducing features in orthotics on the gait of children with spastic diplegic cerebral palsy. J Pediatr Orthop. 2000;20(2):210-6.
14. Radtka AS, Skinner SR, Dixon DM, Johanson ME. A comparison of gait with solid, dynamic and no ankle-foot orthoses in children with spastic cerebral palsy. Phys Ther. 1997;77(4):395-409.
15. Abel MF, Juhl GA, Vaughan CL, Damiano DL. Gait assessment of fixed ankle-foot orthoses in children with spastic diplegia. Arch Phys Med Rehabil. 1998;79(2):126-33.
16. Rogozinski BM, Davids JR, Davis RB 3rd, Jameson GG, Blackhurst DW. The efficacy of the floor-reaction ankle-foot orthosis in children with cerebral palsy. J Bone Joint Surg Am. 2009;91(10):2440-7.
17. Ounpuu S, Bell KJ, Davis RB, Deluca PA. An evaluation of the posterior leaf spring orthosis using joint kinematics and kinetics. J Pediatr Orthop. 1996;16(3):378-84.
18. Miller F. Durable Medical Equipment. In: Miller F. Physical therapy of cerebral palsy. New York: Springer; 2007. p.137-206.

19. Van Heest AE, House JH, Cariello C. Upper extremity surgical treatment of cerebral palsy. J Hand Surg Am. 1999; 24(2):323-30.

20. House JH, Gwathmey FW, Fidler MO. A dynamic approach to the thumb-in-palm deformity in cerebral palsy. J Bone Joint Surg Am. 1981;63(2):216-25.

21. Miller A, Temple T, Miller F. Impact of orthoses on the rate of scoliosis progression in children with cerebral palsy. J Pediatr Orthop. 1996;16(3):332-5.

22. Recommendations for the use of folic acid to reduce the number of cases of spina bifida and other neural tube defects. MMWR Recomm Rep. 1992;41(RR-14):1-7.

23. Padmanabhan R. Etiology, pathogenesis and prevention of neural tube defects. Congenit Anom (Kyoto). 2006; 46(2):55-67.

24. McLone DG, Dias MS. Hydrocephalus and the Chiari II malformation in myelomeningocele. In: Sarwark JF, Lubicky JP (eds.). Caring for the child with spina bifida. Chicago: American Academy of Orthopaedic Surgery; 2001. p. 29-42.

25. Rekate HL. Pathophysiology and management of hydrocephalus in spina bifida. In: Sarwark JF, Lubicky JP (eds.). Caring for the child with spina bifida. Chicago: American Academy of Orthopaedic Surgery; 2001. p. 395-407.

26. Dias L. Orthopaedic care in spina bifida: past, present, and future. Dev Med Child Neurol. 2004;46(9):579.

27. Swank M, Dias LS. Walking ability in spina bifida patients: a model for predicting future ambulatory status based on sitting balance and motor level. J Pediatr Orthop. 1994;14(6):715-8.

28. Dias L. Myelomeningocele and intraspinal lipoma. In: Sponseller PD (ed.). Orthopaedic knowledge update: pediatrics. 2.ed. Americam Academy of Orthopaedic Surgeons; 2002. p. 249-59.

29. Battibugli S, Gryfakis N, Dias L, Kelp-Lenane C, Figlioli S, Fitzgerald E, et al. Functional gait comparison between children with myelomeningocele: shunt versus no shunt. Dev Med Child Neurol. 2007;49(10):764-9.

30. Dias LS. Expected long-term walking ability. In: Sarwark JF, Lubicky JP (eds.). Caring for the child with spina bifida. Chicago: American Academy of Orthopaedic Surgery; 2001. p. 261-2.

31. Katz DE, Haideri N, Song K, Wyrick P. Comparative study of conventional hip-knee-ankle-foot orthoses versus reciprocatins-gait orthoses for children with high-level paraparesis. J Pediatr Orthop. 1997;17:377-86.

32. Vankoski S, Moore C, Statler KD, Sarwark JF, Dias L. The influence of forearm crutches on pelvic and hip kinematics in children with myelomeningocele: don't throw away the crutches. Dev Med Child Neurol. 1997;39(9):614-9.

33. Moore CA, Nejad B, Novak RA, Dias LS. Energy cost of walking in low lumbar myelomeningocele. J Pediatr Orthop. 2001;21(3):388-91.

34. Kendall FP. In: Kendall FP. Músculos: provas e funções. 5.ed. Barueri: Manole; 2007.

35. Staheli LT. Torsional deformity. Pediatr Clin North Am. 1977;24:799-811.

36. Vankoski SJ, Michaud S, Dias L. External tibial torsion and the effectiveness of the solid ankle-foot orthoses. J Pediatr Orthop. 2000;20(3):349-55.

37. Lieberson W, Holmquist H, Scot D, Dow M. Functional electrotherapy: stimulation of the peroneal nerve synchronized with the swing phase of gait of hemiplegia patients. Arch Phys Med Rehabil 1961;42:101-105.

38. Lyons GM, Sinkjaer T, Burridge JH, Wilcox DJ. A review of portable FES-based neural orthoses for the correction of drop foot. IEEE Trans Neural Syst Rehabil Eng 2002;10(4):260-269.

39. Dai R, Stein RB, Andrews BJ, et al. Application of tilt sensors in functional electrical stimulation. IEEE Trans Rehabil Eng 1996;4(2):63-72.

Capítulo 6

Bloqueio químico neuromuscular

Daniel Lopes Ometto
Luiz de Arruda Botelho

O bloqueio químico neuromuscular é definido como a injeção de medicamentos no nervo ou no músculo, cujo objetivo é reduzir a intensidade das hipertonias musculares. As substâncias utilizadas são os anestésicos lidocaína e marcaína, a toxina botulínica e o fenol ou o álcool. Os anestésicos têm efeito por algumas horas e são utilizados com fins diagnósticos, para se poder avaliar se o relaxamento de um músculo hipertônico melhora ou não determinada função motora. Já a toxina botulínica e os outros dois neurolíticos têm efeito mais prolongado e, portanto, são utilizados terapeuticamente, visando a uma melhora clínica do paciente por um tempo maior.

Determinar a limitação funcional causada pela espasticidade e suas consequências é de suma importância para que o bloqueio seja direcionado e o tratamento mais efetivo. Além das restrições de mobilidade, podem estar presentes dificuldades para higiene e para cateterização vesical.

Como consequência do dano ao sistema nervoso central, padrões específicos, porém variados, são comumente observados nas extremidades superiores e inferiores. A síndrome do neurônio motor superior caracteriza-se pela presença de espasticidade, debilidade e ampla variedade de anomalias do controle motor, características que interferem no comando voluntário.

A espasticidade, decorrente das lesões supracitadas, é uma entidade clínica presente nas lesões piramidais do sistema nervoso central (lesão medular, acidente vascular cerebral, paralisia cerebral, esclerose múltipla etc.), mais especificamente da via córtico-retículo-bulbo--espinhal inibitória. É definida como hipertonia muscular involuntária que surge durante a realização de movimentos ativos e passivos, dependente da velocidade, por exaltação do reflexo miotático ou de estiramento.

O tratamento da espasticidade requer uma abordagem multidisciplinar, que pode utilizar, além de bloqueios químicos, intervenções cirúrgicas e medicamentosas, cinesioterapia, hidroterapia, termoterapia, massoterapia, equoterapia, eletroterapia e uso de órteses de posicionamento.

Embora essas órteses tenham sido pouco estudadas, talvez em virtude da grande atenção atraída por outros meios e técnicas de tratamento da hipertonia, têm papel fundamental na reabilitação, uma vez que podem ter seu efeito mantido indeterminadamente, independentemente da disponibilidade do indivíduo que faz seu uso para realizar terapias ou ações terapêuticas durante sua reabilitação.

Atualmente, essas órteses têm conquistado um papel de importância nas técnicas de reabilitação da hipertonia, em especial como coadjuvante na recuperação ou ganho de amplitude de movimento (ADM) pós-bloqueios químicos. Com isso, tem se mostrado de grande valor e aos poucos vem chamando a atenção de cada vez mais terapeutas e pesquisadores para seu uso específico nessa técnica.

Um fato interessante é que apesar do uso de órteses e da aplicação do bloqueio químico serem duas abordagens que normalmente se encontram no conjunto de técnicas empregadas com grande aceitação mundial para o tratamento da espasticidade e a recuperação de algumas doenças específicas, pouquíssimos são os estudos que avaliam a aplicação dessas técnicas em conjunto, tornando o uso da órtese pós-bloqueio químico quase um ato de empirismo passado adiante por instituições, pacientes e terapeutas.

COMO O BLOQUEIO QUÍMICO FUNCIONA

A toxina botulínica é uma exotoxina muito ativa, produzida pelo *Clostridium botulinum*, que é um organismo anaeróbio e Gram-positivo. Possui evidente ação neurotrópica. Entre seus nove subtipos, a mais empregada é a do tipo A, por ser mais potente.

Essa neurotoxina atua por meio da desativação das proteínas de fusão, que fazem a ligação das membranas da vesícula de acetilcolina e da terminação nervosa pré-sináptica, bloqueando, assim, a liberação da acetilcolina na fenda sináptica. Com isso, o impulso nervoso não despolariza o terminal pós-sináptico e não ocorre a contração muscular. A produção da acetilcolina não é afetada e novas sinapses são criadas por meio de brotamentos nervosos, em até cerca de 3 meses, com retorno da atividade neuromuscular. Isso significa que essa toxina diminui o recrutamento das fibras musculares, agindo direto na placa motora, e não em qualquer outra parte do trajeto do impulso nervoso pelo SNP ou SNC. O resultado de sua ação é desde leve perda de força muscular até paralisia flácida da musculatura afetada.[1]

O fenol, ou ácido carbólico, é um álcool derivado dos hidrocarbonetos aromáticos a partir da substituição de um ou mais átomos de hidrogênio por hidroxila (OH). Foi muito usado na medicina de outrora como desinfetante; como agente neurolítico, vem sendo empregado há mais de 50 anos. Tem odor forte, irritante, com aroma característico.

148 Órteses – um recurso terapêutico complementar

A fenolização, ou seja, o bloqueio químico com o fenol ou com álcool (50-70%), promove uma desmielinização segmentar temporária, bloqueando os impulsos nervosos. A quimiodenervação não é seletiva. Hipotetiza-se que ela desmieliniza de modo evidente as fibras nervosas finas pouco mielinizadas, como as que inervam as fibras intrafusais (gama), e menos intensamente as fibras grossas extrafusais (alfa). Isso explicaria a preservação da força muscular voluntária concomitantemente à redução da espasticidade, notada no exame clínico. O fenol lesa também as fibras musculares vizinhas. A duração média do efeito do fenol é de 6 meses, e a espasticidade retorna quando as fibras nervosas são remielinizadas.[2]

Outros fatores que exercem grande influência no período pós-bloqueio químico são o tamanho e o número de unidades motoras, além da atividade exercida pelo músculo a ser bloqueado, a realização de uma reabilitação física adequada e o uso de órteses.[3-5]

ÓRTESES E TOXINA NA LITERATURA

Atualmente, é comum encontrar citações a respeito do bloqueio químico em uma infinidade de situações nos meios médicos, o que também ocorre com citações a respeito do uso de órteses na maior parte das doenças neurológicas que também são tratadas por bloqueios químicos. No entanto, ressalva-se a ideia anterior de que são raríssimos os artigos que se empenham em dar maior atenção à órtese como tratamento pós-bloqueio. A seguir, comentam-se alguns artigos que tentam estudar esse aspecto do tratamento, que curiosamente tem chamado a atenção principalmente de centros de reabilitação na Itália.

Alguns autores encontraram, em dois trabalhos diferentes, resultados positivos no uso de toxina botulínica e órteses rígidas para luxação congênita de quadril em crianças. O trabalho, publicado mais recentemente e de maior valor estatístico, foi randomizado e controlado, e se seguiu por 3 anos. Foram estudadas 91 crianças com luxação de quadris que sofreram de paralisia cerebral, sendo elas tetraparéticas ou diparéticas com níveis diferentes de afecção motora. Nessas crianças foram injetadas doses específicas de toxina botulínica tipo A nos músculos adutores de quadris e isquiotibiais a cada 6 meses, e elas foram submetidas a 6 horas por dia de contenção em uma órtese rígida, que mantinha as articulações do quadril em uma posição neutra. Os autores concluíram, após 3 anos de estudo, que a redução da incidência de luxação de quadril é muito pequena, de aproximadamente 1,4% ao ano, levando os próprios autores a não recomendarem essa técnica, por sua relação custo-benefício: a técnica é mais trabalhosa e com resultados apenas um pouco melhores no grupo que fez uso dessa órtese.[6,7]

Em contrapartida, alguns pesquisadores estudaram as diferenças entre a utilização de uma órtese rígida associada à eletroterapia e a aplicação diária de uma bandagem elástica funcional, ambas mantendo a extensão máxima de punho, em indivíduos submetidos à aplicação da mesma quantidade de toxina botulínica tipo A, nos mesmos músculos flexores do punho. Foram avaliados 65 indivíduos apresentando graus diferentes de espasticidade em um dos membros superiores, todos vítimas de acidentes vasculares encefálicos. Os pacientes foram submetidos a esse tratamento de extensão do punho durante 6 dias após a aplicação do bloqueio químico. As coletas de dados foram realizadas após 1 semana e após 1 mês da intervenção terapêutica, com mensuração da espasticidade pela escala de Ashworth modificada.[8] Em ambos os grupos, houve uma melhora significativa da espasticidade; no entanto, o grupo que fez uso da bandagem funcional elástica apresentou uma redução muito maior na hipertonia espástica, com achados estatisticamente relevantes tanto após 1 semana como após 1 mês da intervenção. Outro achado surpreendente foi o fato de que, no grupo da bandagem, a melhoria encontrada com a graduação com a escala de Ashworth modificada foi atingida logo na primeira semana, enquanto o grupo com órtese rígida e eletroestimulação só atingiu graduações próximas após 1 mês da intervenção. Os autores do estudo enfatizaram que esse protocolo de utilização de bandagens foi implantado imediatamente no setor de bloqueios químicos de ambos os hospitais em que trabalham e a bandagem é aplicada no pré e no pós-bloqueio, além de permanecer em uso por tempo superior ao testado na pesquisa realizada.[9]

Em um estudo randomizado, foram estudadas dez crianças portadoras de pé em equino dinâmico, ou seja, que realizavam movimentos ativos nos pés. Essas crianças possuíam algum tipo de lesão que resultou em paresia espástica moderada na articulação do tornozelo estudado, e todas possuíam marcha independente. As crianças foram divididas em dois grupos: em um deles foi aplicada uma dose específica de toxina botulínica A e, logo após a aplicação, as crianças foram submetidas à imobilização gessada, que perdurou por 3 semanas, após as quais se iniciou um acompanhamento fisioterapêutico; no outro grupo, as crianças foram submetidas à aplicação da mesma dose de toxina botulínica A, logo após a aplicação foram utilizadas órteses não articuladas de tornozelo e a fisioterapia se iniciou alguns dias depois.

O acompanhamento durou 1 ano, e os parâmetros de avaliação foram divididos em duas classes: clínica e biomecânica; sendo os critérios clínicos a ADM passivo de dorsiflexão da articulação de tornozelo, mudanças no sistema de classificação da função motora grossa (*gross motor function classification system* – GMFCS), relacionadas à habilidade de se manter em pé e andar,[10] e mudanças na espasticidade do tríceps sural, usando a escala de Ashworth modificada.[9]

As medições biomecânicas utilizadas foram análise de marcha com cinemática 3D por infravermelho, podobarometria com placas de superfície que mediram a reação da planta do pé das crianças na fase de apoio durante a marcha e a eletromiografia de superfície, que mediu o recrutamento das fibras musculares durante a contração dos músculos em atividade na marcha.

A grande surpresa ocorreu quando, depois dessa rica análise de amplos aspectos clínicos e biomecânicos das crianças submetidas a esses tratamentos, concluiu-se que a diferença era mínima entre os dois grupos e que, após 1 ano, os achados eram muito próximos aos achados na fase pré-bloqueio, ou seja, os dados biomecânicos e clínicos eram próximos aos de antes da aplicação do bloqueio químico, com exceção da velocidade da marcha no grupo da imobilização com gesso, portanto nenhuma alteração de cinemática ou biomecânica foi encontrada entre os dois grupos.[11] Uma limitação deste estudo é o pequeno número de crianças envolvidas.

Em um raro estudo randomizado e controlado, foi estudada a eficiência da bandagem funcional de pé e tornozelo comparada a altas dosagens de toxina botulínica do tipo A. Foram estudados dezoito pacientes com o pé em equino varo vítimas de acidentes vasculares no sistema nervoso central, com espasticidade grau 3 na escala de Ashworth. Esses indivíduos foram divididos em dois grupos; um grupo foi submetido a altas doses de toxina botulínica em vários músculos da panturrilha: gastrocnêmio, sóleo, tibial posterior, flexor longo do hálux e flexor longo dos artelhos. O outro grupo recebeu uma dose consideravelmente menor de toxina botulínica apenas no músculo tibial posterior, além de submeter o tornozelo a uma bandagem com fitas rígidas, promovendo a dorsiflexão e a eversão do pé afetado pela espasticidade. A bandagem foi trocada a cada 7 dias pelo período de 3 semanas. Após 3 meses, o comprimento do passo do grupo de altas dosagens de toxina teve 21% de aumento em relação à mensuração feita antes da aplicação, enquanto o grupo da bandagem apresentou passada 29% maior. Em relação à velocidade de marcha, no primeiro grupo houve 17% de aumento e 23% no grupo da bandagem. Porém, o grupo de altas dosagens de toxina botulínica teve um ganho significativamente maior na amplitude de movimento passivo do que o grupo da bandagem seriada. Com base nesses dados, parece que a alta dosagem de toxina se mostrou mais eficaz para aumentar a ADM de dorsiflexão passiva, mas não interferiu positivamente nas outras mensurações realizadas na marcha. Os autores concluíram que a bandagem seriada associada à toxina botulínica se mostrou muito competitiva com relação ao protocolo anterior, que aplicava altas doses de toxina botulínica e tratamento convencional, e recomendam que essa técnica seja utilizada.[12]

Outros estudos salientam que a melhor técnica, em se tratando de uma órtese de membros inferiores é o estiramento contínuo para manter o pé em uma posição correta, aumentando o contato com o solo e melhorando a estabilidade do membro inferior durante a fase de apoio da marcha.

O estiramento contínuo das órteses é uma terapia clássica que também é indicada e é a mais utilizada para os membros superiores, independentemente de haver contato com o solo.[13,14] Inúmeros textos de livros médicos e de fisioterapia enfatizam a grande importância da utilização de imobilização – com gessos seriados ou não e com órteses estáticas ou dinâmicas – e de um bom programa multidisciplinar de reabilitação após os bloqueios neuromusculares com toxina botulínica e/ou fenol para otimizar os resultados, no sentido de evitar a instalação de deformidades físicas decorrentes da espasticidade não tratada ou tratada de forma insuficiente. Também é inegável a contribuição desses agentes neurolíticos injetáveis no tratamento das hipertonias musculares, já que os medicamentos sistêmicos causam efeitos colaterais indesejáveis como o enfraquecimento de músculos que precisam estar fortes, o incômodo da boca seca e o embotamento da consciência dos pacientes, que precisam estar alertas para poder cooperar com os terapeutas, realizando todas as tarefas que lhes são solicitadas.

Em nossa opinião, decorrente de longos anos de experiência com pacientes portadores de sequelas neurológicas espásticas atendidos na Fundação Selma e na clínica particular, resultados muito eficientes têm sido obtidos com o uso de órteses articuladas de tornozelo aplicadas logo após a realização do bloqueio químico. Essas órteses permitem o tensionamento máximo dos músculos flexores plantares durante o repouso, através do uso de tiras de velcro que mantêm a dorsiflexão máxima atingida durante a cinesioterapia. O estiramento pode ser aumentado ou diminuído conforme a necessidade em qualquer momento. Para o treino de marcha, as tiras de velcro podem ser afrouxadas na medida certa, permitindo a correção postural ideal para facilitar a deambulação. Assim, o paciente pode manter longos períodos de alongamento máximo do tornozelo sem o auxílio de terceiros e continuar dando ênfase ao alongamento durante todo o período de atuação da toxina botulínica, que dura em média 3 meses. Há indicações de que essa técnica pode otimizar o tempo de terapia e diminuir a frequência das aplicações de toxina botulínica.

Outra boa alternativa é o uso da bandagem elástica que, entretanto, exige do terapeuta o conhecimento específico dessa técnica e a disponibilidade do tempo necessário para a sua confecção. Em nossa experiência, as bandagens têm sido utilizadas também com muita eficiência. Uma vantagem da órtese em relação à bandagem, em especial neste caso, é a possibilidade de aplicação da órtese por qualquer pessoa, incluindo o próprio paciente, além de sua aplicação demorar apenas alguns minutos. É sabido que a principal causa de não adesão dos terapeutas à técnica de bandagem é o tempo necessário para a confecção da mesma. Alguns autores chegaram a cronometrar o tempo médio utilizado pelos fisioterapeutas de um serviço de saúde que realizavam a bandagem de mao e punho após bloqueio químico dos músculos flexores de dedos e punho. Nas primeiras tentativas, os profissionais levaram em torno de 45 minutos para a aplicação e, após algumas semanas de prática, o tempo médio diminuiu para apenas 10 minutos.[9]

Particularmente em membros superiores, o uso de bandagens é muito bem recebido pelos pacientes que se submetem à aplicação do bloqueio químico. Primeiro pelo maior conforto, já que seu peso é insignificante em relação ao peso excessivo de algumas órteses; em segundo lugar, pelo fato de as bandagens aderirem à pele, não havendo risco de causar as lesões por atrito ou compressão excessiva que podem ser causadas por órteses mal adaptadas; e, não menos importante para alguns pacientes, por serem mais discretas, melhorando a estética corporal. Esse último aspecto se explica uma vez que a bandagem, se comparada a uma órtese, tem tamanho extremamente reduzido e não altera os contornos anatômicos. A bandagem, no entanto, também tem prós e contras. Reduz a possibilidade de higiene na região, não pode ser aplicada pelo próprio paciente e pode causar sintomas de alergia ou dermatites, principalmente em um país tropical com altas temperaturas ambientais, como

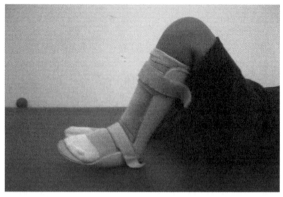

Figura 6.1 Órtese rígida de tornozelo.

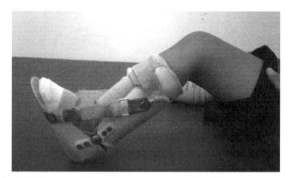

Figura 6.2 Órtese articulada favorecendo o alongamento em dorsiflexão.

é o caso do Brasil. Outro inconveniente é o tempo que o paciente fica com a bandagem, já que esta, aos poucos, vai perdendo a sua capacidade de adesão e descolando-se da pele, principalmente nos pontos de maior tensão que, comumente, são os mais importantes para manter o alongamento. Logo, o acompanhamento terapêutico necessita de maior frequência de visitas. Em nossa experiência, geralmente são necessárias pelo menos três vezes por semana para apresentar resultados eficientes.

CONCLUSÃO

Os melhores resultados encontrados em alguns estudos podem ser explicados pelo fato de que, nos casos em que foram usadas órteses articuladas ou bandagens funcionais, a reabilitação tenha sido mais cuidadosa, com reavaliações e intervenções diárias, ou pelo menos muito frequentes. Esse fato pode ter resultado em um ganho maior de ADM e menores

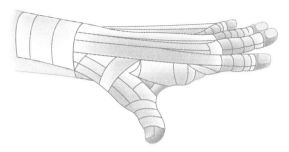

Figura 6.3 Bandagem para alongamento de músculos flexores de punho e dedos.[9]

graus de espasticidade decorrentes de maior tensionamento e alongamento dos músculos injetados com toxina botulínica.

Outro fator que pode fazer com que as órteses articuladas associadas às tiras de velcro e as bandagens elásticas se mostrem de grande valia, em especial naqueles indivíduos que fizeram uso do bloqueio químico com toxina botulínica A, é relacionado ao início da ação da toxina, que ocorre após 5 dias, atingindo o máximo de ação 14 dias depois da sua injeção muscular;[1] ou seja, ela não tem um efeito imediato no músculo, o que torna difícil explorar com total eficiência o seu efeito de relaxamento muscular progressivo com órteses rígidas ou imobilizações gessadas não seriadas, moldados antes da aplicação ou logo após a mesma. As órteses articuladas e as bandagens permitem que o estiramento muscular seja aumentado progressivamente e, pelo menos teoricamente e também por nossa percepção clínica, levam a um ganho de ADM também progressivo e maior. Ao se fazer uso de uma órtese rígida, é melhor confeccioná-la após 14 dias, para aproveitar o relaxamento máximo causado pela toxina e pelo alongamento realizado nos dias anteriores, no intuito de tornar mais eficiente a correção das posturas viciosas ou deformidades causadas pela espasticidade.

Outro dado importante em relação às bandagens é o fato de que, ao se colocar a bandagem na direção oposta ao sentido do movimento a ser evitado ou diminuído, na maior parte das vezes, coloca-se o adesivo sobre os grupos musculares antagonistas ao movimento. Alguns autores relatam que existe um efeito excitatório causado pela estimulação cutânea sobre os músculos subjacentes devido às propriedades proprioceptivas atribuídas ao sistema tegumentar.[15-17]

Acredita-se, contudo, que o uso de órteses após as aplicações de bloqueios químicos vai se tornar cada vez mais específica e frequente, uma vez que os bloqueios químicos relaxam os músculos em caráter transitório. Os resultados das injeções desses agentes neurolíticos são inquestionavelmente benéficos e justificam a intensificação dos procedimentos de reabilitação durante seu período de ação, mas necessitam também da confecção ou adaptação das órteses para um prolongamento dos efeitos corretivos obtidos, colaborando para a manutenção da melhoria dos movimentos, da marcha, da independência nas atividades de vida diária e também da qualidade de vida.

REFERÊNCIAS BIBLIOGRÁFICAS

1. Coffield JA, Considine RV, Simpson LL. The site and mechanism of action of botulinum neurotoxin. In: Jankovic J, Hollet M (eds.). Therapy with botulinum toxin. New York: Marcel Dekker; 1994. p. 3-13.
2. Khalili AA, Betts HB. Management of spasticity with phenol nerve block. Research and Development 2529-M. U.S. Dept. of Health, Education and Welfare, Social and Rehabilitation Service, Washington D.C. 1970.
3. Doraisamy P. Spasticity: implications in rehabilitation. Ann Acad Med. 1992;21.
4. Esquenazi A. Evaluation and management of spasticity. Training Spasticity. San Juan, Puerto Rico. p. 1-13, 1995.
5. Gomes C, Santos CA, Silva JU, Lianza S. Paralisia cerebral. In: Lianza S. Medicina de reabilitação. 2.ed. Rio de Janeiro: Guanabara Koogan; 1995. p. 288-303.
6. Boyd R, Graham HK. Botulinum toxin A in the management of children with cerebral palsy. Eur J Neurol. 1997;4:S15-22.
7. Kerr GH, Roslyn B, Carlin JB, Dobson F, Lowe K, Nattrass G. Does botulinum toxin A combined with bracing prevent hip displacement in children with cerebral palsy and "hips at risk"? A randomized, controlled trial. J Bone Joint Surg Am. 2008;90:23-33.
8. Bohannon RW, Smith RB. Interrater reliability of amodified Ashworth scale of muscle spasticity. Phys Ther. 1987;67:206-7.
9. Carda S, Molteni F. Taping versus electrical stimulation after botulinum toxin type A injection for wrist and finger spasticity: a case-control study. Clin Rehab. 2005;19:621-6.
10. Russell DJ, Rosenbaum PL, Cadman DT, Gowland C, Hardy S, Jarvis S. The gross motor function measure: a means to evaluate the effects of physical therapy. Dev Med Child Neurol. 1989;31:341-52.
11. Bottos M, Benedetti MG, Salucci P, Gasparroni V, Giannini S. Botulinum toxin with and without casting in ambulant children with spastic diplegia: a clinical and functional assessment. Dev Med Child Neurol. 2003;45:758-62.
12. Danni M, Lagalla G, Ceravolo G, Provinciali L. Low-dose botulinum toxin with ankle taping for the treatment of spastic equinovarus foot after stroke. Arch Phys Med Rehabil. 1998;79:532-5.
13. Griffin JW. Use of proprioceptive stimuli in therapeutic exercise. Phys Ther. 1974;54:1072-9.
14. Booth BJ, Doyle M, Montgomery J. Serial casting for the management of spasticity in the head injured adult. Phys Ther. 1983;63:1960-6.
15. Yasukawa A. A pilot study investigating the effect of kinesio taping in an acute pediatric rehabilitation setting. Am J Occup Ther. 2006;60:1.
16. Murray H. Kinesio taping muscle strength and rom after acl repair. journal of orthopedic and sports. Phy Ther. 2000;30:1.
17. Bourke-Taylor H. Melbourne assessment of unilateral upper limb function: construct validity and correlation with the pediatric evaluation of disability inventory. Dev Med Child Neurol. 2003;45:92-6.

Capítulo 7

Atuação fisioterapêutica em crianças com distúrbios de movimento que utilizam órteses de membros inferiores – da teoria à prática

Georgia de Moura Mazzotti Toledo
Roberta Gallacci Metzker

Os distúrbios de movimento ocorridos na criança abrangem um grupo heterogêneo de sintomas que estão presentes em um grande número de doenças neurológicas e são definidos como a inabilidade do corpo para enfrentar com eficiência os efeitos da gravidade e se relacionar com a superfície de apoio por meio da base de suporte.

A causa mais comum de distúrbios de movimento na criança é a encefalopatia crônica não progressiva, porém não se pode descartar as alterações genéticas e as doenças metabólicas e neuromusculares.

Classicamente, os distúrbios de movimento eram divididos entre ataxias, atetoides, coreia, distonia, mioclonias, bradicinesia, *tics* e tremores, porém é preciso incluir nessa divisão a espasticidade.

Estudos recentes separam os distúrbios de movimento da criança em quatro categorias primárias, sendo elas:

- Alteração do tônus muscular.
- Alteração na inibição do movimento.
- Alteração na execução do movimento ou na postura.
- Alteração no planejamento do movimento.

A primeira categoria aparece principalmente durante uma avaliação neurológica clínica e não representa o resultado de um movimento voluntário, sendo esse dado mais útil como ferramenta diagnóstica do que para determinar uma incapacidade.

Já a segunda categoria ocorre quando um movimento se inicia sem a intenção da criança, podendo acontecer tanto no repouso como no desempenho de um movimento voluntário.

Uma alteração na execução é um distúrbio em que o padrão ou a magnitude da ativação muscular não são apropriados para a tarefa, fazendo com que o movimento não corresponda ao plano inicial da criança.

As alterações no planejamento são as mais complexas de serem resolvidas para o fisioterapeuta, pois as ativações musculares são apropriadas para o movimento pretendido, mas ele não acontece da maneira desejada.

Seguindo essa classificação, percebe-se que um movimento alterado não preenche os requisitos de apenas uma categoria. A Tabela 7.1 ilustra exemplos de distúrbios de movimento nas categorias descritas.

TÔNUS MUSCULAR

A alteração do tônus muscular é um item muito discutido nos distúrbios de movimento, tendo diferentes pontos de vista. Aqui, usa-se o consenso proposto pelo United States National Institutes of Health.

Tabela 7.1 Exemplos de distúrbios de movimento na criança

Alteração do tônus muscular	Espasticidade e clônus
	Distonia
	Rigidez
	Hipotonia
Alteração na inibição do movimento	Coreia
	Mioclonia
	Tics
	Tremor
Alteração na execução do movimento	Fraqueza
	Bradicinesia
	Distonia
	Ataxia
Alteração no planejamento do movimento	Apraxia
	Alteração no desenvolvimento da coordenação
	Pobreza no controle do movimento
	Alteração sensitiva

Retirada de Sanger.[9]

- Espasticidade: resistência a uma força externa que é diretamente proporcional ao aumento da velocidade do alongamento, podendo variar conforme a direção do movimento articular, e/ou de aumento da resistência ao movimento imposto de forma externa rapidamente acima de um limite de velocidade ou ângulo comum.
- Distonia: contrações musculares involuntárias sustentadas ou intermitentes que causam torções e movimentos repetitivos, posturas anormais, ou ambos.
- Rigidez: hipertonia em que estão presentes resistência a uma força externa já detectadas em baixas velocidades de alongamento, de forma que não é velocidade-dependente; contração simultânea de agonistas e antagonistas refletindo diretamente em uma resistência em reverter a direção do movimento sobre a articulação; ausência de retorno do membro para uma determinada postura fixa ou ângulo articular extremo; e a execução de atividades voluntárias em grupos musculares distantes que impedem movimentos nas articulações rígidas, embora a rigidez possa piorar.

A espasticidade sempre foi considerada um fator primário de incapacidade, porém atualmente isso é questionado. Não se sabe qual é o grau de espasticidade que realmente leva à incapacidade. Certamente, a espasticidade que deixa uma articulação rígida leva a um encurtamento e consequentemente a uma diminuição na função, mas é mais difícil prever o que acontece nos casos de espasticidade mais leve.

CONTROLE POSTURAL

As alterações no controle postural interferem nas atividades funcionais, limitando o desempenho da criança nas tarefas do seu cotidiano. Considerando que o alinhamento postural é a base para um controle de movimento adequado, quanto melhor o alinhamento postural, melhor o desempenho das crianças com disfunções neuromotoras.

As dificuldades para manter uma postura e realizar uma função são basicamente decorrentes de alterações do tônus e da presença de padrões anormais de movimento que geram estratégias motoras insuficientes e compensações.

O controle postural normal exige a capacidade de adaptação das respostas motoras às demandas mutáveis da tarefa, do ambiente e do próprio corpo. Essa flexibilidade exige uma disponibilidade de estratégias motoras múltiplas e a capacidade de selecionar a estratégia adequada de acordo com as características da tarefa, do ambiente e dos ajustes da integração sensoriomotora. A incapacidade de adaptar os movimentos às demandas da tarefa é uma característica dos pacientes com distúrbios de movimento, sendo fonte da instabilidade postural.

Para que o controle postural ocorra, é necessária uma complexa relação entre as informações sensoriais e as ações motoras, compondo um sistema de controle dinâmico com retroalimentação (*feedback*) que utiliza a entrada de informações dos receptores visuais, vestibulares e somatossensitivos (proprioceptivo, cutâneo e receptores articulares) e os processos de integração de nível superior essenciais para garantir os aspectos de antecipação (*feedforward*) e adaptação do controle postural.

Na posição ortostática, as ações motoras utilizadas quando se tem um controle postural adequado são as estratégias de tornozelo, quadril e passo. Elas são utilizadas sempre que ocorre um desequilíbrio externo no plano sagital (anteroposterior) por meio do recrutamento de determinados músculos, ocorrendo a sinergia desses músculos de acordo com a tarefa a ser realizada.

A estratégia do tornozelo e sua sinergia muscular associada são os primeiros padrões identificados de controle da inclinação na postura ereta e podem ser utilizadas nas situações em que a perturbação do equilíbrio é menor e a superfície de apoio é estável.

Na presença de um desequilíbrio mais intenso, a estratégia do quadril é utilizada. Ela restaura o equilíbrio em resposta a perturbações mais amplas e rápidas, ou quando a superfície de apoio é flexível ou menor que os pés.

Quando as estratégias de tornozelo e quadril são insuficientes, a estratégia do passo é usada para alinhar e restabelecer o equilíbrio do corpo em relação à superfície de apoio.

Já nos desequilíbrios externos no plano frontal (mediolateral), as ações motoras ocorrem principalmente no quadril e no tronco e posteriormente no tornozelo, apenas quando a superfície de apoio é estreita.

Dentro da imensa variedade de problemas que podem contribuir para a falta ou distúrbios do controle postural e de movimento, as alterações musculoesqueléticas, em especial dos quadris e membros inferiores, afetam diretamente as reações de equilíbrio da criança com distúrbio neuromotor.

ALTERAÇÕES MUSCULOESQUELÉTICAS

Os comprometimentos musculoesqueléticos nos pacientes com distúrbios de movimento se desencadeiam secundariamente a uma lesão primária no sistema nervoso central (SNC), ocasionando problemas osteomusculares como atrofia, descondicionamento muscular, contraturas, doenças articulares degenerativas e osteoporose, precocemente.

A imobilização de uma articulação reduz a flexibilidade do tecido conjuntivo e aumenta a resistência desse tecido ao alongamento. Também resulta na atrofia muscular por desuso e afeta os fatores tróficos e a capacidade contrátil do músculo propriamente dito.

Embora os comprometimentos musculoesqueléticos se desenvolvam secundariamente a outros tipos de disfunção, eles levam a restrições significativas do movimento funcional e das respostas adaptativas indispensáveis para aquisição do controle postural.

As alterações no alinhamento podem refletir mudanças na disposição de uma parte do corpo em relação a outra ou no alinhamento do centro de massa corpórea em relação à base de suporte.

Crianças com distúrbios de movimento frequentemente apresentam uma amplitude articular restrita, principalmente em tornozelos, joelhos e quadril. Essas posturas atípicas associadas à falta de alinhamento do corpo em relação à base de suporte exercem forte influência na forma pela qual os músculos são recrutados e coordenados.

A perda da amplitude de movimento (ADM) e da flexibilidade pode limitar as maneiras pelas quais uma criança consegue se mover para obter o controle postural. A perda da ADM ou da força do tornozelo, por exemplo, limita a capacidade da criança de utilizar uma estratégia de tornozelo para o controle postural. As intervenções terapêuticas que restringem o movimento dessa articulação podem também impedir o paciente de utilizá-la com eficácia para controlar seu equilíbrio.

Além disso, estirões de crescimento são esperados durante o desenvolvimento físico da criança e podem criar dificuldades musculoesqueléticas significativas. Nesse período, os ossos tendem a crescer mais rapidamente que os músculos e, desse modo, existe a possibilidade de encurtamento muscular, contraturas e desconforto.

Finalmente, os problemas musculoesqueléticos podem contribuir para a incapacidade de manter o alinhamento ideal dos segmentos para o desempenho funcional e postural, exigindo força excessiva e maior gasto energético para combater os efeitos da gravidade, manter a postura e realizar um movimento desejado.

ÓRTESES

Crianças com distúrbios de movimento e que utilizam órteses de membros inferiores são as mais comuns na rotina do fisioterapeuta que atua em neuropediatria. Neste capítulo, discute-se sobre a intervenção da fisioterapia nesse tipo de paciente.

O questionamento sobre quando indicar o uso de órtese sempre surge, principalmente quando se depara com uma criança com menos de 1 ano de idade. O que se tem realizado na prática clínica é que, desde o momento em que a criança começa a realizar atividades funcionais mais altas (sentada ou em pé, com apoio ou não), descarregando peso nos pés com alguma possibilidade de desenvolver alterações biomecânicas, indica-se o uso de órteses, independentemente da idade da criança.

Outro caso muito comum são crianças que já ficam em pé, muitas vezes trocam passos laterais, mas apresentam grande instabilidade postural, com movimentação e pronação excessiva nos pés, o que aumenta ainda mais essa instabilidade. Nesse caso, utilizam-se também as órteses, geralmente SMO, que estabilizam as articulações dos pés, oferecendo a essa criança uma estabilidade que facilita as aquisições funcionais mais elaboradas. Estudos recentes confirmam o que é observado na prática. A melhora na utilização das SMO é funcional, apresentando um ganho evidente na velocidade média da marcha, na cadência e no comprimento do passo, o que sugere um aumento no desempenho do *balance* e, consequentemente, na qualidade de vida dessas crianças.

A decisão do uso de uma órtese para membros inferiores e a sua escolha devem ser baseadas na avaliação criteriosa acerca da ADM, do alinhamento do pé, do controle voluntário dos movimentos da extremidade inferior e do nível funcional da criança. Entender a biomecânica das articulações envolvidas, principalmente durante a marcha normal, também é de fundamental importância durante essa decisão. Força, deformidades existentes, propriocepção, tônus e sensibilidade do tecido mole também devem ser analisados, e, nos casos indicados, deve-se incluir a análise da marcha existente com sustentação do próprio peso.

A maior parte da literatura existente sobre órteses discute sua indicação para prevenir contraturas e deformidades. Essa indicação é correta, mas não é única. Proteger o resultado de um procedimento invasivo (cirurgias ou toxinas) e melhorar a marcha ou a estabilidade das posturas mais altas também são fortes razões para o uso de órteses adequadas.

Ao se considerar o nível funcional das crianças com distúrbios de movimento, as demandas da tarefa e as características do ambiente, observa-se que, muitas vezes, o padrão de locomoção apresentado por elas representa a melhor solução possível. Algumas dessas soluções funcionais, no entanto, podem colocá-las em situações de risco para futuras alterações biomecânicas e futuro prejuízo na dinâmica da marcha. Nesse contexto, as órteses são equipamentos de posicionamento e de auxílio funcional frequentemente utilizadas como recurso no tratamento dessas crianças.

O pé apresenta as funções de estabilidade e mobilidade. Dessa forma, os efeitos de uma órtese nessas duas funções devem sempre ser considerados. Deve-se levar em conta as máximas estabilidade e flexibilidade, não restringindo a capacidade funcional existente. Sendo assim, observa-se que o polipropileno é mais indicado para crianças que apresentam aumento significativo no tônus ou, ainda, que são grandes em altura e em peso. Já o polietileno é mais apropriado para crianças com tônus mais baixo, pequenas e com poucas contraturas. Percebe-se que o movimento realizado pelo antepé durante o ciclo normal da marcha é fundamental para essas crianças, o que contraindica o uso de órteses grossas e duras, pois, com o passar do tempo, esse pé se tornará congelado, rígido, o que dificulta muito a dinâmica da marcha.

Atenção especial deve ser dada à mobilidade intrínseca do pé, com manipulações que proporcionam o alongamento e a ativação da musculatura específica. Equipamentos que moldam o pé da criança, como placas de espumas e rolos de diferentes diâmetros e densidades, permitem a ativação dessa musculatura. O uso de equipamentos terapêuticos mais rígidos não favorece os ajustes intrínsecos do pé e pode ser desconfortável e até machucar nos casos de pés muito rígidos e/ou com deformidades (Figura 7.1).

As AFO são as órteses mais encontradas em nosso meio terapêutico. Discute-se muito a respeito das diferenças entre a AFO rígida e a AFO articulada. Ambas controlam a flexão plantar excessiva do tornozelo durante a fase de oscilação e médio apoio. Basicamente, a única diferença entre elas é a liberação do movimento do tornozelo e, com essa articulação livre, os joelhos sofrem uma ação direta, assim como, sucessivamente, os quadris e o tron-

Atuação fisioterapêutica em crianças com distúrbios de movimento que utilizam órteses   161

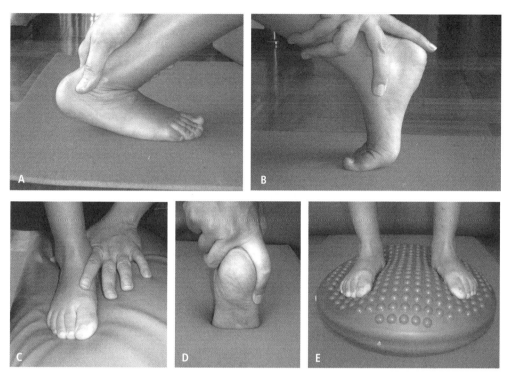

Figura 7.1 (A,B) Progressão de trabalho específico de musculatura intrínseca do pé. (C,D,E) Trabalho específico de musculatura intrínseca do pé sobre diferentes superfícies.

co. Dessa forma, um grande erro cometido é a indicação da AFO articulada para aquelas crianças que apresentam grande dorsiflexão de tornozelo durante a fase de médio apoio da marcha, implicando em um joelho muito fletido e tornando a fase de apoio instável. A AFO articulada facilita a execução de algumas atividades que requerem dorsiflexão do tornozelo, como levantar do chão e acocorar-se.

A AFO rígida é indicada para estabilizar a articulação do tornozelo, sobretudo na fase de apoio, e controlar a posição e a reação ao solo do joelho, melhorando, dessa forma, a cinemática das articulações proximais. Atualmente, tem-se encontrado no mercado uma opção que pode ser considerada como transição entre uma AFO rígida e uma AFO articulada. Nessa opção, são adicionadas tiras elásticas na parte posterior da AFO articulada, impedindo ativamente que a criança caia em flexão de joelhos (Figura 7.2).

Independentemente da AFO utilizada, deve-se considerar a atividade proposta para que se possa optar por trabalhar com ou sem as órteses. Atividades de chão, como ajoelhado, semiajoelhado, gato e transferências em solo, devem ser realizadas sem as órteses. Tais atividades exigem a mobilidade do tornozelo para a plantiflexão.

O tornozelo é uma articulação de extrema importância no controle do *balance*. A estratégia de tornozelo é caracterizada por uma organização de distal para proximal no recru-

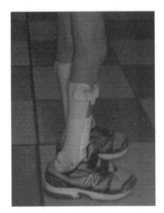 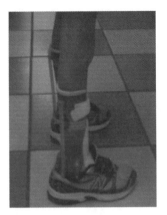

Figura 7.2 (A) AFO articulada. (B) AFO articulada com tiras elásticas realizando um trabalho ativo de extensão do joelho.

tamento muscular. Estudos sugerem que crianças que usam AFO rígida têm baixa ativação nos músculos que são envolvidos pelas órteses; além disso, seu recrutamento muscular é mais desorganizado. Na prática, crianças com AFO rígidas têm grande alteração na estratégia de tornozelo e, com isso, acabam apresentando pobre controle de *balance*. Não se obterá um resultado adequado se essas estratégias forem trabalhadas sem as órteses durante as terapias, sendo que, nas atividades diárias, em que a criança teria como usar essa estratégia, a articulação estará fixa dentro das órteses. Enfatiza-se que a decisão de travar ou não a articulação do tornozelo não pode ser baseada apenas no controle de *balance*.

Para o uso de órteses com o objetivo prioritário de alongamento, como as indicações para o uso noturno de AFO, deve-se considerar a biomecânica do músculo a ser alongado. Nos músculos biarticulares, para que possam ter seu alongamento efetivo, ambas as articulações devem ser colocadas em posição de alongamento. Para o alongamento do tríceps sural, por exemplo, deve-se utilizar AFO associada ao uso de talas extensoras, não permitindo, dessa forma, a flexão dos joelhos. Os alongamentos passivos são importantes, porém não se comparam ao efeito do alongamento muscular em resposta a uma força ativa.

O diagnóstico clínico e as causas do distúrbio de movimento, bem como seu impacto nas habilidades funcionais da criança, devem ser amplamente considerados na avaliação e no planejamento de uma órtese. Diferentes condições clínicas interferem diretamente nas indicações das órteses e no plano terapêutico proposto, bem como nas expectativas geradas tanto pela criança quanto por seus familiares.

Algumas complicações associadas podem dificultar ou diminuir a potencialidade do uso de uma órtese. Crianças com distúrbios de movimento podem apresentar uma série de problemas relacionados a comunicação, cognição e, principalmente, déficit visual, que interferem nos resultados dessa intervenção.

Órteses complementares

O recém-nascido apresenta uma configuração óssea de membros inferiores diferente da configuração óssea de um adulto. As diferenças mais importantes estão na anteversão femoral, no geno varo, no acetábulo raso e na antetorção femoral. Com 3 anos de idade, a criança normal atinge uma configuração óssea mais próxima do esqueleto adulto. Essa mudança na estrutura óssea ocorre pela ação dinâmica de forças agindo sobre o osso. Ativação muscular adequada, alinhamento biomecânico e descarga de peso compõem os diferentes tipos de força que devem agir durante o desenvolvimento ósseo.

Na criança com distúrbio de movimento, na maioria das vezes, essas ações dinâmicas tão importantes não ocorrem corretamente, fazendo com que a remodelagem óssea não ocorra e gerando deformidades na criança.

A descarga de peso precoce em membros inferiores, bem como o uso de posturas funcionais mais altas, tornam-se de fundamental importância para essa remodelagem óssea. É a descarga de peso com alinhamento biomecânico que permitirá que o músculo se posicione de maneira e em tamanho adequado para gerar uma contração muscular eficiente.

Com base nessas informações, utiliza-se nas crianças com distúrbios de movimento, a partir da idade em que um bebê normal começa a ficar em pé – ou seja, por volta dos 8 meses de idade –, equipamentos como talas extensoras, Kinesio Tape® e faixas de neoprene.

Talas extensoras

São equipamentos fabricados artesanalmente, geralmente de lona com faixas de velcro e hastes que dão o suporte para a articulação envolvida. Essa haste pode ser de ferro, alumínio, polipropileno ou madeira. O uso de talas extensoras de membros inferiores tem como objetivos a estabilização da articulação do joelho e a ativação muscular, sobretudo de quadríceps, permitindo que a criança permaneça na posição em pé com alinhamento biomecânico adequado e estabilidade, possibilitando que ela utilize os membros superiores, por exemplo, em uma atividade lúdica enquanto estiver nessa posição. Pode ser associada ao uso de AFO, Kinesio Tape® e Parapodium, dependendo do objetivo pretendido para uma determinada atividade (Figura 7.3).

Kinesio Tape®

A *kinesio taping* é uma técnica relativamente nova que, quando aplicada corretamente, pode facilitar a contração de músculos fracos, controlar a instabilidade articular, ajudar no alinhamento postural, relaxar músculos sobrecarregados e, ainda, aliviar a dor.

Favorece os receptores cutâneos do sistema sensoriomotor, resultando, consequentemente, na melhora do controle voluntário e da coordenação do movimento, gerando um *feedback* sobre as habilidades funcionais.

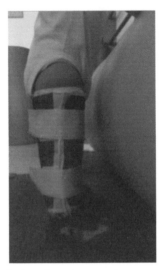

Figura 7.3 Uso de talas extensoras facilitando a descarga de peso nos membros inferiores.

Pode ser aplicada de diversas maneiras e concomitantemente com outras técnicas terapêuticas e até com outros tipos de órteses.

A aplicação da técnica de *kinesio taping* exige treinamento específico e prática clínica. Só é indicada em casos em que o terapeuta consegue realizar alinhamento com assistência manual média ou mínima. Nos casos em que a assistência do terapeuta for muito grande, deverão ser utilizados outros recursos antes da Kinesio Tape®. Em crianças, utilizam-se no máximo duas a três aplicações simultâneas de Kinesio Tape® (Figura 7.4).

Equipamentos de compressão

Existem muitas maneiras de a criança obter um melhor alinhamento para a função utilizando o *input* sensorial.

O uso de *lycra* para compressão, como vestimenta ou faixas externas, visa a melhorar a estabilidade postural e a função. Essa terapêutica também permite melhor alinhamento biomecânico das articulações, podendo até corrigir algumas deformidades leves não estruturadas. Esses materiais proporcionam um *input* sensorial de pressão profunda, melhorando a consciência corpórea e aumentando a precisão da ativação muscular e do movimento, atingindo uma melhor estabilidade do segmento corpóreo envolvido.

Dentro da prática clínica, as ferramentas mais utilizadas atualmente com esse propósito são as vestimentas de compressão (Theratog® e SPIO®) e as faixas de compressão (Fabrifoam®) (Figura 7.5).

Atuação fisioterapêutica em crianças com distúrbios de movimento que utilizam órteses

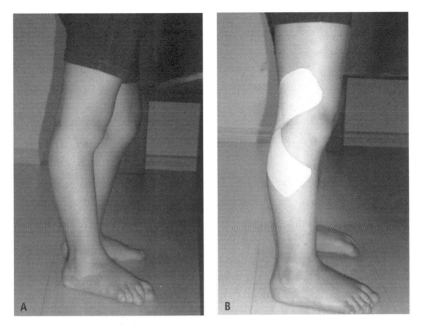

Figura 7.4 (A) Hiperextensão de joelho. (B) Correção da hiperextensão com o uso de Kinesio Tape®.

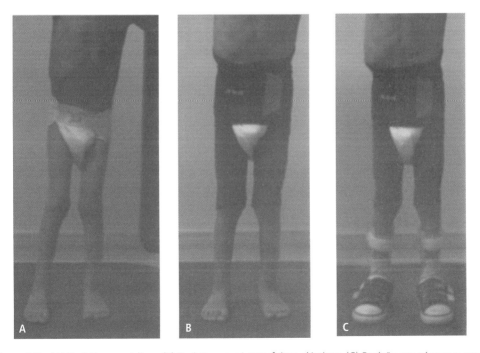

Figura 7.5 (A) Posição em pé livre. (B) Posição em pé com faixas elásticas. (C) Posição em pé com a associação de AFO e faixas elásticas.

ORIENTAÇÕES FAMILIARES E ESCOLARES

A atuação fisioterapêutica em crianças com alterações neuromotoras não deve se limitar à sala de atendimento. O trabalho precisa ser mais amplo, alcançando principalmente a família e a escola, pois é na companhia dessas pessoas que a criança passa a maior parte do tempo. É papel do fisioterapeuta garantir que as conquistas adquiridas nos atendimentos sejam inseridas na rotina das crianças, e isso só será alcançado quando um planejamento em conjunto for desenvolvido entre família, escola e fisioterapeuta.

É fato que quanto maior a gravidade do comprometimento neuromotor, maior será a presença de fatores limitantes que podem restringir a participação dessas crianças nas atividades de rotina diária e a integração social, prejudicando a recreação e o acesso nas escolas e em outros ambientes sociais. Consequentemente, profissionais que lidam com essa clientela devem estar cientes de tal complexidade e utilizar recursos e procedimentos terapêuticos que possam não só modificar a condição clínica, mas também promover o acesso e a participação ativa dessas crianças em ambientes externos relevantes.

As órteses são amplamente utilizadas como recurso terapêutico e auxiliam nessa inserção da criança com distúrbios neuromotores nos ambientes familiar e, principalmente, escolar. Algumas órteses podem ter uso intermitente, sendo decidido de acordo com a rotina familiar e escolar, como as talas extensoras, que promovem o ortostatismo e podem ser incluídas durante atividades lúdicas ou pedagógicas, desde que haja assistência e supervisão para a qualidade e a segurança dessa postura. Verifica-se na prática que tal proposta promove a variação periódica de posturas importantes para prevenir deformidades e favorece a integração no grupo, além de oferecer fortes estímulos à autoestima e à autoconfiança da criança.

As órteses tradicionais confeccionadas em polipropileno, tipo AFO e SMO, em geral têm indicação de uso prolongado e devem ser incorporadas à rotina diária dessas crianças. O desempenho funcional durante as atividades livres, como *playground*, piscina, aulas de educação física e brincadeiras no chão, deve ser avaliado. Em algumas dessas situações, a retirada das órteses pode facilitar o desenvolvimento da proposta.

Nessas situações, é de extrema importância que o fisioterapeuta realize visitas constantes ao ambiente escolar e familiar, incluindo a presença e a participação em tais atividades junto à criança bem como a orientação e o treinamento de um responsável ou cuidador. O fisioterapeuta não deve esperar que responsáveis e cuidadores manuseiem terapeuticamente as crianças, mas sim reconhecer neles importantes aliados que garantam o alinhamento correto nas diversas posturas, o uso de dispositivos adaptativos ou de apoio e o manejo correto das órteses (Figura 7.6).

RESUMO

Crianças com distúrbios de movimento apresentam uma grande variedade de comprometimento sensoriomotor, o que reflete diretamente na funcionalidade e no seu desempe-

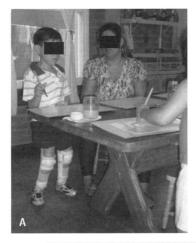
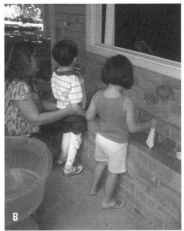
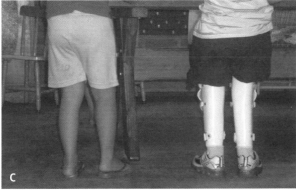

Figura 7.6 Inclusão do uso das talas extensoras durante atividade de aquarela na escola, sob a supervisão da cuidadora.

nho. Este capítulo apresentou de forma abrangente as órteses de membros inferiores mais utilizadas na prática clínica com o objetivo de melhorar a capacidade funcional da criança em sua rotina. O processo de reabilitação dessas crianças é individualizado e cada experiência vivida é única, tendo sempre como objetivo maior tornar as crianças ativas nas unidades familiar, social e escolar, maximizando e acreditando sempre em suas potencialidades.

REFERÊNCIAS BIBLIOGRÁFICAS

1. Buckon CE, Thomas SS, Jakobson S, Moor M, Sussman M, Aiona M. Comparision of three ankle-foot orthosis configurations for children with spastic diplegia. Dev Med Child Neurol. 2004;46:590-8.
2. Burtner PA, Woollacott MH, Qualls C. Stance balance control with orthoses in a group of children with spastic cerebral palsy. Dev Med Child Neurol. 1999;41:748-57.
3. Cook AS, Woollacott MH. Controle motor: teoria e aplicações práticas. 2.ed. Barueri: Manole; 2003.
4. Cury VCR, Mancini MC, Melo AP, Fonseca ST, Sampaio RF, Tirado MGA. Efeitos do uso de órtese na mobilidade funcional de crianças com paralisia cerebral. Rev Bras Fisioter. 2006;10(1):67-74.

5. Davids JR, Rowan F, Davis RB. Indications of orthoses to improve gait in children with cerebral palsy. J Am Acad Orthop Surg. 2007;15:178-88.

6. Mancini MC, Alves ACM, Schaper C, Figueiredo EM, Sampaio RF, Coelho ZAC, et al. Gravidade da paralisia cerebral e o desempenho funcional. Rev Bras Fisioter. 2004;8(3):253-60.

7. Radtka SA, Skinner SR, Dixon DM, Johanson ME. A comparision of gait with solid, dynamic, and no ankle-foot. Phys Ther. 1997;77(4):395-409.

8. Rha D, Kim DJ, Park ES. Effect of hinged ankle-foot orthoses on standing balance control in children with bilateral spastic cerebral palsy. Yonsei Med J. 2010;51(5):746-52.

9. Sanger TD. Pediatric movement disorders. Curr Opin Neurol. 2003;16:529-35.

10. Tecklin JS. Fisioterapia pediátrica. 3.ed. Porto Alegre: Artmed; 2002.

11. Teplicky R, Russell D, Law M. Alternative and complementary therapies casts, splints, and orthoses: lower extremity. 2003. Disponível em: http://www.canchild.ca/en/canchildresources/cso1.asp.

12. Yasukawa A, Patel P, Sisung C. Pilot study: investigating the effects of Kinesio Taping® in an acute pediatric rehabilitation setting. Am J Occup Ther. 2006;60:104-10.

Capítulo 8

Órteses plantares

José André Carvalho

O pé é um elemento-chave no alinhamento das articulações dos membros inferiores tanto estática quanto dinamicamente. Composto por 33 articulações e 26 ossos, o pé pode ser subdividido em três segmentos funcionais, classificados em retro, médio e antepé. O retropé é composto pelo tálus e pelo calcâneo; o mediopé, pelos ossos do tarso; e o antepé é composto pelos metatarsos e pelas falanges. Descalço e em ortostase, normalmente encontra-se 60% do peso corpóreo localizado no retropé e 40%, no antepé. Com calçados dotados de saltos de 10-15 mm, tem-se equilíbrio da carga nesses dois segmentos.

Os movimentos de flexão plantar e flexão dorsal, pronação e supinação, e adução e abdução são realizados nos planos sagital, frontal e transversal, respectivamente. A eversão é uma associação de movimentos compostos por flexão dorsal, pronação e abdução, e a inversão, pelos movimentos de flexão plantar, supinação e adução. É importante observar durante as avaliações plantares a presença de movimentos compensatórios que geralmente ocorrem nos três segmentos funcionais, como uma pronação do retropé associada à supinação do antepé.

A descarga de peso sobre o solo em condições normais é marcada por três pontos de apoio, sendo no calcâneo e na cabeça do primeiro e do quinto metatarsos. A união desses pontos forma três arcos plantares, classificados em arco longitudinal lateral, localizado entre o calcâneo e a cabeça do quinto metatarso; arco longitudinal medial, localizado entre o calcâneo e a cabeça do primeiro metatarso; e arco transverso anterior, localizado entre as cabeças do primeiro e do quinto metatarsos (Figura 8.1A). As alterações desses arcos e a sobrecarga sobre regiões específicas podem ser analisadas por meio de instrumentos como pedígrafo, podoscópio e/ou baropodômetro.

Testes específicos, como o teste de Jack, no qual se realiza extensão passiva do hálux para observar a elevação do arco longitudinal medial e a integridade da musculatura intrínseca e extrínseca do pé; o teste da ponta do pé, no qual podem ser observadas a mobilidade da articulação subtalar e a ação do músculo tibial posterior; e o teste do apoio unilateral, no qual pode ser evidenciada a pronação ou supinação do retropé; podem ser utilizados durante as avaliações plantares. Análises dos calçados também contribuem com as avaliações (Figura 8.1B e C).

PEDÍGRAFO

O pedígrafo, também conhecido como plantígrafo, é um instrumento composto por uma tela de látex que é impregnada por tinta de impressão em sua face posterior para gerar imagens impressas em papel quando o paciente pisa sobre a tela. Nessas imagens, pode-se observar as relações lineares e angulares entre as regiões do retro, medio e antepé. Essa impressão deve ser feita separadamente para cada pé. Cuidado deve ser tomado com deslocamentos do paciente sobre o plantígrafo, o que poderá alterar a impressão plantar. Pede-se ao paciente que ele realize uma descarga suave, iniciando com o toque do calcâneo até o contato total no apoio médio com discreta flexão do joelho. Dessa forma, é possível mensurar o tipo de arco longitudinal: se a impressão do mediopé representar um terço da medida do antepé, pode-se considerar como arco neutro; se essa medida for maior que um terço, considera-se como um arco longitudinal desabado; caso seja maior, será classificado como um arco longitudinal aumentado (Figura 8.2).

PODOSCÓPIO

O podoscópio é um instrumento composto por uma estrutura metálica, uma superfície de vidro sobre a qual o paciente fica em pé e um jogo de espelhos. Com o auxílio dos espelhos, é possível visualizar a distribuição de carga sobre a superfície plantar e as áreas de

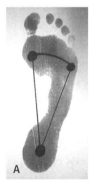
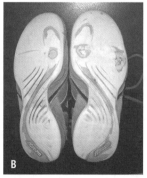
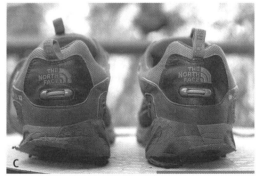

Figura 8.1 (A) Plantigrafia com ilustração dos três arcos plantares. (B) Solado de calçado com desgaste na região do primeiro e do quinto metatarsos. (C) Solado de calçado com desgaste acentuado em região lateral do retropé.

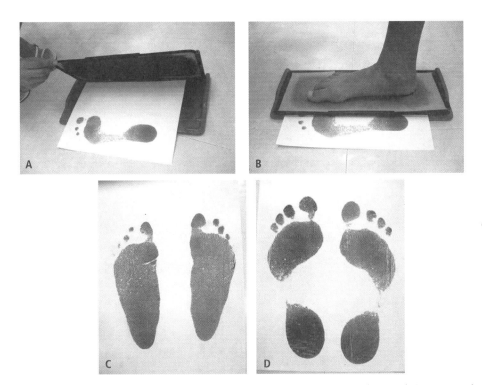

Figura 8.2 (A) Pedígrafo com impressão plantar. (B) Descarga de peso para realização de impressão plantar. Impressão plantar de (C) pé plano e (D) pé cavo.

hiperpressão, as quais estarão mais claras (isquêmicas). Com o paciente sobre o podoscópio, também é possível observar e analisar a face dorsal (calosidades no dorso dos artelhos, dedos em garra, presença de edema), a face plantar (arco longitudinal neutro, aumentado ou desabado; presença de calosidades; regiões sem contato), a face posterior (calcâneo neutro, pronado ou supinado) e as faces medial e lateral (Figura 8.3).

BAROPODÔMETRO

O baropodômetro é uma plataforma composta por sensores pressóricos piezoelétricos conectados por cabo a um computador que utiliza diferentes tipos de *software* para visualização das informações colhidas. A realização de análises estáticas e dinâmicas permite interpretar falhas biomecânicas durante a bipedestração e a marcha.

Análise estática

Para a realização da análise estática, pede-se para o indivíduo manter-se em pé, descalço, relaxado, com os pés alinhados e braços ao longo do corpo, e olhar na horizontal durante a

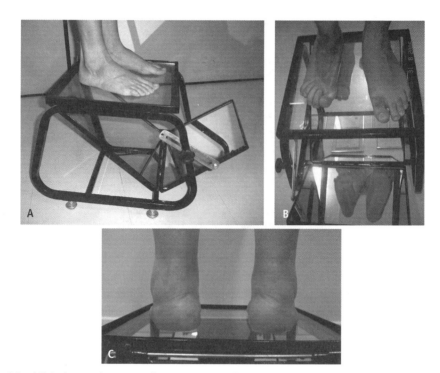

Figura 8.3 (A) Paciente sobre um podoscópio para avaliação plantar e observação de arcos plantares. (B) Análise de um pé traumático com equinismo e sobrecarga em antepé. (C) Visualização de um retropé varo durante avaliação em podoscópio.

captura das informações pelos sensores pressóricos durante um período de 10-20 segundos (Figura 8.4A e B). Com as informações coletadas, é possível observar:

- Ponto máximo de pressão individual em cada pé e pressão média. Uma escala de diferentes cores auxilia na visualização das áreas com diferentes pressões.
- Visualização em 2D ou 3D com possibilidade interativa para girar as imagens.
- Centro de gravidade corpóreo e dos membros inferiores, o que permite a interpretação das alterações posturais.
- Porcentual da pressão em cada pé e em ante e retropé separadamente.
- Área de contato em cada segmento.
- Mensuração e análise gráfica das oscilações do corpo durante análise estática nos sentidos anteroposterior e laterolateral. Essa análise é chamada de estabilometria.

Análise dinâmica

Na análise dinâmica, solicita-se que o paciente caminhe de uma forma bastante natural com olhar na horizontal. Durante as passadas, ele deverá pisar apenas com um dos pés sobre

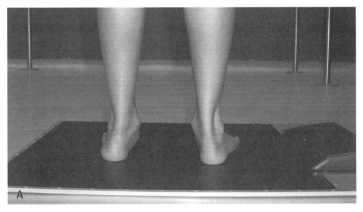

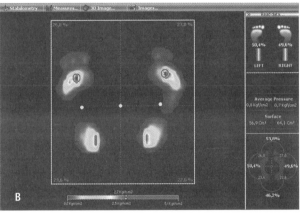

Figura 8.4 (A) Análise estática em baropodômetro. (B) Informações obtidas após análise estática com baropodômetro.

a plataforma (análise unipodal). O mesmo procedimento deverá ser repetido com apoio do outro membro inferior. Mudanças na velocidade ou no comprimento do passo não devem ocorrer durante a análise. Com as informações colhidas, é possível observar:

- Projeção do centro de massa corpóreo durante o deslocamento entre contato inicial e desprendimento do antepé (Figura 8.5A e B).
- Curva determinada pelos pontos de maior pressão durante o deslocamento.
- Filme em 2D e 3D com transferência dinâmica da carga durante a passada.
- Picos de pressão e tempo de contato com o solo.

CLASSIFICAÇÃO DOS PÉS

Os pés podem ser classificados conforme as alterações observadas em seus arcos. O aumento ou a diminuição do arco longitudinal medial definirão um pé cavo ou plano, respec-

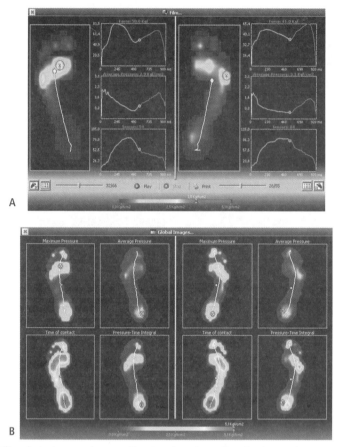

Figura 8.5 Análise dinâmica com baropodômetro durante realização de marcha.

tivamente. Já o desabamento do arco transverso anterior caracterizará um pé plano transverso. Essas modificações plantares acarretam alterações biomecânicas que comprometerão, estaticamente, a postura dos indivíduos e, dinamicamente, a transferência do peso corpóreo durante a deambulação.

Pé plano

O pé plano é caracterizado pelo desabamento parcial ou total do arco longitudinal medial. Quando esse desabamento está presente somente com carga, classifica-se o pé como pé plano flexível. Quando o pé permanece aplainado mesmo sem carga, classifica-se como pé plano rígido, que inspira maiores cuidados.

A debilidade de seus meios de suporte pode estar relacionada ao ligamento interósseo subtalar, que, se alterado, pode pemitir que o calcâneo gire em pronação sob o tálus e acomode-se nessa posição. A insuficiência musculoligamentar, sobretudo dos músculos tibial posterior e fibular longo, também pode contribuir para um pé plano (Figura 8.6A a D). Análises simples, como o teste da ponta de pé, que permite analisar a correção do arco plantar e a mobilidade subtalar, e o teste de Jack, no qual se observa a correção do arco plantar quando se faz a extensão passiva do hálux (dedão), auxiliam na classificação do pé plano.

Geralmente, encontra-se nos pés planos um retropé aduzido e pronado e um antepé abduzido e supinado. Pacientes obesos, com frouxidão ligamentar e hipotônicos geralmente apresentam pés pronados.

O pé plano é caracterizado por calcâneo valgo, rotação interna da pinça maleolar, arco longitudinal desabado e antepé em abdução (Figura 8.6E e F).

Segundo Bernard Bricot, os pacientes portadores de pés planos podem apresentar alterações posturais correlacionadas, como:

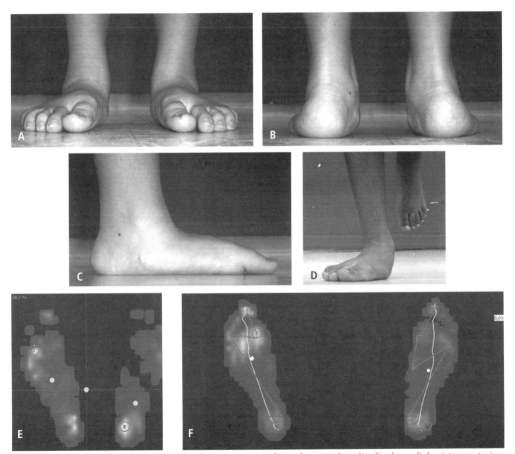

Figura 8.6 (A,B,C) Pé plano com desabamento completo do arco longitudinal medial; vistas anterior, posterior e medial. (D) Teste de apoio unilateral, que permite visualizar o comportamento do pé durante carga total. (E,F) Baropodometria estática e dinâmica em portador de pé plano.

Órteses – um recurso terapêutico complementar

- Calcâneo valgo, rotação interna dos eixos tibiais e femorais.
- Geno valgo.
- Anteversão dos ilíacos.
- Horizontalização do sacro.
- Aumento da lordose lombar.
- Hipercifose torácica.
- Hiperlordose cervical.

As órteses plantares são indicadas para pacientes portadores de pés planos flexíveis, com o objetivo de melhorar o alinhamento dos segmentos envolvidos, não sobrecarregar as articulações dos membros inferiores, pelve e coluna, evitar degeneração óssea prematura e prevenir processos dolorosos. A utilização de palmilhas não resultará na formação do arco longitudinal. Em algumas situações, palmilhas rígidas associadas a calçados pouco flexíveis podem, inclusive, durante a fase de crescimento, inibir a formação do arco longitudinal, provavelmente por não permitir a ação normal da musculatura intrínseca do pé das crianças, portanto as palmilhas devem ser flexíveis. Para se manter o alinhamento do retropé, às vezes torna-se necessária, além da modelagem do arco longitudinal medial e do apoio sobre o navicular, a colocação de uma cunha interna no calcâneo (CIC). Não havendo um valgismo importante do calcâneo, será possível alinhá-lo somente com a elevação do arco longitudinal medial. Esse arco deve terminar posteriormente à primeira articulação metatarsofalangiana. Para reposicionar o antepé, quando necessário, é utilizada uma cunha pronadora envolvendo o quarto e o quinto metatarsos, a qual também pode ser chamada de cunha externa do antepé (CEA) (Figura 8.7). As órteses plantares com essas características (CIC, apoio arco longitudinal medial e CEA) são chamadas de palmilhas helicoidais. Nas crianças, geralmente utiliza-se palmilhas inteiriças. Já nos adultos é mais comum a utilização de palmilhas 3/4, também chamadas de antimetatarsianas, pois facilitam a adaptação em calçados comerciais.

Quanto aos calçados, recomenda-se para as crianças a utilização de tênis com contraforte medial reforçado, para auxiliar no alinhamento do calcâneo. Em algumas situações mais importantes, solicita-se o uso de modelos com cano alto. O salto de Thomas, idealizado por Hunfh Owen Thomas, que apresenta uma cunha medial mais longa no salto, também pode ser empregado. Nos calçados, o antepé deve ser bem flexível para permitir mobilidade articular durante a deambulação. Quanto ao tamanho do calçado, não é aconselhável aumentar o número. Deve-se, também, sempre solicitar que os pacientes substituam as palmilhas de forração que acompanham os calçados pelas confeccionadas sob medida, para aumentar o espaço interno dentro do próprio calçado. As sandálias com abertura posterior não são recomendadas pela dificuldade de fixação das palmilhas.

Os pacientes devem ser orientados a exercitar a musculatura plantar com exercícios específicos; portanto, além da prescrição das órteses plantares, deve-se estimular a formação do arco plantar nas posições sentada ou em pé por meio de atividades como:

Órteses plantares 177

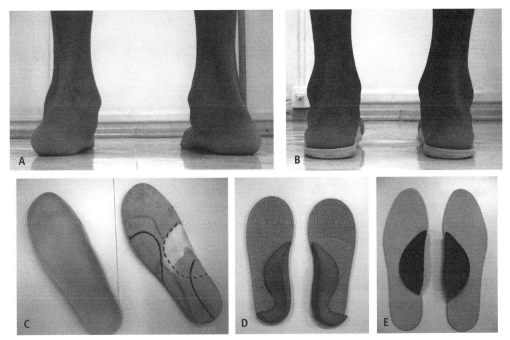

Figura 8.7 (A,B) Imagens comparativas em portador de pé plano flexível sem e com órtese plantar. (C) Palmilha helicoidal com cunha pronadora em antepé, suporte em arco longitudinal medial e cunha interna em retropé. (D) Órtese plantar com suporte em arco longitudinal medial e cunha externa em retropé. (E) Órtese plantar com suporte em arco longitudinal medial.

- Andar na ponta dos dedos.
- Amassar toalhas e papéis com os dedos.
- Andar descalço em superfícies irregulares, como caixa de areia, caixa de brita, gramados etc.

Pé cavo

O pé cavo, também chamado de pé varo, é caracterizado pelo aumento do arco longitudinal medial em decorrência da contratura de músculos que se inserem na concavidade plantar, como os músculos tibial posterior, fibulares, plantares e flexores dos dedos. A contratura muscular encontrada nos pés cavos resulta em pés mais rígidos e dolorosos (Figura 8.8A e B).

O pé cavo é caracterizado por retropé varo, arco longitudinal aumentado (tanto em altura como em largura), tensão da aponeurose plantar, diminuição da superfície de apoio, arco transverso anterior aplainado com sobrecarga nas cabeças metatarsianas e dedos em garra (Figura 8.8C e D).

As órteses plantares são indicadas para diminuir o varo do retropé, apoiar o arco longitudinal aumentado, pronar o antepé (antes do quinto raio), aliviar as cabeças metatarsianas e diminuir a garra dos dedos. Essas palmilhas podem ser inteiriças ou antimetatarsianas, também conhecidas como palmilhas 3/4 (Figura 8.8E a G).

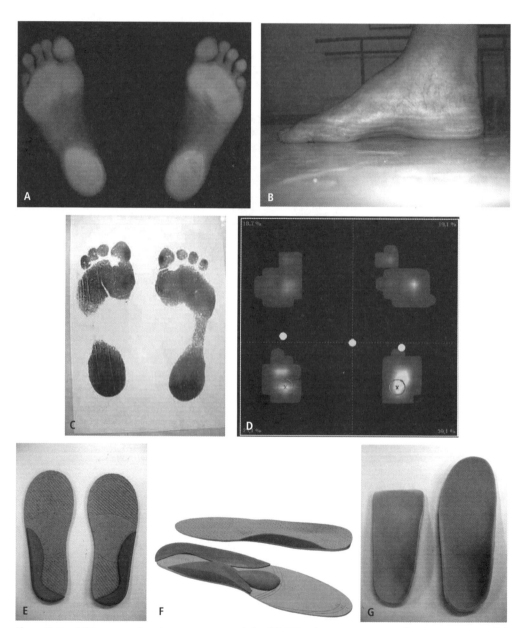

Figura 8.8 (A) Imagem de pé cavo no podoscópio. (B) Falta de contato em mediopé em pé cavo. (C) Plantigrafia de pés cavos assimétricos. (D) Baropodometria em paciente com pé cavo. (E) Palmilha com cunha externa em retro e mediopé. (F) Palmilha de contato total com apoio retrocapital e cunha externa. (G) Palmilhas inteiriça e antimetatarsiana, também conhecida como 3/4.

Os pacientes portadores de pés cavos apresentam, segundo Bernard Bricot, alterações posturais como:

- Tálus varo.
- Rotação externa tibial e femoral.
- Geno varo e recurvado.
- Pressão anterior sobre o acetábulo.
- Retroversão do ilíaco.
- Verticalização do sacro.
- Diminuição da lordose.
- Dorso plano.

Pacientes com a síndrome de Charcot-Marie-Tooth geralmente apresentam pés cavos adquiridos, originários da neuropatia sensoriomotora que compromete a musculatura flexora dorsal.

Pé plano transverso

O pé plano transverso pode estar associado tanto com o pé plano quanto com o pé cavo. Trata-se do desabamento do arco transverso anterior, o que, consequentemente, leva ao aumento de pressão sobre essa região, sobretudo sobre as cabeças dos metatarsos mediais. A presença de hiperqueratose, metatarsalgia, neuroma de Morton e dedos em garra é comum nesse tipo de deformidade (Figura 8.9A a D).

Tratamento ortésico

As órteses têm como objetivo eliminar a dor local ou irradiada por meio da elevação do arco desabado, proporcionando uma melhor distribuição de carga sobre as cabeças dos metatarsos.

As almofadas metartasianas centrais, também conhecidas como piloto, são posicionadas atrás das cabeças do segundo, terceiro e quarto metatarsos. Em alguns casos, em que se torna necessário um maior alívio em toda a região, é indicada a colocação de uma barra retrocapital, que deve ser posicionada respeitando o posicionamento anatômico dos metatarsos (Figura 8.9E a H).

Para pacientes que já apresentam dedos em garra, é indicada a utilização de calçados hiperprofundos, com o objetivo de diminuir a pressão sobre o dorso dos dedos. Quanto à altura do salto, recomenda-se saltos mais baixos para não sobrecarregar a região do antepé. Em situação extremas, é recomendada a utilização de calçados com solado rígido e *rocker* anterior, diminuindo a pressão exercida durante as fases de rolamento final e pré-balanço.

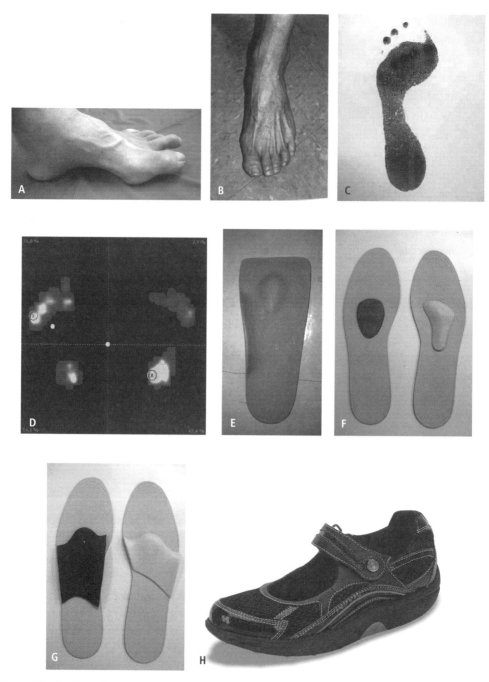

Figura 8.9 (A,B) Pé plano transverso com dedos em garra. (C,D) Plantigrafia e baropodometria de pés planos transversos: observa-se a sobrecarga nas cabeças metatarsianas. (E) Palmilha 3/4 com apoio retrocapital central. (F) Palmilha inteiriça com apoios retrocapitais. (G) Palmilha inteiriça com barra retrocapital. (H) Calçado com solado *rocker* anterior.

Órteses plantares 181

Pé aduzido ou metatarso aduzido

O pé aduzido ou metatarso aduzido é geralmente confundido com o pé torto congênito, embora apresentem características e demandem técnicas terapêuticas bem distintas. O pé aduzido apresenta desvio medial do antepé (metatarsos e falanges), cujo vértice se situa na articulação de Lisfranc (articulação tarsometatarsiana). Já no pé torto congênito, essas deformidades são acompanhadas de flexão plantar e supinação do retropé.

Tratamento ortésico

As órteses plantares realizam forças atuando medialmente sobre o primeiro metatarso e lateralmente sobre o quinto metatarso e o cuboide, sendo chamadas também de palmilhas com haletas, as quais devem ser utilizadas com calçado fechado (Figura 8.10A). Calçados com bicos invertidos também são indicados para uso diurno, reposicionando o antepé em varo. A técnica de gessos curtos progressivos também é utilizada como tratamento conservador.

Uma órtese chamada Bebax® permite ajustes nos três planos de movimento, promovendo uma correção dinâmica e progressiva nos pés com deformidades. Essa órtese é composta por um adaptador multidirecional localizado em sua base, ajustável com uma pequena chave sextavada. Não é indicada para realização de bipedestração e marcha (Figura 8.10B e C).

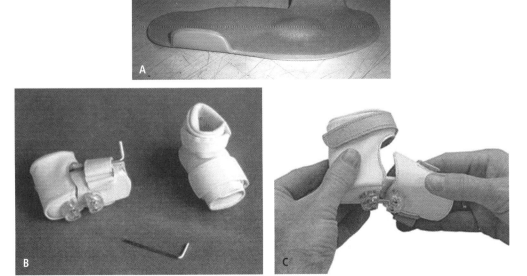

Figura 8.10 (A) Palmilha com haletas laterais em cuboide e primeiro metatarso. (B,C) Órtese Bebax® com possibilidade de ajuste tridimensional.

Pé torto congênito

O pé torto congênito apresenta uma deformidade rígida complexa nos três planos de movimento, ou seja, um pé cavo equino varo supinado. Além da alteração óssea, encontram-se também deformidades musculares, tendíneas e vasculares. Na literatura em língua inglesa, o pé torto congênito é denominado *club foot*, ou seja, "pé em forma de taco de golfe". Atualmente, o método de Ponseti é considerado a melhor técnica de tratamento conservador para o pé torto congênito.

A partir do entendimento biomecânico dessas deformidades, por meio dos estudos realizados pelo professor Ignácio Ponseti, em Iowa (EUA), iniciados em 1948, desenvolveu-se o método de Ponseti, que alterou radicalmente o tratamento e o prognóstico do pé torto congênito.

O método de Ponseti consiste na correção das deformidades de forma gradual realizando manipulações suaves e colocação de aparelhos gessados longos semanalmente. São necessários seis a dez gessos para a correção (Figura 8.11A a C). Após isso, realiza-se uma tenotomia – liberação do tendão de Aquiles –, sob leve sedação, para corrigir a última deformidade presente, que é o pé equino. Utiliza-se o gesso por mais 3 semanas, já com o pé em boa posição, e, posteriormente, coloca-se a órtese denominada Dennis-Brown em um período inicial de 23 horas diárias. Esse período é reduzido para 16 horas aos 9 meses. Para crianças de 1-4 anos de idade, indica-se o uso noturno.

A órtese de Dennis-Brown é utilizada somente após a correção total do pé torto por meio das manipulações e gessos seriados. Mesmo quando bem corrigido, o pé torto tem a tendência de recidivar até a idade de aproximadamente 4 anos. A órtese de abdução dos pés, que é a única forma adequada para evitar a recidiva da deformidade, quando utilizada conforme descrito, é efetiva em 90% dos pacientes. O uso da órtese não vai atrasar o desenvolvimento para sentar, engatinhar ou andar.

Órtese de Dennis-Brown

Indicada para crianças com anteversão femoral, torção tibial e metatarso aduzido, a órtese de Dennis-Brown é composta por "sapatilhas" unidas por uma barra rígida. A angulação das "sapatilhas" é ajustada interna ou externamente, conforme a necessidade (Figura 8.11D). Consideração deve ser dada aos valores normais dos desvios quando relacionados às idades dos pacientes. Uma intervenção inapropriada pode resultar em danos futuros ao alinhamento dos membros inferiores.

Pé talo vertical

O pé talo vertical, ou pé plano rígido congênito, é um distúrbio congênito que deve ser diferenciado dos pés planos flexíveis comuns na infância. Pode estar associado a doen-

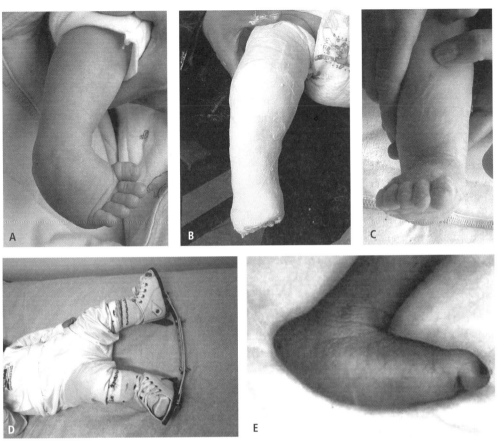

Figura 8.11 (A,B,C) Tratamento de pé torto congênito através do método de Ponseti. (D) Órtese de Dennis-Brown. (E) Pé talo vertical.

ças neuromusculares, como artrogripose ou mielomeningocele, mas também aparece como anomalia isolada. Anatomicamente, encontra-se luxação dorsal e lateral da articulação talo-calcaneonavicular.

O tálus encontra-se trancado em posição de equino extremo e desviado medialmente, articulando dorsalmente com o navicular. O calcâneo também se encontra em equino, mas em menor grau que o tálus. Essas deformidades levam a uma postura em pé plano com proeminência plantar e antepé dorsifletido.

De todas as deformidades dos pés, é a que produz maior alteração funcional, ocasionando uma marcha insegura, com passos curtos e com flexão compensatória em joelho e quadril. Nesse caso, não se utiliza órteses plantares. Dentre as medidas de tratamento com órteses, sugere-se AFO articulada com limitação para dorsiflexão e flexão plantar livre. Para casos mais graves, técnicas cirúrgicas, como osteotomias e artrodeses, são indicadas.

OUTRAS DOENÇAS

Serão citadas a seguir algumas doenças plantares e a indicação de palmilhas específicas como método terapêutico complementar.

Esporão de calcâneo

Nos casos de pés neutros, pode-se indicar calcanheiras acomodativas para alívio local. Essas órteses, chamadas de calcanheiras, podem ser puramente acomodativas, como as encontradas pré-fabricadas em lojas ortopédicas e esportivas, ou confeccionadas sob medida, que apresentam apoio em borda lateral e posterior e alívio em borda medial na região da tuberosidade medial do calcâneo.

Esse tipo de órtese é chamada de calcanheira com "U" assimétrico. É recomendado orientar os pacientes a não caminhar descalço e utilizar calçados com saltos de 1,5-2,0 cm para projetar anteriormente o centro de massa corpóreo. Pacientes com pés planos ou cavos devem utilizar palmilhas customizadas com contato total e alívio na região do calcâneo e realizar tratamento fisioterapêutico para alongamento da musculatura plantar e combate ao processo inflamatório (Figura 8.12).

Fascite plantar

Pacientes obesos e portadores de pés cavos ou planos podem apresentar com maior frequência fascite plantar. A fascite caracteriza-se por uma inflamação ocasionada por microtraumatismos de repetição, resultando em dor na base do calcâneo e no arco plantar. As forças de tração durante o apoio levam ao processo inflamatório que resulta em fibrose e degeneração das fibras fasciais.

Como tratamento, recomenda-se o uso de palmilhas de contato total com apoio do arco longitudinal, calçados com solados anti-impacto e tratamento fisioterapêutico, como crochetagem mioaponeurótica para reorganização dos tecidos locais.

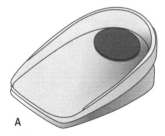
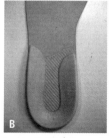

Figura 8.12 (A) Calcanheira acomodativa para amortecimento local. (B) Órtese plantar com "U" assimétrico.

Órteses plantares 185

Síndrome do tibial posterior e síndrome do túnel do tarso

A síndrome do tibial posterior é causada pela inflamação do tendão tibial posterior na inserção junto ao osso navicular, com maior incidência em adultos com pés planos. Os sintomas podem piorar após atividades físicas. No exame físico, o paciente pode referir dor local à palpação e apresentar desvio em valgo do tornozelo quando posicionado na ponta dos pés.

Já a síndrome do túnel do tarso é resultante da compressão do nervo tibial posterior pelo ligamento do tornozelo, podendo gerar dor em queimação, formigamento e diminuição de força da musculatura local. Uma avalição clínica correta diferencia as duas doenças.

Nesses casos, a indicação de uma órtese plantar com apoio do arco longitudinal medial dando suporte ao navicular pode diminuir a tensão do tibial posterior e a compressão nervosa (Figura 8.13).

Sesamoidite

Os sesamoides localizados abaixo do primeiro metatarso funcionam como polias e, como tais, proporcionam uma superfície lisa sobre a qual os tendões deslizam, potenciali-

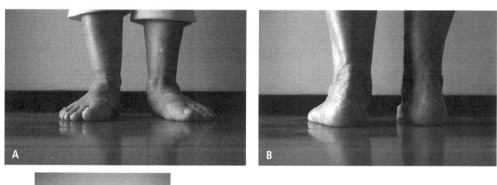
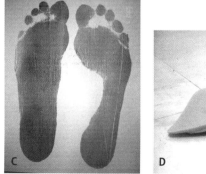
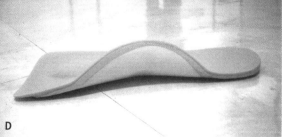

Figura 8.13 (A,B) Paciente com síndrome do tibial posterior à esquerda. (C) Plantigrafia com assimetria plantar. (D) Órtese com suporte para navicular e arco longitudinal medial.

zando a capacidade de transmitir a força gerada nos músculos. A sesamoidite aparece em razão de uma sobrecarga brusca ou repetitiva na região metatarsofalangiana. Quando o hálux está estendido, na fase do apoio, a força recai sobre os sesamoides. Pacientes com sesamoidites podem apresentar inflamação e, em casos extremos, ulceração local em razão da pressão. O uso de calçados com saltos altos deve ser evitado e recomenda-se o uso de palmilha com apoio retrocapital no primeiro metatarso e discreto alívio abaixo dos sesamoides.

Metatarsalgia e neuroma de Morton

A metatarsalgia refere-se somente à localização da dor na região do antepé, mais precisamente sobre o metatarso, podendo ser causada por uma série de fatores. Estima-se que 92% das metatarsalgias são de origem mecânica, e os demais 8% são atribuídos às demais doenças. Sabe-se que quanto maior for a altura do salto, maior será a sobrecarga no antepé, o que explica a maior incidência dessa doença em mulheres (Figura 8.14).

O neuroma de Morton, descrito por Thomas G. Morton em 1876, é caracterizado pela compressão do nervo interdigital entre o terceiro e o quarto metatarsos. A presença de maior mobilidade no quarto metatarso em relação ao terceiro favorece a ocorrência de microtraumas nesse local, resultando em queimação, dor com irradiação para dedos e parestesia. Um exame realizado para verificar a presença do neuroma de Morton é a compressão laterolateral das cabeças metatársicas e a compressão do espaço interósseo. Quando ocorrem estalido e ressalto doloroso, considera-se positiva a presença do sinal de Mulder.

Esses pacientes devem evitar calçados estreitos e com saltos altos. Atividades de impacto com o antepé também devem ser suspensas. Nesses casos, indica-se o uso de palmilha com apoio retrocapital central visando elevar o arco transverso anterior e diminuir a pressão sobre a cabeça dos metatarsos centrais. Outra alternativa é a utilização de calçados com solados rígidos e *rocker* anterior. Em algumas situações, o procedimento cirúrgico é indispensável (Figura 8.15).

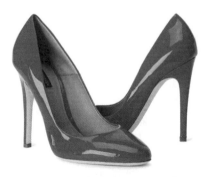

Figura 8.14 Calçado com salto extremamente alto sobrecarregando o antepé.

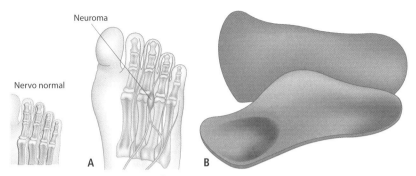

Figura 8.15 (A) Neuroma de Morton. (B) Órtese plantar com elevação do arco transverso anterior.

Doença de Freiberg

A doença de Freiberg foi relatada pela primeira vez em 1914, por Alfred H. Freiberg, e localiza-se na região dorsal da superfície articular da cabeça do segundo e do terceiro metatarsos. A lesão é causada por pressão excessiva sobre a cabeça do metatarso durante a sustentação de peso, levando a microfraturas repetidas, perda de suprimento sanguíneo para o osso subcondral com necrose avascular e deformação da cartilagem. A amplitude de movimento (ADM) local fica limitada, comprometendo a fase de impulso durante a locomoção. Como tratamento, preconiza-se redução de atividades esportivas, proibição de saltos altos, utilização de órteses plantares com elevação do segundo e do terceiro metatarsos e calçados com *rocker* anterior. Em casos mais avançados, o tratamento é cirúrgico (Figura 8.16).

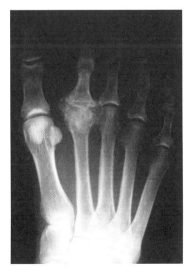

Figura 8.16 Doença de Freiberg.

Discrepância no comprimento dos membros inferiores

As compensações dos encurtamentos dos membros inferiores podem ser realizadas por meio de órteses plantares ou compensações externas aos calçados.

Primeiramente, é importante verificar se o encurtamento encontrado é real ou aparente. Por meio de escanometrias digitais, é possível determinar com maior precisão o quanto de encurtamento real existe entre os membros (Figura 8.17A e B).

A indicação de órtese para encurtamento será específica para adultos e crianças. Nas crianças que apresentam encurtamentos reais, deve-se compensar três quartos da diferença de altura dos membros e reavaliar a criança com frequência, observando alterações posturais significativas.

Nos adultos, compensa-se encurtamentos a partir de 0,8 cm quando houver queixas clínicas, como claudicação, fadiga muscular, dor e desequilíbrio postural significativo. Pacientes com encurtamentos menores que 0,8 cm geralmente são assintomáticos e apresentam adaptações posturais.

Encurtamentos de 0,8-1,5 cm devem ser compensados com palmilhas 3/4, as quais serão utilizadas dentro dos calçados fechados ou fixas em calçados abertos.

É importante que essas palmilhas respeitem os arcos longitudinal medial e lateral, ou seja, não se deve simplesmente colocar uma calcanheira para compensação de um encurtamento, sobretudo se o paciente apresentar um pé cavo. Deve-se ter cuidado com o aumento de pressão sobre os metatarsos.

Para encurtamentos maiores de 1,5 cm, deve-se compensar parte da diferença dentro do próprio calçado, e o restante, com plataforma fixada externamente ao solado. Para compensações maiores que 4,0 cm, é necessário ter no solado uma angulação em antepé ao nível da articulação metatarsofalangiana para facilitar a deambulação. Nos casos de grandes encurtamentos, deve ser discutida a confecção de uma ortoprótese, visando maior funcionalidade e ganho estético (Figura 8.17C a F).

PÉ DIABÉTICO

O diabete continua sendo um problema de saúde pública mundial mesmo com a descoberta e utilização da insulina há mais de 70 anos. O aumento da longevidade associado aos males da vida moderna, como estresse, sedentarismo, má alimentação e obesidade, aumenta a probabilidade das complicações neuropáticas e vasculares, sobretudo em pacientes portadores de diabete tipo 2, atualmente encontrada em aproximadamente 15 milhões de brasileiros. A prevalência de diabete melito no mundo vem aumentando em proporções alarmantes. Nos próximos 20 anos, estima-se um aumento de 54% na prevalência dessa doença entre adultos no mundo (de 284 milhões em 2010 para 438 milhões em 2030), segundo dados oficiais da International Diabetes Federation.

Órteses plantares 189

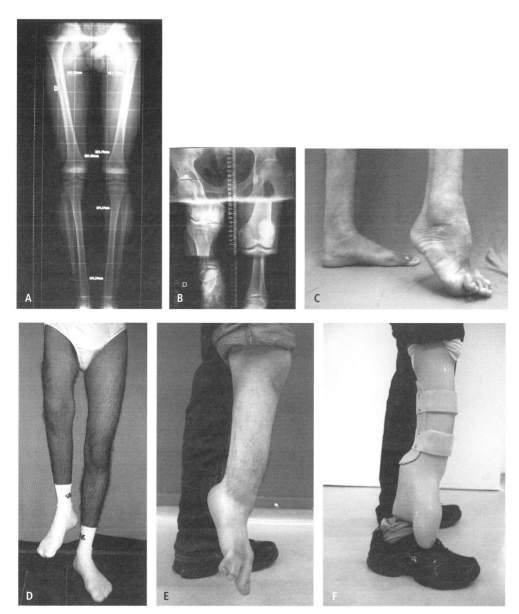

Figura 8.17 (A,B) Escanometrias digital e convencional. (C) Encurtamento com deformidade em equino. (D) Grande encurtamento com desnivelamento das articulações do joelho. (E,F) Agenesia fibular e solução com ortoprótese.

Doença neuropática

Na neuropatia periférica, ocorre degeneração das fibras nervosas mielinizadas e desmielinizadas, podendo afetar os receptores sensoriais e motores, causando diminuição da sensibilidade protetora, atrofia e hipotonia muscular, acarretando alterações dos arcos plantares. Essas alterações acabam modificando as áreas de apoio e ocasionando aumento de pressão em pontos específicos, como nas cabeças metatarsianas. Esse aumento de pressão ocasiona as hiperqueratoses, que, quando espessadas, podem agir como corpos estranhos, causando laceração dos tecidos subcutâneos. O extravasamento de sangue e plasma através dos capilares pode tornar-se um meio de cultura para as bactérias existentes na área, formando verdadeiros abscessos. Às vezes, a calosidade está tão espessa que a infecção invade mais facilmente a cápsula articular e a cabeça do metatarso, causando osteomielite. Esse quadro poderá ser percebido pelo paciente somente quando houver um quadro infeccioso importante ou invasão de áreas menos anestesiadas.

Características do pé diabético neuropático

Os pés diabéticos neuropáticos podem apresentar as seguintes características (Figura 8.18):

- Tecidos bem nutridos, com aspecto sadio e presença de pelos.
- Bons pulsos arteriais.
- Diminuição ou ausência da sensibilidade dolorosa, térmica, proprioceptiva e vibratória.
- Diminuição ou ausência do reflexo aquileu.
- Diminuição da força muscular distal.
- Tendência para arco elevado e dedos em garra.
- Calosidades em pontos de pressão.

Doença isquêmica

Nas doenças isquêmicas, é possível encontrar úlceras secas com necrose cutânea. A arteriosclerose resulta em espessamento e perda da elasticidade da parede arterial. Gangrena ou

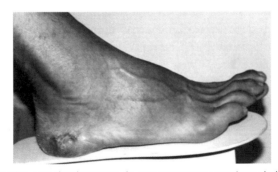

Figura 8.18 Pé neuropático com desabamento do arco transverso anterior e dedos em garra.

necrose isquêmica estão geralmente associadas às arterioscleroses de grandes vasos enquanto a microangiopatia diabética é observada em pequenas artérias, arteríolas e capilares.

Características do pé diabético isquêmico

Os pés diabéticos isquêmicos (Figura 8.19) podem apresentar:

- Tecido subnutrido, frio.
- Ausência de pelos.
- Alteração em unhas (espessadas ou em escamas superpostas).
- Redução ou ausência dos pulsos (pedioso e tibial posterior).
- Tempo de preenchimento venoso prolongado (superior a 20 segundos).
- Rubor dos artelhos quando na posição de declive.
- Palidez do pé com a elevação.
- Pé doloroso ao caminhar (os pontos infectados ficam sensíveis ao toque ou à pressão).

Avaliação e cuidados preventivos

Pacientes diabéticos apresentam maior predisposição às lesões plantares quando comparados com indivíduos não diabéticos. Wagner descreveu as categorias de riscos do pé diabético, classificando-as em 0, 1, 2 e 3:

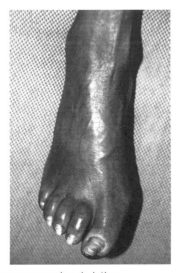

Figura 8.19 Pé isquêmico com necrose na polpa do hálux.

- Na categoria de risco 0, foram incluídos todos os pacientes diabéticos que apresentam sensibilidade protetora e sem história de úlcera plantar.
- Na categoria de risco 1, estão os pacientes com alteração de sensibilidade, porém sem úlceras ou deformidades.
- Nos pacientes classificados na categoria de risco 2, encontra-se ausência de sensibilidade protetora e de ulceração, porém com deformidades.
- Na categoria de risco 3 (Figura 8.20), encontra-se, além da perda da sensibilidade, história pregressa de ulceração.

Esses pacientes devem adotar cuidados preventivos diários e, à medida que a categoria de risco aumenta, também aumenta a necessidade das reavaliações clínicas realizadas por especialistas. Indivíduos obesos e com deficiência visual devem recorrer aos familiares e amigos para auxiliar na avaliação diária dos pés.

Na avaliação física, deve-se:

- Inspecionar o pé e o tornozelo, observando a presença de alterações tróficas, como desidratação, úlceras ou calosidades.
- Testar a sensibilidade (superficial, térmica, dolorosa e vibratória).
- Avaliar a força muscular dos músculos extensores e flexores dos dedos, flexores plantares e dorsais, inversores e eversores.
- Observar a presença de deformidades, como dedos em garra e em martelo e hálux valgo.
- Verificar coloração e temperatura.
- Avaliar a presença de edema.
- Realizar a palpação dos pulsos pedioso e tibial posterior.

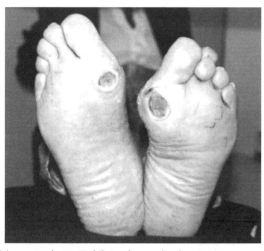

Figura 8.20 Pé neuropático com ulceração bilateral em primeiro metatarso.

- Verificar o tipo de calçado utilizado e os desgastes apresentados.
- Observar a marcha do paciente.

A abordagem terapêutica requer boa compreensão da doença e das inter-relações das alterações neuropáticas e isquêmicas. Tratando-se de um pé de risco, deve-se prevenir ao máximo qualquer tipo de lesão. Orientações preventivas devem ser dadas ao paciente e aos familiares, e os cuidados devem ser diários. Vale a pena relembrar que calosidades negligenciadas podem evoluir para ulcerações, e ulcerações infectadas podem evoluir para amputações dos membros inferiores.

Estudos mostram que a principal causa de amputação é o diabete e que, em um período de 5 anos pós-amputação, mais de 54% dos pacientes diabéticos sofrerão amputação do membro contralateral, tornando-se biamputados.

Dentre as diversas orientações que devem ser dadas aos diabéticos, citam-se:

- Não fumar.
- Controlar a alimentação.
- Controlar a glicemia.
- Realizar atividades esportivas, como caminhadas.
- Inspecionar os pés diariamente.
- Hidratar a pele.
- Ter cuidado com as unhas, sobretudo ao cortá-las.
- Não colocar os pés em compressas quentes.
- Utilizar meias de algodão, preferencialmente brancas, o que facilita a detecção de lesões.
- Não caminhar descalço.
- Utilizar calçados e órteses plantares apropriadas.
- Inspecionar o interior dos calçados antes de vesti-los.

As órteses plantares devem ser confeccionadas sob molde em gesso ou caixa de espuma copiadora. Para pés rígidos, são indicados palmilhas de contato total e calçados hiperprofundos com solado biomecânico não flexível, e para pés com mobilidade preservada, restabelecer arcos plantares e reduzir zonas de pressão pontual (Figura 8.21).

Pé de Charcot

Em 1868, Jean Martin Charcot descreveu pela primeira vez as alterações articulares associadas à *tabes dorsalis*. No entanto, com o declínio dos casos de *tabes dorsalis* e o aumento na expectativa de vida da população diabética, o diabete começou a ser considerado a causa mais provável do pé de Charcot. A primeira descrição dessa artropatia neuropática no diabete data de 1936.

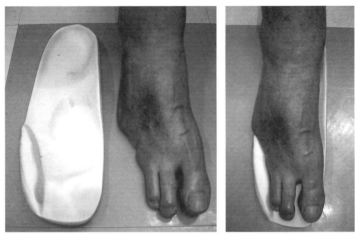

Figura 8.21 Amputação transmetatarsiana em quarto e quinto raios com órtese plantar adaptada.

O pé de Charcot é um processo relativamente indolor, progressivo e degenerativo que ocorre em articulações em razão de déficits neurológicos e traumáticos subjacentes, sendo as articulações periféricas as mais comumente afetadas. O simples fato de ficar em pé ou deambular pode ser traumático, exarcebando essa condição (Figura 8.22).

O surgimento de um pé de Charcot está relacionado a componentes neuropáticos, como diminuição da sensibilidade protetora, da propriocepção e da atividade autonômica, e com componentes traumáticos.

A perda da sensibilidade dolorosa, da propriocepção e da atividade simpática resulta em mecanismos traumáticos, como estiramento capsular e ligamentar acarretando frouxidão articular, distensão, subluxação e reabsorção óssea com destruição articular. Esse quadro gera alterações articulares com arcos colapsados e artelhos encurtados, e, consequentemen-

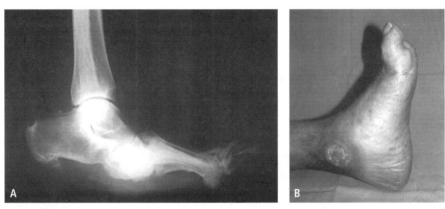

Figura 8.22 (A) Pé de Charcot com desabamento de mediopé. (B) Pé de Charcot com desabamento de antepé e úlcera local.

te, as ulcerações, se infectadas, poderão evoluir para amputações. É importante destacar que a amputação de um artelho ou metatarso é mais um fator relacionado ao estresse secundário a uma deficiência biomecânica adquirida.

Tratamento

- Órtese plantar de contato total para apoio e proteção.
- Calçados com solados biomecânicos.
- Andador ou bengalas para redução de peso.
- Meias de fibras naturais (algodão e lã) que sejam absorventes.
- Amputação para os pacientes com deformidades graves e ulcerações infectadas que não respondem ao tratamento conservador.

CONFECÇÃO DAS ÓRTESES PLANTARES

As palmilhas termomoldáveis devem ser confeccionadas sob medida, o que torna necessária a realização de moldes individualizados para cada caso. A utilização de formas-padrão nem sempre atende às necessidades específicas de cada paciente. Recomenda-se a utilização de Plastazote® com diferentes espessuras e densidades. O EVA não é o material mais recomendado nesses casos, embora, em razão do baixo custo, ainda seja o mais utilizado.

Com a utilização de caixas de espuma copiadora, o molde se tornou extremamente simples, porém, em algumas situações, moldes negativos em gesso devem ser feitos diretamente sobre o pé do paciente, com as devidas correções. Nas caixas de espuma copiadora, orienta-se que o paciente coloque o pé vagarosamente sobre o material até a descarga total de peso. Ao retirar o pé, o molde estará pronto para ser preenchido com gesso e, posteriormente, utilizado para confecção da órtese plantar. Nos casos de pés cavos, é obtida com exatidão a altura do arco longitudinal medial, enquanto as calosidades e ulcerações, se presentes, estarão sempre bem demarcadas. Nos pés planos flexíveis, é possível utilizar a caixa copiadora com descarga de peso parcial ou confeccionar molde em gesso (Figura 8.23). As palmilhas utilizadas para pés rígidos apresentam como objetivo aumentar a superfície de apoio para melhor distribuição de carga e alívio de áreas com pressões pontuais, sempre com contato total. Para pés flexíveis, um reposicionamento do segmento pode ser realizado a fim de evitar deformidades compensatórias e pontos de pressão pontuais.

Calçados

Os calçados podem ser classificados em pré-fabricados e confeccionados sob medida.

Os pré-fabricados têm sido utilizados com muita frequência para adaptação de órteses plantares. Aqueles com maior abertura e palmilhas removíveis, como os tênis esportivos,

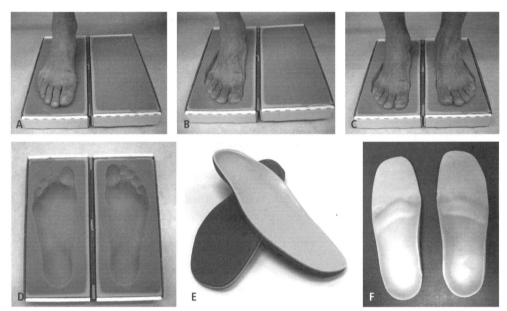

Figura 8.23 (A,B,C,D) Técnica utilizada para realização de molde plantar com carga para futura confecção de palmilha. (E) Órtese plantar flexível confeccionada em material termomoldável. (F) Órtese plantar com barra retrocapital.

são recomendados, pois permitem uma boa adaptação das palmilhas confeccionadas sob medida. No caso de calçados sociais masculinos e, sobretudo, calçados femininos, deve-se evitar os modelos estreitos, rasos e com saltos, o que impede a adaptação de palmilhas. Já as conhecidas botas ortopédicas, muito utilizadas nas décadas de 1970 e 1980, estão em desuso.

Os calçados confeccionados sob medida são indicados para pacientes que apresentam deformidades significativas, como nos casos de pés de Charcot, pés reumáticos, pés pós-traumáticos graves, grandes dismetrias dos membros inferiores e alguns casos de amputações parciais de pé. Recomenda-se, para a confecção desses calçados, a realização de moldes em gesso, se possível com o paciente em posição ortostática com carga.

Dependendo do objetivo proposto, os calçados pré-fabricados poderão apresentar características próprias, como:

- Pés planos: calçados com contraforte envolvendo o calcâneo com prolongamento medial até o osso cuboide, solado flexível e podendo apresentar cunha externa medial no calcâneo.
- Pés planos transversos: calçados com solado rígido e com convexidade em antepé (solado com *rocker*).
- Pés cavos: calçados mais largos e altos na caixa dos dedos, solado flexível e podendo apresentar cunha externa no calcâneo.
- Pés insensíveis: calçados hiperprofundos, sem costura e com solado biomecânico (*rocker*).

Os saltos altos são bastante utilizados pelas mulheres e nota-se que o seu uso inicia-se cada vez mais cedo, acarretando problemas ortopédicos para os pés e toda a postura. Sabe-se também que quanto maior for a altura do salto, maior será a sobrecarga na região do antepé, sobrecarregando a cabeça dos metatarsos e falanges e contribuindo para as deformidades dos dedos, como dedos em garra, e as doenças do antepé, como as metatarsalgias, neuromas de Morton, sesamoidites e calosidades seguidas de ulcerações. Uma opção seria a utilização de plataformas, as quais diminuiriam consideravelmente a altura real dos saltos e o aumento de pressão nos metatarsos.

Solados biomecânicos

Os solados com angulação, também conhecidos como solado em mata-borrão ou solado *rocker*, são utilizados com grande frequência nos calçados especiais. Durante a marcha normal, realiza-se movimentos de flexão plantar e dorsal do tornozelo. Os solados com *rocker* controlam os movimentos das articulações do retro, medio e antepé, e também reduzem a pressão em regiões específicas por meio da modificação do vetor de reação ao solo. A função de um solado rígido com angulação é permitir, durante a fase de apoio, o rolamento entre o toque do calcâneo e o desprendimento dos dedos, porém sem angulação do calçado. Se a movimentação do pé ou do tornozelo é limitada, o solado com angulação também poderá ser utilizado para restabelecer a função biomecânica e diminuir a pressão plantar em áreas específicas, como nos casos de pés rígidos, dolorosos, insensíveis ou ulcerados.

Os diferentes tipos de solados deverão ser indicados conforme as necessidades específicas de cada paciente.

O solado com *rocker* anterior diminui a pressão sobre a cabeça dos metatarsos por meio da redução do movimento de extensão dos dedos na fase do impulso. Essa angulação também facilita a propulsão durante a marcha. É indicado para pacientes com calosidades ou ulcerações na cabeça dos metatarsos, hálux valgos, hálux rígidos ou dedos em garra (Figura 8.24).

O solado com *rocker* no calcâneo e no antepé é indicado para diminuir a pressão sobre o calcâneo e o antepé e facilitar a impulsão. Esse solado reduz a ADM do tornozelo (Figura 8.25).

O solado com *rocker* duplo é composto por um *rocker* anterior e posterior que permite alívio de pressão no mediopé. Esse solado é bastante indicado para pacientes com pés artríticos e de Charcot que apresentam proeminências ósseas ou lesões no mediopé (Figura 8.26).

O solado negativo em retropé é utilizado para diminuir ao máximo a pressão do calcâneo. Durante a marcha, o primeiro contato com o solo é realizado no mediopé, sendo indicado para lesões importantes no calcâneo (Figura 8.27).

198 Órteses – um recurso terapêutico complementar

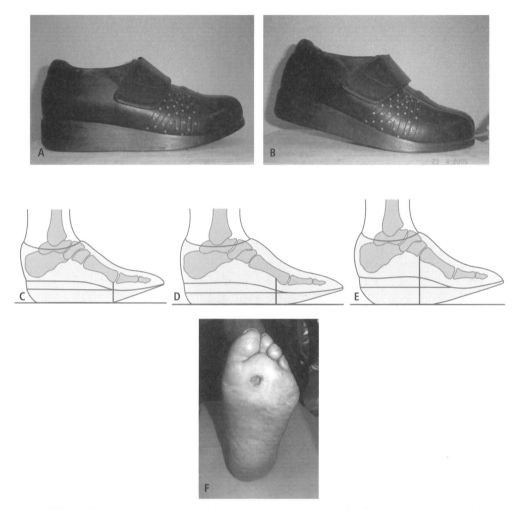

Figura 8.24 (A,B) Calçado com solado biomecânico (*rocker* anterior). (C) *Rocker* anterior para pacientes com dedos rígidos. (D) *Rocker* anterior para alívio de pressão em cabeças metatarsianas. (E) *Rocker* anterior diminuindo a dorsiflexão na fase de rolamento. (F) Pé diabético ulcerado com indicação de órtese plantar e solado com *rocker* anterior.

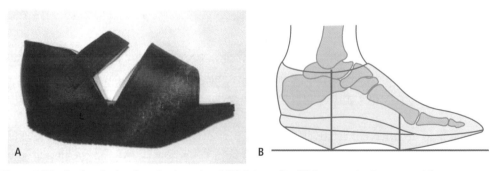

Figura 8.25 *Rocker* duplo, de antepé e retropé.(A) Fotografia. (B) Representação esquemática.

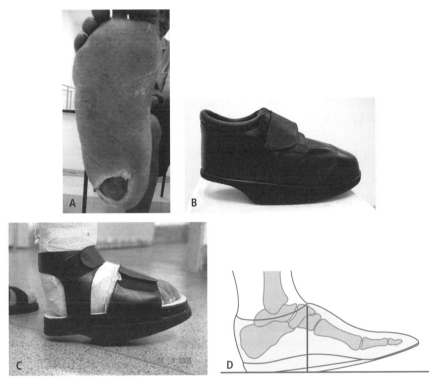

Figura 8.26 *Rocker* posterior e solado negativo para portadores de úlceras em retropé.

REFERÊNCIAS BIBLIOGRÁFICAS

1. Baumgartner R, Stinus H. Tratamiento ortésico-protésico del pie. Barcelona: Masson; 1997.
2. Bowker JO, Pfeifer MA. Levin e O'Neal: o pé diabético. 6.ed. Rio de Janeiro: Di-Livros; 2002.
3. Bricot B. Posturologia. São Paulo: Ícone; 1998.
4. Carroll K, Edelstein JE. Prosthetics and patient management: a comprehensive clinical approach. Thorofare: Slack Incorporated; 2006.
5. Carvalho JA. Amputações de membros inferiores: em busca da plena reabilitação. 2.ed. Barueri: Manole; 2002.
6. Dimeglio A. Ortopedia pediátrica. São Paulo: Santos; 1990.
7. Edelstein JE, Bruckner J. Orthotics: a comprehensive clinical approach. Thorofare: Slack Incorporated; 2002.
8. Edelstein JE, Moroz A. Lower-limb prosthetics and orthotics: clinical concepts. Thorofare: Slack Incorporated; 2011.
9. Goldberg B, Hsu JD. Atlas of orthoses and assistive devices. 3.ed. St Louis: Mosby; 1997.
10. Gould JA. Fisioterapia na ortopedia e na medicina do esporte. 2.ed. São Paulo: Manole; 1993.
11. Kirby K. Foot and lower extremity biomechanics I: a ten year collection of Precision Intricast Inc., newsletters. Payson: Precision Intricast; 1997.
12. Kirby K. Foot and lower extremity biomechanics II: Precision Intricast newsletters, 1997-2002. Payson: Precision Intricast; 2002.
13. Kirby K. Foot and lower extremity biomechanics III: Precision Intricast newsletters, 2002-2008. Payson: Precision Intricast; 2009.

14. Kozak GP, Campbell DR, Frykberg RG, Habershaw GM. Tratamento do pé diabético. 2.ed. Rio de Janeiro: Interlivros; 1996.
15. Lianza S. Medicina de reabilitação. 3.ed. Rio de Janeiro: Guanabara Koogan; 2001.
16. Lorimer D, French G, O'Donnell M, Burrow JG. Neale's disorders of the foot: diagnosis and management. 6.ed. Edinburgh: Churchill Livingstone; 2002.
17. Lusardi MM, Nielsen CC. Orthotics and prosthetics in rehabilitation. Boston: Butterworth-Heinemann; 2000.
18. McKee P, Morgan L. Orthotics in rehabilitation: splinting the hand and body. Philadelphia: F.A. Davis Company;1998.
19. Nawoczenski DA, Epler ME. Orthotics in functional rehabilitation of the lower limb. Philadelphi: W.B. Saunders Company; 1997.
20. O'Sullivan SB, Schmitz T. Fisioterapia: avaliação e tratamento. 4.ed. Barueri: Manole; 2004.
21. Perry J, Burnfield JM. Gait analysis: normal and pathological function. 2.ed. Thorofare: Slack Incorporated; 2010.
22. Rabanda UR. Design, function and use of whellchairs. OttoBock HealthCare; 2004.
23. Redford JB, Basmajian JV, Trautman P. Orthotics: clinical practice and rehabilitation technology. New York: Churchill Livingstone; 1995.
24. Seymour R. Prosthetics and orthotics: lower limb and spinal. Philadelphia: Lippincott Williams & Wilkins; 2002.
25. Shurr DG, Michael JW. Prosthetics and orthotics. 2.ed. Upper Saddle River: Prentice Hall; 2001.
26. Simonnet J. Encyclopédie médico-chirurgicale: kinesiterapia – medicina física. 10.ed. Paris: Elsevier Science; 2000.
27. Sizinio H, Xavier R. Ortopedia e traumatologia: princípios e prática. 2.ed. Porto Alegre: Artmed; 1998.
28. Smith LK, Weiss EL, Lehmkuhl LD. Cinesiologia clínica de Brunnstrom. 5.ed. São Paulo: Manole; 1997.
29. Viladot R, Cohí O, Clavell S. Coluna vertebral: órtese e prótese do aparelho locomotor. São Paulo: Santos; 1989.
30. Viladot R, Cohí O, Clavell S. Órtesis e prótesis del aparato locomotor: extremidad inferior. Barcelona: Masson; 1989.

Capítulo 9

Pé diabético – abordagem especializada

Fábio Batista

INTRODUÇÃO

Por apresentar um risco de quinze a quarenta vezes maior de amputação do membro inferior, o pé diabético é considerado sua maior causa. A condição apresenta características clínicas variadas, como alterações da sensibilidade dos pés, feridas complexas, deformidades, limitação da mobilidade articular, infecções e amputações, entre outras, e, por esse motivo, é considerada bastante complexa, acometendo pés e tornozelos de pacientes com diabete melito.

EPIDEMIOLOGIA

Dados apontam que essa enfermidade é a principal causa de internação do portador de diabete. A Organização Mundial da Saúde (OMS) reconhece o sério problema enfrentado em relação a essa doença. Estima-se que em 2025 existirão 350 milhões de diabéticos em todo o mundo, dos quais ao menos 25% terão de lidar com algum comprometimento significativo nos pés. Acredita-se que sejam feitas duas amputações/minuto relacionadas ao pé diabético, a maioria delas (85%) precedida por úlceras.

TRATAMENTO

A abordagem do pé diabético tem de ser especializada e deve contemplar um modelo de atenção integral (educação, qualificação do risco, investigação adequada, tratamento apropriado das feridas, cirurgia especializada, aparelhamento correto e reabilitação global), que objetive a prevenção e a restauração funcional da extremidade (Figura 9.1). Em razão dos resultados mais eficientes, a tendência atual aponta para a necessidade de se inserir todos os pacientes diabéticos em programas específicos de tratamento e atenção ao pé diabético, pois metade dos portadores dessa enfermidade não sabem de sua existência. Aqueles que já conhecem o seu diagnóstico devem ser categorizados em grupos de risco: de baixo risco, em que a sensibilidade ainda está intacta, a vascularização está preservada e as deformidades não são tão intensas; de risco máximo, com o pé afetado por ausência total de sensibilidade, deformidades osteoarticulares marcantes, antecedentes de úlceras e/ou de amputação, pé de Charcot, ou mesmo comprometimento circulatório periférico. Os de risco máximo necessitam de manejo completo e adequado, que vise preservar a extremidade ameaçada.

A cirurgia ortopédica do pé diabético tem como objetivos diminuir a possibilidade de ulceração, infecção e amputação, melhorar a função e permitir que o pé mantenha-se estável e possível de ser calçado. Ela deve ser considerada quando passa a constituir a intervenção conservadora a ser realizada.

Os procedimentos para a cirurgia são divididos da seguinte forma:

- procedimentos eletivos (classe 1 – cirurgias reconstrutivas: artrodeses, realinhamento articular);
- procedimentos profiláticos (classe 2 – cirurgias para reduzir risco de ulceração: exostectomias, alongamentos tendíneos, tenotomias, osteotomias, cirurgias minimamente invasivas);

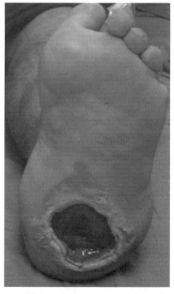

Figura 9.1 Pé diabético neuropático e úlcera plantar neuropática crônica.

- procedimentos curativos (classe 3 – procedimentos para otimizar a cicatrização de feridas: espiculectomias, desbridamentos);
- procedimentos de urgência (classe 4 – intervenções agressivas e imediatas: desbridamentos amplos, amputações): realizados após desenho pré-operatório por um profissional especializado, treinado e qualificado na abordagem interprofissional, complexa e cuidadosa do pé diabético.

Nas primeiras horas após a cirurgia, deve-se fazer um controle glicêmico rigoroso, uma vez que falha na cicatrização e infecção no período pós-operatório estão estreitamente relacionadas a não vigilância nessa entidade clínica.

CLASSIFICAÇÃO DOS PÉS DIABÉTICOS

Pés diabéticos podem ser neuropáticos (65-80% dos casos), angiopáticos, mistos predominantemente neuropáticos ou mistos predominantemente angiopáticos.

Cinco grandes grupos sustentam a estratégia terapêutica, conforme suas características clínicas sindrômicas, e cada um deles está explicitado nos tópicos a seguir.

Pé diabético com ferida

Resumidamente, para cuidar localmente da lesão, é necessário fazer o desbridamento dos tecidos desvitalizados, tratar com curativos primários que interajam com a personalidade da ferida em cada momento de seu estágio evolutivo cicatricial (conceito TIME: tipo de tecido, infecção/exsudato, umidade e perilesão) o meio úmido da ferida, utilizar instrumentos ortésicos que promovam a descarga da lesão e que impeçam que o portador do mal perfurante plantar pise literalmente na ferida. Esse impedimento pode ser feito por meio de gesso de contato total, órteses bivalvadas sob molde, sandálias de cicatrização e aliviadores de pressão perilesional. Além disso, pode-se fazer uma cirurgia especializada reconstrutiva e/ou profilática óssea (exostectomias, realinhamentos etc.) e/ou de partes moles (retalhos casuais locais de pele em espessura total, do tipo avanço – V-Y, duplo V-Y, Y-V, duplo Y-V etc. –, rotacional – rotacional único, rotacional duplo, Catanzariti-Wehman etc. – ou transposição – lobulado único, bilobulado, romboide, Z-plastia etc. –, que utilizam a cobertura da própria região plantar; no entanto, os pacientes, para tais procedimentos, necessitam ser muito bem selecionados e as técnicas, cuidadosa e rigorosamente bem realizadas, com pós-operatórios muito diferenciados, que minimizem as chances de complicações que podem aumentar o defeito local, o que possibilita que ocorra um significativo aumento da morbimortalidade), melhorando sobremaneira a biomecânica da marcha, a distribuição da pressão plantar e a qualidade de vida dos pacientes (Figura 9.2).

É relevante salientar que as manobras terapêuticas consideradas as mais importantes e eficazes no contexto do tratamento da úlcera diabética, no que se refere às lesões neuropá-

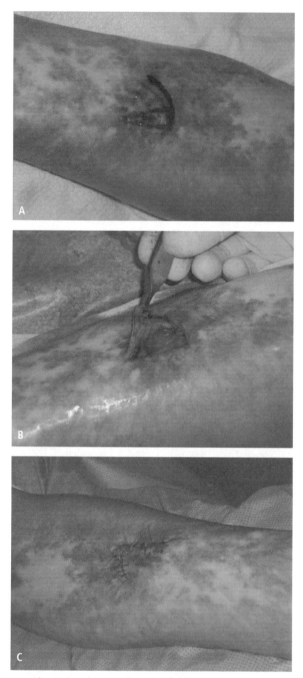

Figuras 9.2 Retalho casual rotacional para cobertura de úlcera crônica.

ticas (Figuras 9.3 e 9.4), são o desbridamento cirúrgico, a descarga e o controle da doença de base.

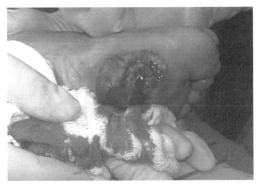

Figura 9.3 Desbridamento cirúrgico de úlcera neuropática crônica.

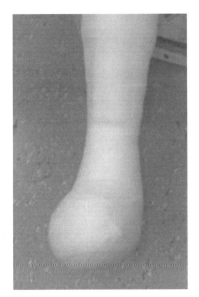

Figura 9.4 Gesso de contato total.

Acredita-se que a bioengenharia de tecidos (cultura de queratinócitos ou fibroblastos), o uso do plasma rico em plaquetas e as terapias de pressão negativa e por células-tronco sejam mecanismos promissores. Esses mecanismos, contudo, ainda requerem estudos científicos mais bem elaborados, conduzidos e observados. Opções como ultrassom, laserterapia de baixa frequência, eletroestimulação, magnetoterapia, terapia por infravermelho, entre outras, no momento não apresentam evidências científicas verdadeiramente demonstráveis.

É importante considerar a biópsia óssea das lesões crônicas profundas e que não evoluem para a cicatrização, bem como a biópsia das lesões de partes moles com apresentação clínica incomum ou com diagnóstico etiológico não definido, que também não evoluem para cicatrização, apesar do controle de todas as variáveis clínicas.

Pé diabético sem ferida

O pé diabético sem ferida precisa de investigação e avaliação cuidadosas, que correlacionem os achados clínicos comuns a ele com outras patologias biomecânicas, sejam elas do aparelho locomotor apendicular ou axial, que possam influenciar nas alterações funcionais precursoras de novas lesões, no aumento do gasto energético e nos prejuízos na qualidade da marcha. Desse modo, após a categorização apropriada do risco para os pés sem ferida e funcionais, fica sugerido pelo médico assistente o uso de órteses e calçados apropriados, sendo que, em alguns casos, há necessidade do aparelhamento individualizado e ajustado. Isso é necessário, pois é nesse cenário que talvez se concentre o maior número de equívocos identificados no manejo do pé diabético, pois diversas vezes depara-se com pés não funcionais sendo orientados a programas fisioterapêuticos ou ao uso de palmilhas e calçados ditos para diabéticos. Para esses casos (não funcionais), a cirurgia realizada por profissionais treinados passa a ser a opção conservadora e mais adequada, que visa à restauração funcional, à diminuição da recorrência de lesões, à diminuição dos índices de amputação e à possibilidade de melhor aparelhamento ortésico possível.

Pé de Charcot

Recomenda-se, para o tratamento do pé de Charcot, que se utilize uma abordagem individualizada, que reúna técnicas conservadoras, seja ela por meio de ortetização apropriada, controle metabólico do diabete, uso de neuroimunomoduladores e bifosfonados sistêmicos, ou manejo cirúrgico oportuno e especializado, por meio de reconstrução ou realinhamento articular, com a utilização de placas e parafusos, hastes intramedulares, parafusos canulados ou fixadores externos lineares com montagens em delta ou circulares com montagens recomendadas pelo grupo da University of Texas Health Science Center de San Antonio (dois anéis na perna, "ferradura" no pé e anel de *off loading*) (Figura 9.5).

Os obstáculos no tratamento cirúrgico têm sido elevados com a deformidade óssea progressiva e a reabsorção significativa associadas à neuropatia. Técnicas de superconstrução, que incrementam o poder de fixação, como a fusão que se estende além da região afetada e atravessa por articulações não comprometidas, ressecções ósseas bem planejadas que reduzem completamente a deformidade, osteossíntese rígida bem aceita pelo envelope de partes moles e aparelhamento apropriado para maximizar a função biomecânica do pé, têm sido cada vez mais discutidas e aplicadas. O pós-operatório deve ser bastante criterioso. Nesse período, frequentemente empregam-se gesso de contato total e órteses tipo *clamshell* ou CROW, e exige do paciente, dos familiares e do cirurgião bastante comprometimento, disciplina e interatividade. A meta é que se possa ser aparelhado, sob molde, de forma satisfatória ao término do manejo (Figura 9.6).

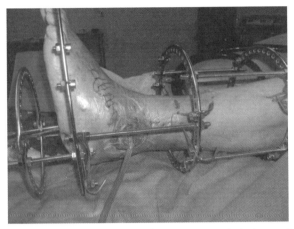

Figuras 9.5 Estabilização com fixador externo circular neutro associado à terapia de pressão negativa sobre a úlcera maleolar.

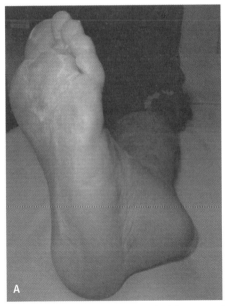
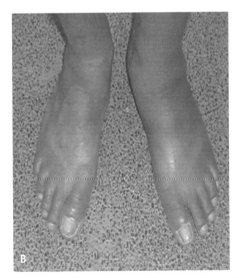

Figuras 9.6 Tratamento cirúrgico de (A) artropatia de Charcot do tornozelo com (B) restauração anatômico-funcional.

Pé diabético séptico

A avaliação clínica de um cirurgião bastante experiente é extremamente necessária para se detectar uma infecção no pé diabético, que deve ser considerada um problema emergencial. O manejo intra-hospitalar dessa infecção muitas vezes se faz necessário, no qual o desbridamento cirúrgico agressivo dos tecidos desvitalizados tem papel fundamental, mesmo que os exames auxiliares de laboratório ou de imagem se mostrem pouco sugestivos, em razão da baixa resposta imunológica do diabético de longa duração a achados neuropáticos que mimetizam um processo séptico; da hiperemia inflamatória provocada pela úlcera, que deteriora metade da qualidade do diagnóstico; ou mesmo em decorrência de diagnóstico extremamente precoce. A administração de antibioticoterapia de amplo espectro (no começo, empírica e, depois, ajustada com cultura e antibiograma), eventual técnica coadjuvante no processo de cicatrização (p. ex., terapia por pressão negativa) que acelere a formação do tecido de granulação permitindo a cobertura de tecidos nobres mais rapidamente, sem que eles se desvitalizem, além de um bom suporte clínico e da coleta de material profundo para cultivo geralmente acrescentam na ação terapêutica (Figura 9.7).

Nos indivíduos estáveis clinicamente que tenham pés neuroisquêmicos infectados, a abordagem intravascular prévia ao desbridamento pode ser recomendada. No entanto, o desbridamento deve ser realizado em primeiro lugar quando se trata de infecções ativas que ameaçam não só a extremidade como a vida do paciente.

Uma revisão sistemática concluiu que o uso da oxigenoterapia hiperbárica para o tratamento das feridas no pé diabético não oferece adequados recursos metodológicos que demonstrem eficácia ou custo-efetividade na cura das úlceras e na prevenção da amputação do membro. O atraso no início de um tratamento adequado pode colocar em risco não só a viabilidade da extremidade afetada, mas também a vida do indivíduo.

Casos específicos

Em alguns casos específicos, são necessárias diversas combinações de procedimentos, que vão de rebalanceamento miotendíneo de cotos de amputação parcial não fisiológicos e não anatômicos ou da otimização da consolidação óssea por implemento de concentrado

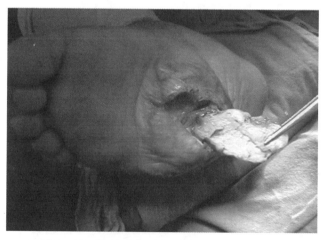

Figura 9.7 Tratamento cirúrgico de úlcera neuropática crônica complicada com osteomielite crônica (abordagem direta).

de plasma rico em plaquetas combinado ou não com aspirado de medula óssea, passando por cirurgias percutâneas e minimamente invasivas para indivíduos considerados de alto risco, como pacientes renais crônicos terminais ou arteriopatas graves não revascularizáveis ou portadores de pé de Charcot rapidamente progressivo com massiva perda óssea ou indivíduo muito idoso com múltiplas comorbidades clínicas; osteossíntese rígida e pós-operatório diferenciado nas fraturas do diabético; manejo ortoprotésico repleto de detalhamento técnico-científico, sempre prescrito e monitorado pelo médico assistente; e eventualmente, em situações especiais, como naquelas de pobre potencial biológico para cicatrização óssea e/ou de partes moles, a amputação primária dita fisiológica com coto anatômico-funcional com inserção do indivíduo em um programa de reabilitação global para o diabético (Figura 9.8).

CONSIDERAÇÕES FINAIS

Os procedimentos de prevenção e tratamento do pé diabético devem abarcar diversas medidas e ser bastante complexos, contando com uma equipe especializada, treinada e em constante comunicação, que esteja comprometida com a saúde do paciente diabético e com sua qualidade de vida. É errôneo pensar que o problema do pé diabético possa ser resolvido com medidas básicas como curativos, corte adequado das unhas e uso de calçados ditos terapêuticos ou medidas milagrosas. Trata-se de uma condição séria, que acomete boa parte dos pacientes com diabete, uma das doenças crônicas com maior expressão no cenário mundial.

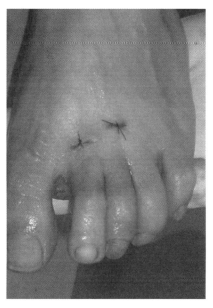

Figura 9.8 Cirurgia percutânea minimamente invasiva.

REFERÊNCIAS BIBLIOGRÁFICAS

1. Aragon-Sanches FJ, Cabrera-Galvan JJ, Quintana-Marrero Y, Hernandez-Herrero MJ, Lázaro-Martinez JL, Garcia-Morales E, et al. Outcomes of surgical treatment of diabetic foot osteomyelitis: a series of 185 patients with histopathological confirmation of bone involvement. Diabetologia. 2008;51(11):1962-70.

2. Armstrong DG, Boulton AJM, Banwell PE. Topical negative pressure: management of complex diabetic foot wounds. Oxford Wound Healing Society. 2006;1-21.

3. Armstrong DG, Frykberg RF. Classifying diabetic foot surgery, toward a rational definition. Diabet Med. 2003;20:329-31.

4. Armstrong DG, Lavery LA, Frykberg RF, Boulton AJ. Validation of a diabetic foot surgery classification. Int Wound J. 2006;3(3):240-6.

5. Armstrong DG, Lavery LA, Harkless LB. Validation of a diabetic wound classification system: the contribution of depth, infection, and ischemia to risk of amputation. Diabetes Care. 1998;21(5):855-9.

6. Batista F. Diabetic foot management around the world: expert surgeon's point of view. São Paulo: Andreoli; 2012.

7. Batista F. Neuroartropatia de Charcot. Educ Contin Saúde Einstein. 2012;10(2):55-7.

8. Batista F. O pé diabético. Disponível em: http://www.drfabiobatista.med.br. Acesso em: 17/01/11.

9. Batista F. Uma abordagem multidisciplinar sobre pé diabético. 1.ed. São Paulo: Andreoli; 2010.

10. Batista F. Estadiamiento y tratamiento del pie de Charcot. Disponível em: http://www.revistapiediabetico.com. 2009;6:16-21.

11. Batista F. Pé diabético: tratamento ortopédico interativo. Einstein: Educ Contin Saúde. 2009;7(2 Pt 2):97-100.

12. Batista F, Magalhães AA, Gamba M, Nery C, Cardoso C. Ten years of a multidisciplinary diabetic foot team approach in Sao Paulo, Brazil. Diabetic Foot & Ankle. 2010;1:5203.

13. Batista F, Magalhães AAC, Nery CAS, Monteiro AC, Kobata S. Cirurgia profilática no pé diabético: alongamento percutâneo do tendão calcaneano. Tobillo y Pie. 2008;1(1):16-9.

14. Batista F, Monteiro AC. Tratamento cirúrgico da neuro-artropatia de Charcot: apresentação de técnicas e resultados preliminares. Diab Clin. 2005;7:358-66.

15. Batista F, Pinzur MS. Disease knowledge in patients attending a diabetic foot clinic. Foot & Ankle Int. 2005;26(1):38-41.

16. Beckert S, Sundermann K, Wolf S, Konigsrainer A, Coerper S. Hemodialysis impairs cutaneous microcirculation in diabetic patients. Disponível em: http://www.dfsg.org/dfsg2006/abstracts2006.html.

17. Berendt AR. Counterpoint: hyperbaric oxygen for diabetic foot wounds is not effective. Clin Infect Dis. 2006;43:193-8.

18. Blume PA. A closer look at plastic surgery techniques: Q/A. Podiatry Today. 2003;16:24-8.

19. Boddenberg U. Healing time of foot and ankle fractures in patientes with diabetes mellitus: literature review and report on own cases. Zentralbl Chir. 2004;129(6):453-9.

20. Boykin JV. Wound environment: future trends in clinical wound healing. Symposium on Advanced Wound Care & Medical Research Forum on Wound Repair, Main Conference Syllabus 2006; C16.

21. Brodsky JW, Rouse AM. Exostectomy for symptomatic bony prominences in diabetic Charcot feet. Clin Orthop. 1993;296:21-6.

22. Chan YC, Morales JP, Burnand KG. Excision of metatarsal bone and metatarsal phalangeal joint in neuropathic diabetic foot ulcer. Ann R Coll Surg Eng. 2007;89:431-7.

23. Eaglstein WH. Wound care: an emerging discipline. in: Wound care manual: new directions in wound healing. 1990;1-5.

24. Faglia E, Dalla PL, Clerici G, Clerissi J, Graziani L, Fusaro M, et al. Peripheral angioplasty as the first choice revascularization procedure in diabetic patients with critical limb ischemia: prospective study of 993 consecutive patients hospitalized and followed between 1999 and 2003. Eur J Endovasc Surg. 2005;29(6):620-7.

25. Flynn JM, Rodrigues-del Rio F, Pizai PA. Closed ankle fractures in the diabetic patient. Foot Ankle Int. 2000;21(4):311-9.

26. Henke PK, Blackburn SA, Wainess RW, Cowan J, Terando A, Proctor M, et al. Osteomyelitis of the foot and toe in adults is a surgical disease: conservative management worsens lower extremity salvage. Ann Surg. 2005;241(6):885-94.

27. Hernandez GR. Classificación del pie diabético. In: Jesus FM. Pie diabético: atención integral. 2.ed. McGraw Hill; 2003. p. 79-96.

28. Hilton JR, Willians DT, Beuker B, Miller DR, Harding KG. Wound dressings in diabetic foot disease. Clin Infect Dis. 2004;29(2):S100-3.
29. Hirsch IB, McGill JB, Cryer PE, White PF. Perioperative management of surgical patients with diabetes mellitus. Anesthesiol. 1991;74:346-59.
30. Jain AKC, Varma AK, Kumar H, Bal A. Surgical outcome of necrotizing fasciitis in diabetic lower limbs. J Diabetic Foot Complic. 2009;4(1):80-4.
31. Jani MM, Ricci WM, Borrelli J Jr, Barrett SE, Johnson JE. A protocol for treatment of unstable ankle fractures using transarticular fixation in patients with diabetes mellitus and loss of protective sensibility. Foot Ankle Int. 2003;24(11):838-44.
32. Laborde JM. Neuropathic plantar forefoot ulcers treated with tendon lenghtenings. Foot Ankle Int. 2008;29(4):378-84.
33. Laborde JM. Neuropathic toe ulcers treated with toe flexor tenotomies. Foot Ankle Int. 2007;28(11):1160-4.
34. Lavery LA, Armstrong DG, Peters EJ, Lipsky BA. Probe to bone test for diagnosing diabetic foot osteomyelitis: reliable or relic? Diabetes Care. 2007;30:270-4.
35. Lavery LA, Wunderlich RP, Tredwell JL. Disease management for the diabetic foot: effectiveness of a diabetic foot prevention program to reduce amputations and hospitalizations. Diab Res Clin Pract. 2005;70(1):31-7.
36. Lipsky BA, Berendt AR, Deery HG, Embil JM, Karchmer AW, Lefrock JL, et al. Diagnosis and treatment of diabetic foot infections. Clin Infect Dis. 2004;39(7):885-910.
37. Myerson MS, Alvarez RG, Lam PW. Tibiocalcaneal artherosclerosis for the management of severe ankle and hindfoot deformities. Foot Ankle Int. 2000;21:643-50.
38. Myerson MS, Henderson MR, Saxby T, Short KW. Management of midfoot diabetic neuroarthropathy. Foot Ankle Int. 1994;15:233-41.
39. Ovington L. The well-dressed wound: an overview of dressing types. Wounds. 1998;10:1A-11A.
40. Petrov O, Pfeifer M, Flood M, Chagares W, Daniele C. Recurrent plantar ulceration following pan metatarsal head resection. J Foot Ankle Surg. 1996;35(6):573-7.
41. Pinzur MS. Use of platelet-rich concentrate and bone marrow aspirate in high-risk patients with Charcot arthropathy of the foot. Foot Ankle Int. 2009;30(2):124-7.
42. Pinzur MS, Pinto MAGS, Saltzman M, Batista F, Gottschalk F, Juknelis D. Health quality of life in patients with transtibial amputation and reconstruction with bone bridging of the distal tibia and fibula. Foot Ankle Int. 2006;27(11):907-12.
43. Pinzur MS, Sostak J. Surgical stabilization of nonplantigrade Charcot arthropathy of the midfoot. Am J Orthop. 2007;36:361-5
44. Richardson EG. Pé diabético. In: Canale ST (ed.). Cirurgia ortopédica de Campbell. 10.ed. Barueri: Manole; 2006. vol. 4. p. 4111-27.
45. Robinson AHN, Pasapula C, Brodsky JW. Surgical aspects of the diabetic foot. J Bone Joint Sr Br. 2009;91(1):1-7.
46. Roukis TS, Schade VL. Minimum incision metatarsal osteotomies. Clin Podiatr Med Surg. 2008;25(4):587-607.
47. Rozzanigo U, Tagliani A, Vittorini E, Pacchioni R, Brivio LR, Caudana R. Role of magnetic resonance imaging in the evaluation of diabetic foot with suspected osteomyelitis. Radiol Med. 2009;114(1):121-32.
48. Sammarco VJ. Superconstructs in the treatment of Charcot foot deformity: plantar plating, locked plating, and axial screw fixation. Foot Ankle Clin. 2009;14(3):393-407.
49. Schweinberger MH, Roukis TS. Soft tissue and osseous techniques to balance forefoot and midfoot amputations. Clin Podiatr Med Surg. 2008;25(4):623-39.
50. Sung W, Smith S, Wukich DK. Are isolated, non-displaced medial malleolus fractures always benign in patients with diabetes? J Diabetic Foot Complic. 2009;1(2):8-12.
51. Van-Niekerk LJA, Stewart CPU, Jain AS. Major lower limb amputation following failed infrainguinal vascular bypass surgery: a prospective study on amputation levels and stump complications. Prosthetics Orthotics Internat. 2001;25(1):29-33.
52. Wu SC, Driver VR, Wrobel JS, Armstrong DG. Foot ulcers in the diabetic patient, prevention and treatment. Vascular Health Risk Manag. 2007;3(1):65-76.

Capítulo 10

Novas tecnologias aplicadas à biomecânica humana

Jose Victor Alfaro Santafé
Javier Alfaro Santafé
Mónica Espeleta Alfaro
Antonio Gómez Bernal
Carlos Martin Lopez

Nos últimos anos, a tecnologia passou a desempenhar um papel muito importante na análise e na obtenção dados, tanto cinéticos como cinemáticos, do indivíduo submetido a estudo.

Neste capítulo, pretende-se fazer uma incursão pela tecnologia mais recente e desenvolvida aplicada ao estudo biomecânico humano e seus diferentes gestos esportivos.

Na Tabela 10.1, são classificados os sistemas de exploração detalhados no capítulo.

Tabela 10.1   Sistemas de exploração tecnológicos aplicados à biomecânica humana

Cinemáticos	Diretos	Sistema de captura 3D
	Indiretos	Cinematografia e vídeo de alta velocidade
Cinéticos	Plataformas de palmilhas instrumentadas	

Por fim, se falará sobre a obtenção de moldes virtuais utilizada atualmente para a digitalização da pegada plantar, para a posterior fabricação de um suporte plantar totalmente sob medida.

Além disso, será discutida a técnica podoactiva e suas principais diferenças em relação aos sistemas convencionais de obtenção de moldes virtuais.

CAPTURA DE MOVIMENTO

A análise do movimento humano é um ramo da biomecânica utilizado como ferramenta para a análise pré-cirúrgica, estudos do gesto esportivo, reabilitação pós-operatória e avaliação no uso de prótese e órtese em doenças da marcha humana, entre outras.

O estudo experimental do movimento humano pode se basear em diferentes tecnologias disponíveis: eletrogoniômetros fixados às extremidades do paciente, acelerômetros e giroscópios, sistemas eletromagnéticos que capturam o movimento de marcadores corpóreos situados em pontos anatômicos específicos ou sistemas de análise de imagens de vídeo que gravam a posição de marcadores ativos ou passivos.

Entre todas as tecnologias citadas, a última é a mais amplamente empregada, fundamentalmente quando se baseia no uso de marcadores reflexivos passivos, por permitir um movimento natural do paciente, não condicionado pelo instrumental de medida, e por possuir um campo de trabalho relativamente amplo. Além disso, os erros de medidas se tornam aceitáveis com a capacidade tecnológica atual, embora maiores que os derivados de sistemas baseados em técnicas radiológicas.

Os sistemas de captura do movimento humano em 2D e 3D, com maior precisão, são os sistemas ópticos baseados em marcadores localizados nos segmentos corporais. Os marcadores são iluminados com luz infravermelha, e suas posições são digitalizadas posteriormente a partir de imagens estereoscópicas capturadas por diversas câmeras de alta resolução.

Os sistemas de captura de movimento aplicados à biomecânica são amplamente utilizados para a obtenção de dados experimentais que permitam determinar a trajetória do corpo humano em diferentes ações (marcha, salto etc.), assim como para realizar um cálculo posterior das reações nas articulações mediante as técnicas de dinâmica inversa e a estimativa das forças realizadas pelos músculos mediante algoritmos de otimização.

Um ciclo de marcha humana pode ser dividido em fase de apoio e fase de oscilação. Esse processo é descrito principalmente por meio de variáveis que descrevem a configuração cinemática (ângulos) e a cinética (pares e momentos) nas articulações do membro inferior ao longo do tempo. De igual importância, são os parâmetros espaciais e temporais da atividade, como os comprimentos da passada e do passo, a cadência e a velocidade.

Cinemática do ciclo da marcha

O ciclo da marcha é a atividade de um só membro inferior que se inicia com o contato do calcanhar do pé direito com o solo e vai até o contato seguinte do mesmo pé.

Durante tal ciclo, há duas fases:

- Fase de apoio: 60%.
- Fase de oscilação: 40%.

Essas fases se subdividem em quatro movimentos:

- Primeiro apoio duplo: o pé direito entra em contato com o solo.
- Primeiro apoio monopodal: pé direito no solo e oscilação do esquerdo.
- Segundo apoio duplo: o pé esquerdo volta a entrar em contato.
- Segundo apoio monopodal: o pé direito se levanta.

Tendo em conta as articulações do membro inferior (tornozelo, joelho, quadril e pelve), deve-se analisar separadamente o que acontece em cada uma das fases citadas em um ciclo da marcha normal.

Tornozelo

Primeiro apoio duplo:
Posição neutra: 90° pé/perna.
Pé a 30° com a horizontal.
Flexão plantar: 100-105° pé/perna.
Posição neutra: 90° pé/perna.

Primeiro apoio monopodal:
Pé: plano no solo até que o dedo se desprende do solo.
Perna: vai se inclinando para cima e para frente.
Tornozelo: vai se fechando o ângulo entre pé e perna (flexão dorsal).
Pé: 5°
Perna: 15°
Praticamente não deveria haver flexão dorsal, mas, como a tíbia continua a se inclinar, ela ainda acontece.

Segundo apoio duplo:
Pé: apoiado apenas o antepé. Cada vez mais o calcanhar se levanta.
Tornozelo: diminuição da flexão dorsal até chegar à flexão plantar para dar o impulso (passando pela posição neutra).
Os receptores da planta do pé são os responsáveis pelo reflexo de contração dos extensores.

Segundo apoio monopodal:
Tornozelo: primeiro, posição neutra; então, flexão dorsal; depois, posição neutra.

Joelho

Primeiro apoio duplo:	Extensão quase completa.
	Flexiona-se ligeiramente.
	Começa a aprumar-se.
Primeiro apoio monopodal:	Continua a se aprumar.
	Flexão leve na passagem à vertical.
Segundo apoio duplo:	Vai se flexionando.
Segundo apoio monopodal:	Vai se estendendo.

Quadril

Primeiro apoio duplo:	Parte-se de uma flexão de uns 30°, que diminuirá progressivamente.
Primeiro apoio monopodal:	Reduz a flexão.
	Uma vez que se passa à vertical, estende-se cada vez mais.
Segundo apoio duplo:	Alcança a extensão máxima e, então, vai diminuindo a extensão.
Segundo apoio monopodal:	A partir de uma leve flexão, vai aumentando até alcançar a flexão máxima.

Pelve

A pelve diminui a obliquidade até o plano vertical, que estará no plano frontal, então passa a aumentar a obliquidade para trás.

O sistema proporciona gráficos de normalidade da trajetória de cada articulação em cada fase da marcha para permitir comparar padrões patológicos com padrões de normalidade, o que garante maior precisão no estudo do movimento analisado do indivíduo.

A análise de movimentos desempenha papel fundamental na biomecânica em virtude das diversas implicações que as características dos movimentos têm em diferentes campos, como:

- Na análise da técnica esportiva:
  - melhora do rendimento esportivo;
  - desenho ou personalização de complementos esportivos.
- Na reabilitação:
  - prevenção e acompanhamento de transtornos e doenças que afetam a mobilidade e a recuperação de lesões;
  - desenho de prótese e órtese.

BAROPODOMETRIA ELETRÔNICA

Com a análise baropodométrica, é possível conhecer a distribuição de pressões em diferentes zonas da planta do pé e avaliar as influências diretas das forças aplicadas, tanto em estática como em dinâmica, por meio de uma plataforma de registro eletrônico. Os avanços tecnológicos permitem conhecer essa distribuição de pressões e quantificar a transmissão de cargas no pé mais exatamente que os métodos clássicos.[8] Quando o pé efetua um passo sobre a plataforma, o computador registra a força vertical gerada e a força de reação do solo. A relação entre força e superfície de apoio permite o cálculo da pressão do pé, sendo a superfície inversamente proporcional à força.[4] É uma família de instrumentos eletrônicos amplamente utilizados por pesquisadores e respaldados por um número considerável de publicações.[6,27,28,36]

Durante os anos de 1980, os sistemas baropodómetricos sofreram uma grande evolução, tanto no acompanhamento eletrônico como no fator determinante de todos os sistemas: o tipo de sensor. Os principais critérios para uma escolha correta do sensor são a precisão e a reprodutividade de medidas. Existem diferentes tecnologias disponíveis para tradutores de pressão aplicáveis à medição de distribuição de pressões plantares: piezoelétricos, pneumáticos, hidráulicos, resistivos e capacitivos, entre os quais se destacam os capacitivos e os piezorresistivos. O potencial utilizador tem, frequentemente, dificuldades para decidir-se.[20]

As plataformas baropodométricas apresentam vantagens frente a outros sistemas de obtenção da pegada plantar. Deve-se dar destaque à precisão das medições estáticas (pressões plantares, CoP e estabilometria), à repetitividade de medições, sob margem de erro (± 5%), e à obtenção de dados quantitativos. É importante conhecer as limitações do sistema, a adequação do passo à plataforma é um fenômeno visoespacial que se denomina *targetting*.[18] Esse tipo de sistema só mede forças verticais puras, e o pé só é paralelo ao solo na fase de apoio médio, dificuldade de comparar dados com outros autores (falta de protocolos padronizados) e com outras plataformas (diversidade de sensores e *software*). Com respeito às palmilhas instrumentadas, é preciso destacar que as plataformas não permitem analisar a influência do calçado nas pressões plantares e tampouco estudar o gesto esportivo na superfície específica de cada esporte.

Aplicações

Pressões plantares estáticas

- Mapa de pressões (Figura 10.1): ao analisar as pressões estáticas do apoio do pé e tratar de entender qual era a proporção de peso que iria para o calcanhar e qual iria para o antepé, foram levantadas muitas teorias, embora haja consenso entre a maioria dos autores de que o calcanhar é a zona de máxima pressão, seguido das cabeças metatarsianas, sendo M1 e M2 as que suportam mais carga. O apoio do mediopé não é superior a 10% do valor absoluto da pressão do calcanhar em um pé normalizado.

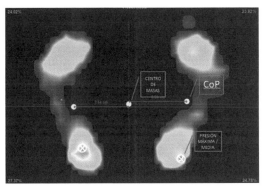

Figura 10.1 Mapa de pressões.

- Pode-se comparar o centro de massas com a projeção do centro de gravidade com um erro da ordem de 1%.[13] Consideram-se valores ideais 50% da carga total em cada extremidade e 60% no quadrante posterior contra 40% no anterior.
- CoP (Figura 10.2): corresponde ao ponto de localização do vetor do somatório das forças verticais de reação do solo, elemento necessário para a interpretação de teorias biomecânicas atuais, como o modelo do centro de pressões, o equilíbrio rotacional ASA e o modelo do estresse de tecidos.

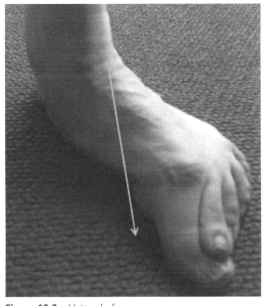
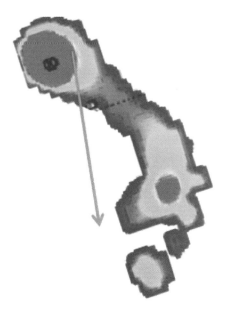

Figura 10.2 Vetor de força.

Estabilometria

O uso de baropodometria para analisar o equilíbrio postural é uma tecnologia relativamente recente. Levando em conta todas as possibilidades de análise e suas aplicações correspondentes, a baropodometria pode ser considerada um excelente método para avaliar o equilíbrio do corpo, analisando o movimento do centro de pressões (Figura 10.3).[35]

Pressões plantares dinâmicas

- Mapa de pressões (Figura 10.4): existem muitos estudos sobre a distribuição das pressões durante a marcha, os quais apresentam valores muito distintos. Costuma-se admitir que a pressão máxima do pé se registra no calcanhar[37] e, com respeito às pressões no antepé, a maioria dos autores descreve uma pressão maior nas cabeças do segundo e do terceiro metatarsos, alcançando-se nesses pontos entre 60 e 100% do valor no impacto do calcanhar.[32]
- Evolução do CoP: linha que descreve a evolução do passo, indicador de momentos supino-pronadores, choque de calcanhar e capacidade de propulsão.
- Pressões máximas: linha que descreve a evolução das pressões máximas, importante para identificar zonas de hiperpressão.

Conclusão

As plataformas baropodométricas representam um método confiável e quantificável para o estudo estático, a marcha humana e para o auxílio ao diagnóstico de alterações morfofuncionais e biomecânicas no membro inferior e na postura global.

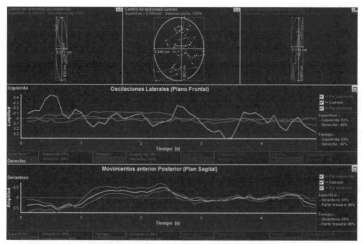

Figura 10.3 Informações da análise baropodométrica.

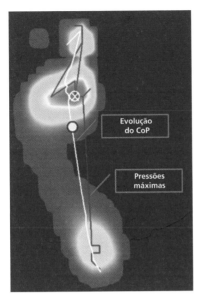 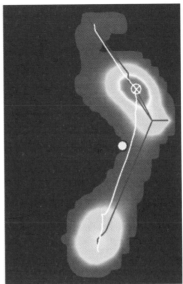

Figura 10.4 Mapa de pressões.

PLATAFORMA DE FORÇAS

No século XIX, as primeiras plataformas dinamométricas foram descritas por Beely, em 1892, e Marey, em 1894. Em 1916, Amar desenhou uma pista dinamométrica que registrava forças em quatro direções: vertical, horizontal, lateral externa e lateral interna. Cunningham e Brown, em 1952, fabricaram uma plataforma dinamométrica em cujo desenho se basearam muitos sistemas posteriores de análise de forças.[30]

Foram descritos diversos tipos de plataformas dinamométricas que permitem medir as forças exercidas nos três eixos, como: Ramey,[9] em 1975; Matake, em 1976; Cohen, em 1980; Gola, em 1980; Hidetoshi Watanabe et al., em 1998; Yoshitaka Tanaka, em 1998; Tomokazu Hattori, em 1998; Mickelborough, em 2000; entre outros.[7]

Função

As plataformas dinamométricas são sistemas cinéticos que medem as forças de reação do solo produzidas ao colocarem-se em contato com ele.

O sistema consta de duas placas de liga de alumínio unidas entre si por quatro captores de força tridimensional (Figura 10.5). As medidas da superfície útil são de 600 × 450 × 72 mm, inseridas normalmente no solo esportivo. As plataformas de forças proporcionam dados sobre os componentes de reação do solo e os momentos realizados, proporcionando seis canais de dados.

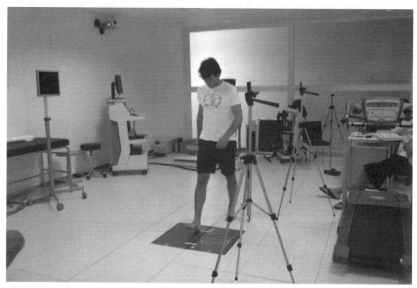

Figura 10.5 Captores de força tridimensional.

Geralmente, o funcionamento das plataformas depende de dois tipos de sensores: os extensiométricos (apoios longos e sem impactos bruscos; p. ex., exercícios elásticos) e os piezoelétricos (apoios com forte impacto, mais ou menos curtos; p. ex., impulso no salto em distância). Estas últimas costumam não possuir cristais de quartzo, que se carregam eletricamente quando são submetidos a pressão, enquanto as extensiométricas devem ser calibradas periodicamente.[19,21]

Aplicações

Existem diversas aplicações das plataformas de força em estudos de marcha (Figura 10.6), tanto normal como patológica (traumatismos, amputações, transtornos neurológicos etc.), aplicações no campo esportivo, ergonômico ou na indústria do calçado. Evoluções estabilométricas e variações do CoP (somatória das forças verticais de reação do solo), em geral, vêm sendo usadas no estudo dos saltos (em distância, triplo, em altura, de trampolim e plataforma, acrobacias ginásticas etc.). Sendo esta uma das aplicações mais claras e evidentes desse sistema, as possibilidades se estendem a toda técnica esportiva cujas forças sobre o plano de apoio tenham relevância em sua avaliação.[1,19]

Em linhas gerais, pode-se obter as informações apresentadas na Tabela 10.2.

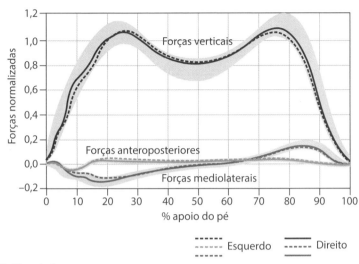

Figura 10.6 Gráfico de forças.

Tabela 10.2 Características quantitativas e qualitativas das plataformas de força

Quantitativa	Qualitativa
■ Tempo em que a força, objeto de estudo, está atuando ■ Variação dessa força em relação ao tempo (curvas força-tempo – f-t) ■ Uso das curvas f-t ■ Para o cálculo de outros parâmetros: impulso mecânico, velocidade do centro de gravidade etc.	■ Comparação de diferentes curvas f-t realizadas pelo mesmo esportista, usando diferentes variações da técnica ■ Comparação de diferentes curvas f-t realizadas por esportistas diferentes, executando o mesmo gesto técnico ■ Utilização conjunta com outros sistemas de coleta de dados (método cinematográfico) para a obtenção de modelos matemáticos da técnica e a simulação de novas variações ■ Análise da continuidade na aplicação das forças. Esse dado, junto com o da magnitude da força em cada instante, pode nos proporcionar informações acerca do estado dos grupos musculares que estão atuando ■ As curvas f-t servem para desenvolver critérios para a avaliação da execução e do desenvolvimento da técnica

Conclusão

A plataforma de forças é um sistema cinético que permite obter grande variedade de dados e gráficos; desde provas de estabilometria em diferentes momentos (olhos abertos/olhos fechados) até gestos esportivos e marchas anormais, tudo isso da extremidade inferior. Esse fato pode ser de grande ajuda no diagnóstico biomecânico da extremidade inferior.

APLICAÇÕES BIOMECÂNICAS DAS CÂMERAS DE ALTA VELOCIDADE

A cinematografia, ou cine, é a técnica que permite projetar fotogramas de forma rápida e sucessiva (24 fps) para criar a sensação de movimento.[29] Ao longo da história, houve grande evolução no campo audiovisual, chegando-se a conseguir gravar filmes a uma velocidade superior à capacidade do olho humano (30 fps).

A evolução nos métodos de exploração, em que primam a precisão e a qualidade, torna cada vez mais necessário o uso de sistemas de visão capazes de observar o que ocorre no processo em tempo real e a velocidades de trabalho muito elevadas.

É nesse contexto que as câmeras de alta velocidade adquirem importância no estudo e na análise desses processos. Elas possibilitam a adquisição de dados intermediários na evolução natural de qualquer processo cuja observação, a velocidades de 30 fps, é impossível.

Função

Cabe destacar que houve grande desenvolvimento da cinematografia de alta velocidade, e, para utilizá-la como ferramenta exploratória em análise biomecânica, não são necessários mais do que 200-600 fps. O processo de aquisição de imagem é idêntico ao de qualquer câmera de gravação, variando apenas na capacidade de processar imagens por segundo que o sensor possui. No mercado atual, existem dois tipos de sensores principais:[10] sensor CCD e sensor CMOS (mais econômico).

As câmeras de alta velocidade são similares às câmeras de vídeo convencionais, mas têm a capacidade de capturar imagens a taxas de *frames* mais altas e maiores velocidades de obturação (exposição reduzida), além da dos gravadores de vídeo convencionais. As câmeras de vídeo costumam ter resoluções de imagem de 640 × 480 pixels (VGA) e gravar imagens de 10-60 fps. Já as câmeras de alta velocidade têm uma resolução VGA superior, e as imagens costumam registrar acima de 200 fps.

Com frequência, câmeras de vídeo que funcionam a altas velocidades de obturação são enquadradas erroneamente como câmeras de alta velocidade. Entretanto, uma verdadeira câmera de alta velocidade funciona com altas velocidades por *frame* ($\geq$ 200 Hz) e altas velocidades de obturação ($\leq$ 1:1.000 segundo).[38]

Aplicações

O método da biomecânica (Figura 10.7), em seu aspecto mais geral, está baseado em análise sistemática e na síntese sistemática das ações, com a utilização das características quantitativas, em particular a modelação dos movimentos.[12]

O método da biomecânica possui diversas aplicações, entre as quais consideram-se mais importantes:

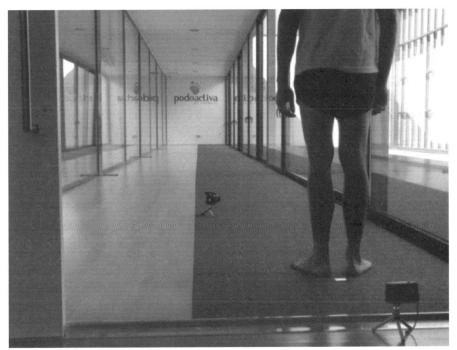

Figura 10.7 Estudo da marcha com câmera de alta velocidade.

- O estudo da marcha e da corrida.
- O estudo do gesto esportivo.
- A sincronização de planos.

Estudo da marcha e da corrida

O estudo da marcha e da corrida é muito útil para poder observar alguns momentos que, em condições normais, passariam despercebidos e, também, poder realizar medições em cada um deles.

Para essas medições, existe uma grande variedade de *softwares* no mercado e, com uma aprendizagem prévia do observador, pode-se conseguir uma precisão muito alta.

Deve-se destacar que o trabalho é realizado com um sistema de exploração cinemático e indireto, o que leva à advertência de que as medições têm componente subjetivo.

Atualmente, a melhor forma de realizar medições de qualquer tipo na análise do movimento humano é por meio da implantação de protocolos. Dessa forma, consegue-se minimizar ao máximo as diferenças de obtenção de dados entre diferentes observadores e pode-se objetivar ao máximo essas medições.

Estudo do gesto esportivo

Nos últimos tempos, o esporte alcançou níveis altíssimos de exigência. Isso levou a biomecânica, a fim de se aprimorar e se otimizar, a estudar muito detalhadamente a execução dos gestos das diferentes disciplinas esportivas existentes.

Nos esportes de alta competição, a biomecânica é utilizada para:[2]

- Descrição da técnica esportiva.
- Busca de técnicas mais eficazes.
- Desenvolvimento de métodos de medida e registro.
- Auxílio ao planejamento do treinamento.
- Desenvolvimento de novos materiais.
- Desenho de novos aparelhos e utensílios esportivos com os quais serão possíveis práticas mais seguras, melhores marcas ou a aparição de novos esportes.
- Estudo das alterações da motricidade, como os diferentes transtornos da marcha.
- Construção de máquinas e aparelhos de reabilitação.

Sincronização de plano

Sabe-se que a biomecânica humana e os gestos esportivos ocorrem simultaneamente em diferentes planos. Por isso, as câmeras de alta velocidade oferecem grande ajuda na aquisição do momento biomecânico desejado de diferentes pontos de referência.

Posteriormente a essa aquisição, será possível sincronizar imagens e, portanto, observar determinado momento biomecânico de forma simultânea, a partir de diferentes planos. Esse processo é de vital importância para conhecer a origem de certos problemas que a biomecânica humana e o desenvolvimento dos diferentes gestos esportivos podem ocasionar.

Os dados obtidos em qualquer das aplicações anteriores podem ser classificados em qualitativos e quantitativos, conforme apresentado na Tabela 10.3.

Tabela 10.3 Dados qualitativos e quantitativos obtidos com o uso de câmera de alta velocidade

Qualitativos	Quantitativos*
- Obtenção de *frames* intermediários - Comparação de diferentes planos - Utilização conjunta com outros sistemas de coleta de dados (plataforma de forças) para a obtenção de modelos matemáticos da técnica e simulação de novas variações - Visualização de contrações musculares	- Ângulos - Distâncias - Tempos - Percursos de marcadores

*Obtenção de dados quantitativos sempre sob implantação de protocolos, já que é método cinemático indireto.

Conclusões

A filmagem em alta velocidade da biomecânica humana constitui um importante elemento no estudo e na análise dos movimentos. É de grande utilidade para se observar determinados momentos que, em condições normais, passariam despercebidos. Para chegar a convertê-lo em um método exploratório confiável e eficaz, recomenda-se a implantação de protocolos.

SISTEMA DE ESCANEAMENTO EM 3D PARA DESENHO E FABRICAÇÃO DE ÓRTESES PLANTARES

A tecnologia de escâner 3D vem sendo aplicada em atividades industriais distintas há muitos anos, embora seu uso para obtenção de moldes virtuais, desenho e fabricação de palmilhas ortopédicas seja relativamente recente.

Para a produção de palmilhas ortopédicas, geralmente têm-se utilizado meios físicos para a obtenção dos moldes, como espumas fenólicas, moldes com atadura de gesso em carga ou em descarga ou, então, a aplicação direta do material da palmilha (resinas) contra o próprio pé, o que é conhecido como técnica de adaptação direta (TAD).

Todos esses sistemas, apesar de amplamente utilizados, dependem muito do terapeuta que realiza a técnica e possuem grande variabilidade quando o molde é obtido por dois profissionais diferentes e, inclusive, em dois moldes realizados pelo mesmo profissional e para o mesmo paciente. Uma vez obtido o molde, a adaptação para a fabricação da palmilha é um processo manual (aquecimento do material, adaptação mediante pressão – vácuo – contra o molde, corte e polimento, forração etc.). Por ser um processo manual, torna-se praticamente impossível poder realizar réplicas exatas em caso de solicitação do paciente.

Função

Atualmente, há muitos sistemas que permitem obter dados para, posteriormente, fabricar uma palmilha mediante sistemas CAD-CAM. Portanto, é oportuno esclarecer alguns termos que possam parecer confusos para os profissionais que não estão muito habituados a trabalhar com essas tecnologias.

Para obter um molde virtual do pé que sirva para editar e fabricar uma palmilha personalizada, mediante tecnologia de fresagem por controle numérico, é necessário um escâner 3D, já que o pé é uma estrutura tridimensional. No mercado, porém, existe uma grande oferta de sistemas de escâner plantar 2D, que são comercializados com esse objetivo. Deve-se entender que o escâner 2D medirá a largura e o comprimento do pé, mas não facilitará a informação sobre a altura de arco nos diferentes pontos, um dado fundamental para o desenho e a fabricação da palmilha. Quando se parte de uma imagem 2D, é preciso simular a dimensão do arco plantar com um *software*, mas a informação obtida se trata de uma simulação, e não de um dado preciso.

Quando, a partir de uma plataforma de pressões, se quer desenhar e fabricar uma palmilha por CAD-CAM, acontece exatamente o mesmo, já que a informação dos sensores de pressão fornecerá apenas informação bidimensional. Para obter a terceira dimensão (geometria do arco plantar), deve-se realizar uma simulação. Nesse caso, é preciso ter em conta que as imagens obtidas em uma plataforma de pressões de um pé cavo e um pé suficientemente valgo são praticamente iguais (ausência de apoio lateral), embora a geometria do pé seja totalmente diferente.

Dito isso, deve-se ter em mente que, para obter um molde preciso do pé, necessário para produzir uma palmilha personalizada, é preciso um escâner 3D. Os dois tipos de escâneres 3D mais utilizados são um modelo que combina várias câmeras e um *laser* – este, embora seja mais preciso, é mais delicado quanto a uma possível descalibração do sistema – e um escâner que projeta luz estruturada contra o pé e obtém a geometria 3D.

Para a realização de escâner em descarga (com o paciente sentado e o pé sem suportar o peso do corpo), os resultados da imagem obtida com o escâner 3D são bastante satisfatórios. A maioria dos profissionais prefere realizar o molde em carga em vez de em descarga, já que neste pode haver alta variabilidade da geometria do pé do paciente entre a imagem obtida em descarga e a posição real que o pé adota quando suporta o peso do corpo.

A maior parte dos escâneres 3D que existem no mercado consta de uma estrutura na qual o paciente apoia o pé sobre um vidro por cuja parte de baixo se projeta o *laser* ou a luz estruturada para obter a geometria do pé.

A principal limitação desse sistema é que, ao se apoiar o pé diretamente sobre o vidro, obtém-se uma imagem deformada dele. Um exemplo bastante evidente dessa deformação seria se, para obter um molde em 3D de um nariz, ele fosse esmagado contra um vidro; assim, a imagem seria obtida pelo outro lado do vidro. Seria um molde muito preciso de um nariz amassado contra um vidro.

Com o pé, acontece o mesmo. Na imagem obtida em carga desse modo, as cabeças metatarsianas aparecem muito mais abertas, aumentando substancialmente a largura do antepé; o calcanhar também aparece totalmente aplanado, limitando a possibilidade de realizar modelagens extrínsecas inferiores no desenho da palmilha; e o volume do arco plantar aparece sensivelmente diminuído.

Uma solução para esse problema tem sido a técnica podoactiva (patenteada mundialmente). Essa técnica consiste em obter a imagem plantar atravessando uma membrana elástica regulável em tensão que recolhe o tecido mole do pé, gerando uma geometria muito mais fisiológica. Além disso, permite ativar seletivamente o mecanismo de *windlass*, conseguindo um molde virtual que se aproxima muito mais da situação dinâmica do pé.

Desenho em 3D

Uma vez obtido o molde virtual do paciente, pode-se desenhar, usando um *software* de desenho em 3D, a palmilha personalizada do paciente, incorporando diferentes elementos (descargas, barras retrocapitais, alças etc.) e ajustando os diferentes parâmetros da palmilha em função da doença do paciente, do calçado em que será usada e dos objetivos a serem atingidos com a palmilha.

Uma vez desenhada a palmilha, essa informação se traduz em linguagem de um centro de mecanização que, mediante fresagem, fabricará a palmilha. As palmilhas podem ser fabricadas em diversos materiais, sendo o EVA o mais utilizado para a fabricação mediante fresagem.

Conclusão

O escâner 3D pode ser uma boa opção para a realização de molde plantar para posterior desenho de uma palmilha personalizada, tendo em vista as limitações anteriormente expostas. Também deve-se levar em conta que trata-se de uma técnica terapêutico-dependente, pois o resultado final está diretamente relacionado com a correta colocação do pé sobre o escâner. São sistemas que necessitam de um correto treinamento para que se possa lhes tirar o máximo partido.

Deve-se entender que, na hora de escanear um paciente, é preciso ter claro o objetivo almejado com a palmilha que se pretende desenhar, de modo que é imprescindível, antes do escaneamento, a realização de uma correta exploração biomecânica estática e dinâmica do paciente.

PALMILHAS INSTRUMENTADAS

O desenvolvimento tecnológico dos dispositivos de análise baropodométrica proporcionou avanços no estudo biomecânico da marcha (Figura 10.8). A baropodometria eletrônica, tanto em plataforma como em palmilha, permite conhecer a distribuição de pressões na pegada plantar e quantificar a transmisão de cargas no pé.

Sempre como método complementar à exploração clínica, muito útil para proporcionar um melhor conhecimento da doença do pé, a baropodometria tem sido empregada para análise da distribuição de pressões no pé saudável, estudo das pressões com diferentes calçados, prevenção de deformidades do pé, desenho e comprovação de tratamentos ortésicos, prevenção e tratamento de alterações no pé diabético, estudo das pressões plantares em medicina esportiva e de reabilitação, desenho de calçado e avaliação de diversos tratamentos cirúrgicos.[25,33]

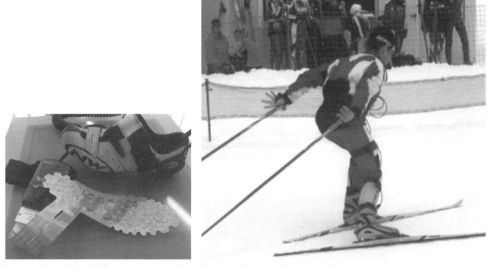

Figura 10.8 (A) Palmilha instrumentada. (B) Esquiador usando a palmilha instrumentada.

O grande êxito das palmilhas instrumentadas é permitir que o indivíduo se mova livremente, sem fios de conexão com o computador. Os dados são recolhidos em tempo real durante a marcha. A evolução desses sistemas sempre foi direcionada para reduzir toda a fiação que o indivíduo tinha que levar, permitindo, assim, que o paciente possa representar sua marcha real.

Função

As palmilhas instrumentadas constituem um sistema cinético com transmissão de dados por telemetria, desenhado para registro dinâmico e posterior análise da distribuição de pressões entre a planta do pé e o calçado.

Tudo isso é obtido por meio da determinação objetiva das pressões plantares e de sua localização exata sobre a planta do pé durante a fase de apoio do ciclo de marcha.

O dispositivo incorpora um sistema de telemetria digital de elevada largura de banda, que utiliza as tecnologias em aquisição e transmissão de dados via rádio para WLAN (redes de área local sem fios) (Figura 10.9).

Com esse sistema, é possível realizar medições em campo aberto ou no interior de edifícios a um máximo de 200 m.[25]

A palmilha costuma ser confeccionada em poliéster e incorpora uma média de 64 sensores piezoelétricos distribuídos regularmente em sua superfície, com uma espessura média

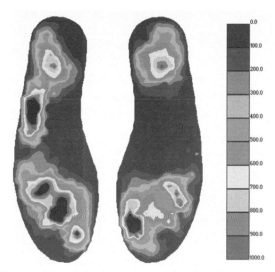

Figura 10.9 Biofoot. Figura cedida pelo Instituto Biomecánico de Valencia.

de 0,7 mm. Tudo isso dependerá do estabelecimento comercial. Esse sinal é digitalizado e remetido via rádio ao receptor, que se encontra conectado ao computador que processa os dados e mostra os resultados, tanto em formato numérico como gráfico, por meio de um *software* específico.

A palmilha é introduzida, dada sua reduzida espessura, no calçado do paciente ou do indivíduo que se submeter à exploração.[23,26,31]

Aplicação

Uma vez instalado o módulo de transmisão e realizados os ajustes necessários, o paciente pode deambular e serão recebidos os parâmetros de pressão dos sensores em função do momento de apoio do pé. O *software* se ocupará de exibir, numérica e graficamente, os resultados obtidos.[24-26]

A aplicação no campo da biomecânica pode refletir-se no seguinte esquema:

- Realizar análises quantitativas de marchas humanas normal e patológica.
- Identificar a existência de alterações funcionais do pé mediante um sistema de registro objetivo.
- Quantificar, mediante a comparação com o membro inferior saudável.
- Detectar indivíduos que simulam ou exageram a sintomatologia.
- Avaliar o grau de evolução do suporte plantar.

Conclusão

As palmilhas instrumentadas possibilitam a obtenção de dados numéricos precisos e confiáveis que promovem um avanço significativo no conhecimento do funcionamento do pé normal e patológico, assim como no seu tratamento. Esse dispositivo presta um valioso apoio no diagnóstico, no tratamento, no controle evolutivo e, finalmente, na avaliação de resultados em doença do pé e da marcha.

REFERÊNCIAS BIBLIOGRÁFICAS

1. Aguado XJ. Biomecánica de la fuerza y la arquitectura muscular. Programa de doctorado UCAM, 2000.
2. Aguado XJ. Eficacia y técnica deportiva: análisis del movimiento humano. Barcelona: INDE Publicaciones; 1993. p.33.
3. Ambrosio J, Abrantes J, Lopes G. Spatial reconstruction of human motion by means of a single camera and a biomechanical model. Hum Mov Sci. 2001;20(6):829-51.
4. Avagnina L. El examen biomecánico mediante plataformas baropodométricas. Revista Internacional de Ciencias Podológicas [revista en internet]. 2007;1(1):45-8. Disponível em: http://revistas.ucm.es/enf/18877249/articulos/RICP0707120045A.PDF. Acesso em 1 de abril de 2010.
5. Braidot A, Cian L, Cherniz A, Gallardo D, Spinetto J. Desarrollo de sistema devideografía digital para análise de la marcha. II Congreso Latinoamericano de Ingeniería Biomédica, Habana 2001; mayo 23 al 25, 2001; La Habana, Cuba. Habana: sociedad cubana de bioingeniería; 2001.
6. Bryant AR, Tinley P, Singer KP. Normal values of plantar pressure measurements determined using the EMEDSF system. J Am Pediatr Med Assoc. 2000;90(6):295-9.
7. Collado-Vazquez S. Plataforma dinamométrica: aplicaciones. Revista de la facultad ciencias de la salud. 2005;3.
8. Comín Comín M, Pérez García JM, Villarroya Aparicio A, Nerín Ballabriga S, Moros García MT. Factores que influyen en las presiones plantares. Medicina de Rehabilitación. 1999;XII(3):31-9.
9. Comín Comín M, Villarroya Aparicio A, Pérez-García JM, Nerín-Ballabriga S, Sanz CM. Análisis de las presiones plantares: técnicas y aplicaciones. Medicina de Rehabilitación. 1999;XII(3); 22-30.
10. Dapena J. Los obturadores de las camaras de vídeo tipo CMOS: problemas para el biomecánico y soluciones. Bloomington: Indiana University. Disponível em: http://www.tenmesybio.com/eventos/eventos%20anteriores/objetos/TL_PDF/Dr.%20Dapena%20Jes%C3%BAs.pdf. Acesso em 25 de agosto de 2011.
11. Díaz C, Beltrán H. Diseño y construcción de un dispositivo para el análisis de la marcha humana [Trabajo de grado]. Medellín: Ingeniería Biomédica EIA-CES; 2004.
12. Donskoi D, Zartsiorski V. Biomecánica de los ejercicios físicos. Moscou: Editorial Raduga; 1988. p.17.
13. Garey PM; Weber, B. Posturología, regulación y alteraciones de la bipedestación. Barcelona: Masson; 2001.
14. Garrido JL, Medina-Carnicer R, Martínez A. Design and evaluation of a new three-dimensional motion capture system based on video. Elsevier, Gait & Posture; 2005.
15. Gutiérrez M. Biomecánica deportiva: bases para el análisis. Editorial Síntesis Proyecto Editorial/Actividad Física y Deporte; 1998.
16. Kutz M. Biomechanics of human movement. Standard handbook of Biomedical Engineering and design. Chapter 5: New York: McGraw-Hill; 2003.
17. Lafuente R, Doñate JJ, Poveda R, García A, Soler C, Belda JM, et al. Follow-up assessment of calcaneus fractures by means of biomechanical gait analysis. Results. Mapfre Medicina. 2002;13(4);275-83.
18. Levy AE, Cortes Barragán JM. Ortopodología y aparato locomotor, ortopedia de pie y tobillo. Barcelona: Masson; 2003. p. 442

Novas tecnologias aplicadas à biomecânica humana 231

19. Levy Benasuly A, Cortés Barragán JM. Ortopodologia y aparato locomotor. Barcelona: Elsevier; 2003. 439-40.

20. Libotte M. Encyclopédie Médico-Chirurgicale. Podoscopia electrónica. París: Editions Scientifiques et Médicales. Elsevier SAS; 2001.

21. López CS, Navarro Cabello E, González Candelas E. Plataforma de fuerzas: un ejemplo práctico de su utilización en el análisis de las técnicas deportivas. Disponível em: http://articulos-apunts.edittec.com/15/es/015_008-010_es.pdf. Acesso em 13 de junho de 2012.

22. Marrero R, Miralles I. Biomecánica clínica de los tejidos y las articulaciones del aparato locomotor. Ámsterdam: Elservier; 2007.

23. Martínez Assucena A, Pradas Silvestre J, Sánchez Ruiz MD, Peydro de Moya MF. Plantillas instrumentadas: utilidad clínica. Rehabilitación. 2005;39(6):324-30.

24. Martínez Assucena A, Sánchez Ruiz MD, Barrés Carsí M, Perez C. Un nuevo método de evaluación diagnóstica y terapéutica de las patologías del pie basado en las plantillas instrumentadas Biofoot/IBV. Rehabilitación (Madr). 2003;37(5):240-51.

25. Martínez Nova A, Cuevas García JC, Sánchez Rodríguez R, Pascual Huerta J, Sánchez Barrado E. Estudio del patrón de presiones plantares en pies con hallux valgus mediante un sistema de plantillas instrumentadas. Rev Esp Cir Ortop Traumatol. 2008;52:94-8

26. Martínez Nova A, Sánchez Rodríguez R, Cuevas García JS. Patrón de presiones plantares en el pie normal: análisis mediante sistema Biofoot de plantillas instrumentadas. El Peu. 2006;26(4):190-4.

27. Menz HB, Morris ME. Clinical determinants of plantar forces and pressures during walking in older people. Gait Posture. 2006;24:229.

28. Mueller MJ, Hastings M, Commean PK, Smith KE, Pilgram TK, Robertson D, et al. Forefoot structural predictors of plantar pressures during walking in people with diabetes and peripheral neuropathy. J Biomech. 2003;36:1009.

29. Nieto Guardia L, Gamboa Azarate LA, Brieva Bohorquez J, Vega Henriquez J, García Vega OM. Diseño y animación 3D. Disponível em: http://es.scribd.com/doc/37803818/TRABAJO-COMPLETO-INTRODUCCION-A-3DMAX. Acesso em 29 de setembro de 2011.

30. Paul JP. History and fundamentals of gait analysis. Bio-Medical Materials and Engineering. 1998;8:123-1235.

31. Pérez Soriano P, Llana Belloch S, Alcántara Alcocer E, Huertas F, Pablos Monzó A. Análisis del patrón y presiones plantares durante la recepcão en una colchoneta.

32. Planck MJ. The pattern of forefoot pressure distribution in hallux valgus. The Foot. 1995;5(1): 8-14.

33. Pradas Silvestre J. Plantillas instrumentadas nuestra experiencia en unão de mutuas. In: Biofoot. II Jornadas de colaboración de Unión de Mutuas con la Sociedad Valenciana de Rehabilitación y Medicina Física.

34. Prat JM, Sánchez-Lacuesta J. Biomecánica de la marcha humana normal y patológica. Valencia: Instituto de Biomecánica de Valencia; 2002.

35. Schimdt A, Bankoff ADP, Zamai CA, Barros DD. Estabilometría: estudio do equilibrio postural atraves da baropodometría aletronica. Congresso Brasileiro de Ciências do Esporte, ano XIII; Caxambu; 2003.

36. Taranto J, Taranto M, Bryant AR, Singer K. Angle of gait: a comparative reliability study using footprints and the EMED-SFR. Foot. 2005;15(1):7-13.

37. Viladot-Voegeli A. Lecciones básicas de biomecánica del aparato locomotor. Barcelona: Springer-Verlag Ibérica; 2001. p. 221-241.

38. Using High Speed cameras for Sport Analyses. Madison (AL): Southern Vision Systems, Inc. Disponível em: http://southernvisionsystems.com/whitepapers/Sports%20Analysis%20White%20Paper.pdf. Acesso em 22 de agosto de 2011.

Capítulo 11

Órteses espinhais

José André Carvalho

Neste capítulo, serão descritas as órteses espinhais separadamente, classificando-as em cervicais, torácicas, toracolombares, lombossacrais e órteses para desvios posturais.

ÓRTESES CERVICAIS

A região cervical é composta pelas sete vértebras cervicais e representa o segmento mais móvel da coluna vertebral. A rotação cervical, observada no plano transversal, apresenta uma amplitude de 160°, sendo que aproximadamente 50% do movimento ocorre entre as vértebras C1 e C2. Os movimentos de extensão e flexão, observados no plano sagital, ocorrem em todos os níveis cervicais, com uma maior amplitude nos níveis C5 a C6. A flexão lateral, observada no plano frontal, ocorre em níveis cervicais mais baixos (C3-C7). As particularidades anatômicas nas diferentes porções da coluna cervical levam a lesões mais problemáticas na porção alta, quando comparadas às lesões em segmentos inferiores da coluna cervical.

A cabeça apresenta seu centro de massa anterior ao seu ponto de sustentação, ou seja, a coluna cervical. Para mantê-la em posição neutra, grupos musculares posteriores encontram-se com certo grau de tensão. A somatória do peso do segmento cranial, influenciado pela ação da gravidade e pela ação muscular posterior, resulta em uma grande tensão no sentido craniocaudal sobre a coluna cervical. O aumento da tensão muscular, anterior ou posteriormente, contribui para o aumento da pressão sobre a coluna cervical, o que pode resultar em compressão sobre as estruturas cervicais, causando dores locais ou irradiadas para tronco, membros superiores e cabeça. Essas sintomatologias, conhecidas como cervicalgias, cervicobraquialgias e cervicocefalalgias, respectivamente, requerem, quando em fases agudas, o uso de órteses cervicais como suporte complementar aos tratamentos conservadores, medicamentosos ou cirúrgicos.

A manutenção de um bom alinhamento cervical deve ser observada, sobretudo nos pacientes que fazem uso noturno das órteses, pois a colocação inadequada de travesseiros podem acarretar desconfortos na região.

As órteses cervicais, conhecidas também como CO (*cervical orthoses*), são indicadas com os objetivos de estimular o posicionamento adequado da cervical, diminuir a mobilidade local ou proporcionar total imobilização entre cabeça e tronco. Colares cervicais semirrígidos e órteses cervicotorácicas são usados rotineiramente para o tratamento conservador de lesões da coluna cervical, protegendo o segmento afetado, e para imobilizar a coluna cervical nas condições pós-operatórias. A capacidade de uma órtese de imobilizar a coluna e restringir seus movimentos é um dos parâmetros primários da eficácia das órteses.

As órteses cervicais podem ser classificadas em:

- Colares cervicais sem apoio mentoniano.
- Colares cervicais com apoio mentoniano.
- Colares cervicais com apoio occipito-mentoniano-torácico.
- Colares cervicais com halo craniano.

Órteses sem apoio mentoniano

Também chamadas de colares cervicais sem apoio ou colares cervicais flexíveis, as órteses sem apoio mentoniano podem ser encontrados na forma de órteses pré-fabricadas confeccionadas em espuma recoberta com malha tubular de algodão ou em material termoplástico semirrígido com sistema de velcro para fixação. Deve-se observar o tamanho dos colares buscando a manutenção em posição neutra da cabeça.

Esses colares permitem mobilidade da região cervical, porém despertam nos usuários a necessidade da manutenção da cabeça em posição neutra por meio da lembrança cinestésica e, consequentemente, a restrição dos movimentos cervicais (Figura 11.1).

Órteses com apoio mentoniano

Essas órteses, também conhecidas como órteses cervicais rígidas, são confeccionadas em material termoplástico em duas peças superpostas e com regulagem mediante velcros. Com um prolongamento anterior, essas órteses permitem um apoio do mento, proporcionando, dessa forma, maior suporte da cabeça e menor mobilidade principalmente em relação ao movimento de flexão cervical (Figura 11.2). A limitação dos movimentos de inclinação lateral, rotação e extensão da cervical existem, porém são pouco eficazes. Essas

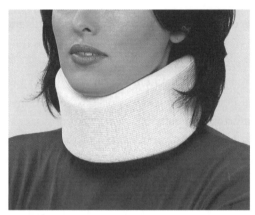

Figura 11.1 Colar cervical flexível em espuma.

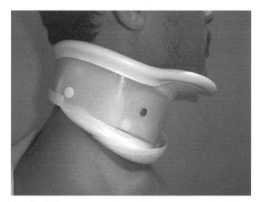

Figura 11.2 Colar cervical semirrígido com apoio mentoniano.

órteses podem ser utilizadas durante a noite nos pacientes com síndromes compressivas que relatam desconforto ao acordarem.

Órteses com apoio occipito-mentoniano-torácico

As órteses com apoio em região occipital, mentoniana, manúbrio esternal e torácica posterior diminuem consideravelmente a mobilidade da região cervical, podendo chegar à total imobilização. É possível encontrar colares cervicais com apoio occipito-mentoniano-torácico confeccionados em materiais flexíveis com reforço, como as espumas de Plastazote®, ou em materiais rígidos, como metais ou termoplásticos, que serão descritos a seguir.

Colar tipo Philadelphia

Essas órteses, confeccionadas em espuma de Plastazote®, com reforços anterior e posterior em polipropileno, são encontradas como órteses pré-fabricadas. Compostas por duas peças, uma anterior e outra posterior, denominada órtese bivalvada, apresenta velcros para fixação. Alguns modelos, bastante utilizados em primeiros socorros, apresentam abertura anterior para acomodar aparatos de ajuda respiratória, utilizados para traqueostomizados. Essas órteses proporcionam grande estabilidade na região cervical, sendo indicadas para pacientes com comprometimento cervical significativo. Pacientes avaliados com tomografia computadorizada ou ressonância magnética, que apresentam fraturas estáveis e sem compressão nervosa e que não estejam experimentando nenhuma incapacidade clínica adicional, podem obter grande estabilidade na região cervical superior com o colar Philadelphia, que proporciona tratamento seguro, de baixo custo e de fácil aplicabilidade (Figura 11.3).

O ajuste correto das órteses é muito importante. Os colares devem estar justos ao pescoço, porém não podem acarretar desconforto aos usuários. Órteses muito frouxas anulam completamente as funções de limitação ou mobilização articular. Cuidados também devem ser tomados para que não ocorram lesões por atrito ou hiperpressão nas áreas de contato, como mandíbula, região occipital e regiões torácicas.

Órtese tipo *sternal occipital mandibular immobilizer* (SOMI)

As órteses confeccionadas com hastes metálicas e almofadas de apoio em região mandibular, occipital, esternal e torácica, também são chamadas de colares cervicais de dois ou quatro postes, conforme o número de estruturas utilizadas em sua confecção. Essas órteses são mais indicadas para pacientes com instabilidades cervicais mais altas (Figura 11.4).

Os suportes metálicos podem ser ajustados para manutenção da cervical em posição neutra, em extensão ou flexão conforme as necessidades pós-cirúrgicas ou o tipo de lesão.

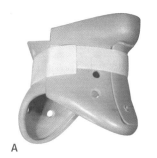 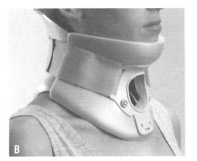 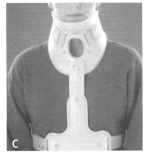

Figura 11.3 (A, B) Colar Philadelphia com fechos laterais em velcro. (C) Colar Philadelphia com prolongamento torácico.

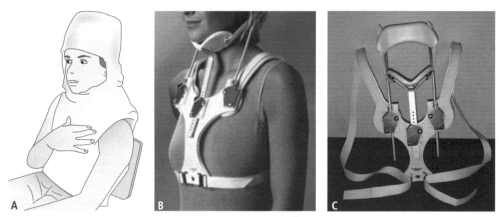

Figura 11.4 (A) Imobilização cervicotorácica em gesso. (B,C) Órtese tipo SOMI para imobilização cervical.

Esses dispositivos podem ser facilmente colocados e tirados quando o paciente estiver em decúbito dorsal, porém isso só pode ser feito com prescrição médica.

As órteses de quatro apoios e as órteses tipo SOMI demonstraram maior efetividade em restringir a extensão e a flexão, respectivamente, quando comparadas com a restrição de movimentos proporcionada pelo colar de Philadelphia e pelo colar plástico com apoio occipito-mentoniano (sem apoio torácico).

Órtese tipo Minerva

A órtese Minerva, que também é conhecida como órtese cervicotorácica de contato total, é confeccionada em material termoplástico sobre molde em gesso. Composta por duas valvas, na região anterior e posterior, essa órtese apresenta um controle mais efetivo sobre os movimentos do que outras órteses, sendo, portanto, a mais indicada para pacientes com instabilidade nos níveis cervicais abaixo de C4. A órtese deve ser forrada em Plastazote® e ter alívios sobre extremidades ósseas, como clavícula, apêndice xifoide, escápula e processos espinhosos das vértebras torácicas. Sua fixação é dada por tirantes em velcro.

A órtese tipo Minerva proporciona uma melhor imobilização da cervical, sendo indicada para pacientes com traumatismos importantes e em alguns casos de pós-operatórios. Algumas desvantagens, porém, devem ser citadas, como dificuldade para realizar a tomada de medidas e o fato de ser menos arejada e mais suscetível a irritações de pele, quando comparada aos outros modelos de órteses cervicotorácicas (Figura 11.5).

Halo craniano

Somente as órteses cervicais com halos cranianos garantem uma completa imobilização da região cervical nos três planos de movimento, sendo bastante utilizadas nos casos de

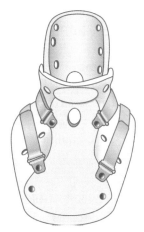

Figura 11.5 Órtese cervical Minerva.

fraturas. As órteses são compostas por um halo craniano fixo à calota craniana por meio de parafusos e uma estrutura torácica, unidos entre si por hastes metálicas (Figura 11.6).

Em estudo realizado em cadáveres, a única órtese que não permitiu movimentos mensuráveis em qualquer um dos planos de movimentos foi o halo craniano. O estudo comparou o efeito de estabilização dos segmentos altos (C1-C2, C2-C3) da coluna cervical intacta e instável por meio do uso de colar cervical flexível, colar tipo Minerva, colar tipo Miami e halo craniano.

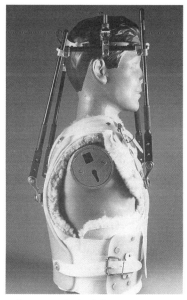

Figura 11.6 Halo craniano com prolongamento torácico.

ÓRTESES TORÁCICAS, TORACOLOMBARES E LOMBOSSACRAS

Órtese de hiperextensão toracolombar

As órteses toracolombares utilizadas para controle da flexão do tronco, também chamadas de órteses de hiperextensão, são exemplos clássicos de órteses com sistema de força com três pontos de fixação. Essas órteses são indicadas para pacientes com fraturas estáveis de vértebras toracolombares ou lombares que não apresentam sinais de comprometimento neurológico e para pacientes com osteoporose em estágio avançado com riscos de fratura. O objetivo delas é estabilizar a região toracolombar em hiperextensão por meio da aplicação de forças anteriores no esterno e no púbis e apoio posterior na região toracolombar, evitando, portanto, movimentos de flexão na região lombar e toracolombar. Os movimentos das cinturas pélvica e escapular são preservados mesmo com a utilização da órtese, permitindo maior liberdade aos usuários durante atividades diárias.

As órteses podem ser utilizadas sobre camisetas de algodão, para absorção do suor. As transferências de sentado para deitado ou vice-versa devem ser realizadas em bloco, e o paciente deverá deixar de utilizar a órtese somente após liberação médica. Essas órteses, encontradas na forma de pré-fabricadas ajustáveis ou confeccionadas sob medida, podem ser encontradas em dois modelos, sendo chamadas de órteses TLSO tipo Jewett e tipo CASH.

O colete de Jewett apresenta em seu *design* uma estrutura anterior única, compostas por placa esternal, hastes laterais do tronco e placa suprapubiana. Essas hastes laterais, responsáveis pelo controle da flexão lateral, encontram-se na linha média do tronco, aproximadamente 4 cm abaixo da axila e 3 cm acima da asa ilíaca. Nelas são fixadas tirantes em velcro para fixação da placa posterior. Deve-se tomar cuidado quanto à localização dos apoios no esterno e no púbis e dos alívios nas axilas, nas asas ilíacas e nos seios. Uma variação dessa órtese consiste em substituir um apoio esternal único por dois apoios nos peitorais (Figura 11.7). O usuário com a órtese não pode conseguir flexionar o tronco.

O colete tipo *cruciform anterior spinal hyperextension* (CASH), conhecido também como colete de hiperextensão em cruz, apresenta pontos de apoio anterior, no esterno e no púbis, e um posterior, na região toracolombar. A união desses apoios é realizada por meio de duas hastes metálicas anteriores, sendo uma haste vertical unindo os apoios entre esterno e púbis e uma haste horizontal, que servirá para fixação dos velcros, que estão unidos à placa posterior toracolombar. Esse tipo de órtese não proporciona uma grande estabilidade do tronco, pois permite movimentos de flexão lateral. Uma variação dessa órtese está em substituir um apoio esternal único por dois apoios nos músculos peitorais, os quais podem ser utilizados em pacientes com osteoartrose e intolerância à pressão no apoio esternal (Figura 11.8).

O colete de CASH é indicado em situações em que não é possível a utilização do colete de Jewett, como em pacientes com seios muito volumosos ou pacientes que utilizam bolsas de colostomia, por exemplo.

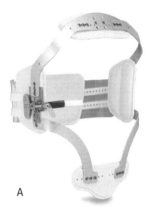
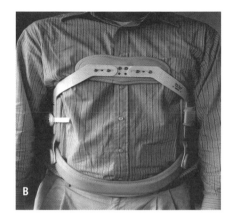

Figura 11.7 Colete de hiperextensão tipo Jewett.

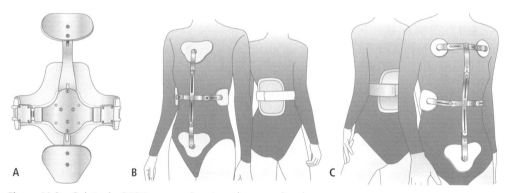

Figura 11.8 Colete de CASH com apoio esternal e em peitorais.

Como essas órteses não controlam a flexão lateral do tronco, cuidados devem ser tomados nas indicações de fraturas instáveis ou em doenças que requerem uma maior imobilização dessa região.

Patwardhan et al. realizaram um estudo para avaliar o controle obtido com o uso do colete de Jewett em segmentos da coluna toracolombar lesados, como em fraturas vertebrais. Esse estudo avaliou a efetividade dessa órtese de hiperextensão em controlar a progressão da deformidade no local da lesão sob carga de flexão e gravitacional. Dois tipos de lesão foram simulados: um primeiro, com a lesão em um único segmento (T12-L1); e um segundo, com a lesão em dois níveis de segmentos (T11-T12 e T12-L1). Com os resultados da pesquisa, os autores sugerem que, em lesões em um único segmento lesado que cause perda de até 50% da estabilidade segmentar, a órtese pode restaurar a resistência normal nos segmentos instáveis, sob ação de carga tanto em flexão quanto gravitacional. Em perdas de estabilidade segmentar de 50-85% de sua normalidade, em que ocorra lesão grave de dois segmentos da coluna, a órtese somente pode restaurar a resistência sob níveis de atividade muito restritos do paciente, com pequenos momentos de força para flexão. Além de 85% de perda da estabilidade segmentar, em que ocorra lesão em três segmentos da coluna, a órtese apresentou resultados ineficientes para a prevenção da progressão da deformidade nos segmentos lesados.

Órtese de contenção e imobilização toracolombar

A órtese tipo Knight (TLSO) é composta por uma banda torácica e uma banda pélvica unidas por hastes laterais e posteriores, proporcionando controle dos movimentos nos planos frontal e sagital por meio do sistema de força de três pontos. Essa órtese não é indicada quando se deseja imobilização local (Figura 11.9A e B).

A órtese tipo Taylor (TLSO) é composta por uma banda pélvica, duas barras paraespinhais, uma banda interescapular e correias axilares. É indicada para limitar a flexão e a extensão da região toracolombar. A banda interescapular limita a extensão, enquanto as correias axilares limitam a flexão do tronco. Essa órtese apresenta também um bom controle sobre a inclinação lateral e um controle parcial em relação à rotação axial (Figura 11.9C).

As órteses de imobilização toracolombar, também conhecidas como *body jacket*, são confeccionadas em materiais termoplásticos com pressão abdominal e alívio em saliências

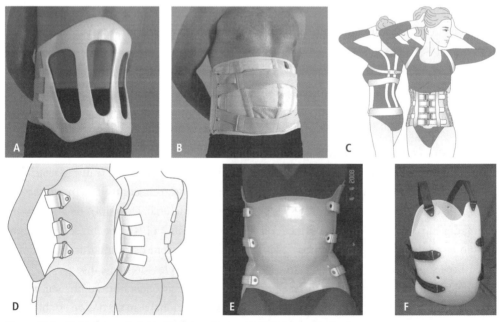

Figura 11.9 (A,B) Órtese Knight. (C) Órtese Taylor. (D,E,F) Colete bivalvado.

ósseas, como crista ilíaca, últimas costelas, escápulas e processos espinhosos. Em razão da dificuldade na confecção do molde em gesso em pacientes que se encontram acamados e geralmente com poucos dias de pós-operatório, recomenda-se a utilização de órteses pré-fabricadas ajustáveis, as quais podem ser aplicadas e entregues prontamente.

As órteses podem ser encontradas no sistema bivalvado, ou seja, em duas peças que se sobrepõem lateralmente e são fixadas por velcros, ou podem ser confeccionadas em uma peça única com abertura anterior. Como limite superior, essas órteses apresentam suas bordas superiores no esterno e no ângulo inferior da escápula e suas bordas inferiores anteriormente no púbis, com recorte para permitir flexão do quadril, lateralmente até o grande trocanter e posteriormente na região sacrococcígea (Figura 11.9D a F).

Essas órteses com sistema de contato total, são indicadas para imobilizar a região torácica nos casos de reabsorção óssea com risco de fratura, fraturas torácicas (T7-T12) ou em tratamentos pós-operatórios. Em alguns casos, podem ser utilizadas correias axilares para limitar o movimento de flexão da região torácica alta.

Em pacientes com lesões torácicas mais altas, torna-se necessária a utilização de componentes cervicotorácicos associados às órteses toracolombares.

Órteses de contenção e imobilização lombossacra

Os coletes de contenção lombossacra são conhecidos também como cintas abdominais, faixas lombossacras, colete tipo Putty, colete de Willians, entre outros.

Com o objetivo de diminuir a mobilidade e dar suporte local, essas órteses são confeccionadas com diferentes materiais, podendo ser flexíveis, semirrígidas ou rígidas. A escolha e a disposição desses materiais permitirão ou não uma completa limitação dos movimentos, especialmente em relação a flexão, extensão, rotação e inclinação lateral do tronco (Figura 11.10).

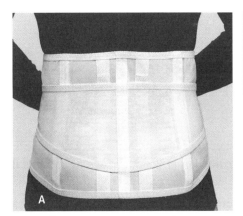
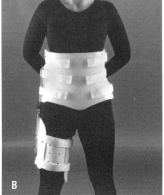

Figura 11.10 (A) Órteses lombossacras. (B) Órtese lombossacra com componente pélvico.

O efeito principal conseguido com essas órteses consiste na compressão abdominal. A força aplicada na região é transmitida dentro da cavidade abdominal em todos os sentidos – anterior, posterior, superior, inferior e laterais –, resultando em alívio das estruturas musculares, ligamentares e articulares na região lombar e toracolombar. São indicadas para pacientes portadores de lombalgias, lombociatalgias, com osteoporose avançada, casos de pós-operatório, trauma local, entre outros. O uso contínuo dessas órteses pode resultar em atrofia e hipotonia muscular, merecendo, assim, cuidados quanto a prescrição e orientações de uso. Nesse caso, um tratamento complementar é de suma importância e deve ser realizado em paralelo, a fim de se evitar dependências físicas ou psicológicas.

Para imobilização da região lombossacra, pode-se utilizar um componente pélvico associado ao colete. Sabe-se que durante a extensão do quadril ocorre um movimento associado de extensão lombar e lombossacra; portanto, melhores resultados poderão ser obtidos com o controle da extensão.

A órtese de Willians é composta de duas bandas posteriores rígidas e fixação anterior flexível, impedindo movimento de extensão da coluna lombar. Essa órtese é indicada para casos de espondilolistese.

ÓRTESES PARA DESVIOS POSTURAIS

Historicamente, a literatura mostra que órteses são empregadas no tratamento de desvios posturais desde os primeiros séculos. Atualmente, continuam sendo utilizadas, porém como recurso terapêutico complementar associado a diferentes técnicas fisioterapêuticas.

Cifose dorsal acentuada

A cifose torácica é uma curvatura fisiológica primária encontrada nos seres humanos. O aumento dessa curvatura é chamado de cifose dorsal acentuada, hipercifose ou dorso curvo.

Deve-se observar dois fatores importantes para classificação das curvaturas cifóticas patológicas, os quais estão relacionados com a etiologia e com a sintomatologia. Dentre os fatores causais dessa doença, pode-se observar os fatores posturais, o encunhamento das vértebras, os fatores neuromusculares, as malformações e as condições inflamatórias persistentes, como também os traumas e a osteoporose. Quanto à flexibilidade e à sintomatologia da curva, verificam-se curvas redutíveis/funcionais ou irredutíveis/estruturadas e dolorosas ou indolores.

O exame clínico deve considerar três questões básicas. A primeira refere-se à curva cifótica por si só: a cifose é anormal? O exame de perfil, com o auxílio da linha de prumo seguido de algumas medidas, responde a essa questão. Em um indivíduo com a cifose dorsal normal, a avaliação em perfil determina que o fio de prumo fique tangente, encostado no tronco do paciente em T8 e S2, ao passo que, na região cervical, em C7, e, na região lombar, em L4, de forma similar nas duas regiões, o fio de prumo guarda uma distância do tronco de aproximadamente 30 mm.

A segunda questão a ser respondida refere-se à redutibilidade da curva cifótica. Para se responder tal questão, deve-se proceder à inspeção estática e dinâmica do paciente nas posições sentada, deitada e em pé. A posição sentada, com as pernas entrecruzadas e as mãos apoiadas em seus joelhos, tende a retificar a curva cifótica. Dessa forma, aprecia-se a redutibilidade quando a pessoa se endireita apoiando os membros superiores sobre os joelhos, fazendo com que a curva seja suprimida ou até mesmo invertida.

A terceira questão a ser respondida diz respeito às compensações que acompanham a curva cifótica presente. Pacientes com hipercifose geralmente apresentam, como compensações, protrusão da cabeça, dos ombros e uma hiperlordose cervical e lombar.

Alguns exames complementares podem ter grande valor na avaliação da cifose dorsal. Entre esses, o raio X panorâmico, em perfil, é de grande valia. O exame radiográfico deve, preferencialmente, incluir em sua imagem desde o conduto auditivo até o quadril. A medição é realizada pelo método de Cobb. A curvatura cifótica fisiológica está na ordem de 40° e, quando ultrapassa esse valor, já pode ser considerada uma curva patológica. Entretanto, saber se uma curvatura é redutível é tão importante quanto a sua angulação. Por isso, o exame clínico sempre é soberano e deve se somar às informações dos exames complementares.

Um tipo especial de curvatura cifótica patológica é a doença de Scheuermann. Por se tratar de uma etiologia importante na determinação das curvas cifóticas patológicas, julga-se imprescindível tratar do tema. Em meados de 1921, Scheuermann já havia estudado muito sobre essa doença e a descreveu como uma cifose dolorosa, pouco redutível, com surgimento na puberdade, e com região de acometimento seletivo no nível de T7-T10, tendo também deformaçao de porções vertebrais, determinando aspecto cuneiforme dos corpos vertebrais. Conhecendo o exame clínico para diagnosticar as cifoses patológicas, deve-se considerar alguns detalhes importantes a respeito do exame radiológico. Na prática, para a classificação como doença de Scheuermann, exige-se um encunhamento de pelo menos 5° dos corpos vertebrais em pelo menos três vértebras. Para pacientes que apresentarem hipercifose com angulação superior a 40° segundo a técnica de Cobb, doença de Scheuermann e Risser abaixo de V, haverá indicação do uso de órteses como método complementar de tratamento. Dentre as órteses indicadas, o colete CTLSO tipo Milwaukee é o mais utilizado, apresentando os melhores resultados.

Tratamento ortésico

Serão abordados a seguir dois tipos de órteses, com e sem envolvimento cervical, para pacientes portadores de cifoses dorsais acentuadas.

Colete de Milwaukee

O colete de Milwaukee, classificado como um CTLSO, é composto por cesto pélvico em termoplástico, anel cervical, três hastes metálicas, sendo uma haste anterior e duas hastes posteriores, e almofadas torácicas. O cesto pélvico, por meio da pressão abdominal e sacral, é responsável pelo posicionamento da pelve em posição neutra e consequente diminuição da lordose compensatória. As almofadas posteriores, fixas nas hastes metálicas na altura do vértice da curvatura, realizam pressão no sentido posteroanterior e possuem pequena inclinação no sentido cranial. Nos planos frontal e sagital, o anel cervical deve estar alinhado com o cesto pélvico, impedindo a protrusão da cabeça (Figura 11.11A e B).

Em alguns casos, podem ser utilizados tirantes axilares para melhor posicionamento dos ombros. Para pacientes com sacro horizontalizado e com encurtamento da musculatura flexora do quadril, fica difícil realizar um bom alinhamento da órtese, o que exige uma anteriorização do anel cervical em relação ao cesto pélvico, o qual deverá ser corrigido gradativamente.

As órteses devem ser utilizadas durante 23 horas diárias, associadas aos procedimentos fisioterapêuticos. Elas devem ser reavaliadas mensalmente para se verificar as necessidades de ajustes ou reparos. Vale a pena ressaltar que a colaboração do paciente durante o tratamento é fundamental para um resultado satisfatório (Figura 11.11C e D).

Outra órtese também indicada para pacientes portadores de hipercifose é do tipo TLSO, confeccionada em termoplástico sob molde em gesso. Essa órtese é composta por um cesto pélvico bivalvado, com estrutura posterior envolvendo desde as escápulas até a região sacrococcígea e estrutura anterior com pressão abdominal e apoio anterior sobre o esterno. Esse sistema não impede a protrusão da cabeça, o que pode comprometer o realinhamento postural (Figura 11.12A a C).

Atitude cifótica

As órteses indicadas para pacientes com atitudes cifóticas, ou seja, cifoses redutíveis ou não estruturadas, são chamadas de corretores posturais ou tirantes corretores e têm como objetivo induzir um melhor posicionamento postural na criança e no adolescente, efeito conseguido por meio da memória cinestésica. Constituídas por tirantes elásticos, são utilizadas nos ombros, cruzando-se posteriormente ao tronco e unindo-se na região anterior mediante velcro.

Esses corretores posturais devem ser utilizados como dispositivos proprioceptivos, para conscientizar os pacientes quanto à postura correta, porém a autocorreção deve ser realizada pela contração muscular voluntária. Os pacientes que utilizam os tirantes com forte tensão para corrigir a atitude cifótica acabam impedindo a ação da musculatura interescapular, acarretando perda de força e atrofia da musculatura local e, consequentemente, maior tendência à atitude cifótica, quando sem os dispositivos. Essa atitude, em longo prazo, poderá levar a um aumento de pressão sobre a região anterior dos corpos vertebrais, acarretando alterações morfológicas que resultarão em vértebras acunhadas, ocasionando hipercifoses estruturadas (Figura 11.13).

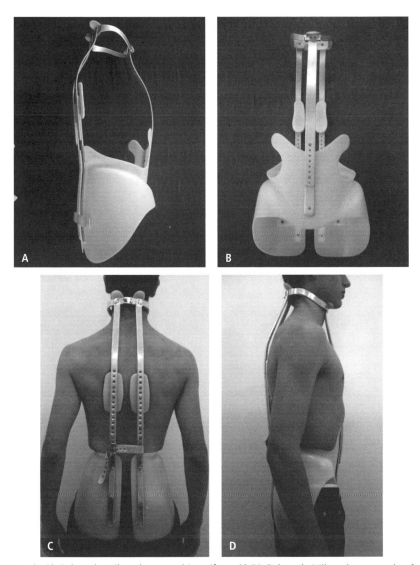

Figura 11.11 (A,B) Colete de Milwaukee para hipercifose. (C,D) Colete de Milwaukee com almofadas posteriores.

Para esses pacientes, que apresentam a atitude cifótica, são recomendadas em primeiro lugar as técnicas de reequilíbrio, como a reeducação postural global e a conscientização postural.

Escoliose

A escoliose pode ser definida como uma deformidade morfológica tridimensional da coluna vertebral, na qual se observam inclinação lateral das vértebras no plano frontal e

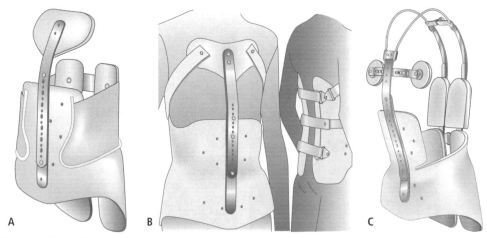

Figura 11.12 TLSO com apoios em esterno e peitoral

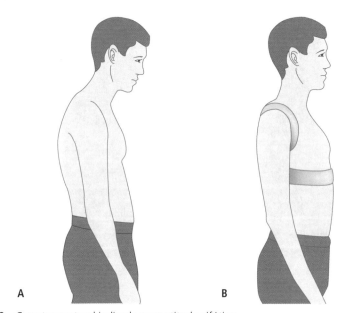

Figura 11.13 Corretor postural indicado para atitude cifótica.

rotação no plano axial. É importante salientar que a escoliose é uma doença de adaptação, e sua instalação e fixação estão ligadas a uma retração assimétrica dos músculos espinhais. Essa assimetria gera uma gibosidade no dorso em consequência do desarranjo proveniente das alterações causadas na estrutura original da caixa torácica (articulações costovertebrais e costoesternais) e sobre o tórax como um todo.

Para melhor compreensão da escoliose, deve-se entender e comparar as escolioses estruturadas com as "atitudes escolióticas", presentes nas escolioses não estruturadas. A "atitude escoliótica" não apresenta rotação dos corpos vertebrais, não apresentando igualmente a gibosidade dorsal, sinais determinantes de uma escoliose estruturada.

O exame radiográfico deve ser bastante rigoroso quanto ao posicionamento do paciente. Sugere-se até mesmo que as radiografias para o acompanhamento e a avaliação das alterações das curvaturas fisiológicas da coluna sejam feitas no mesmo período, sobretudo no final da tarde. Muitas vezes, as radiografias simples trazem toda a informação necessária para a avaliação e o tratamento das deformidades vertebrais, mas em pacientes com alterações neurológicas, escolioses congênitas e de etiologia neuromuscular o exame de escolha, essencialmente, é a ressonância magnética.

Para que se possa indicar um determinado tipo de órtese, é importante que se observem, durante a avaliação, alguns itens, como etiologia, alterações posturais, maturidade esquelética, nível da curvatura, comprimento dos membros, angulação e rotação vertebral, os quais serão descritos a seguir.

Etiologia

Quanto à etiologia, os tipos mais incidentes de escolioses estruturadas são as idiopáticas, neuromusculares, congênitas, traumáticas e neoplásicas. Para as escolioses não estruturadas, também denominadas "atitudes escolióticas", a assimetria de comprimento de membros inferiores é a causa mais comum, tendo importância também assimetrias posturais, decorrentes de contratura ao redor do quadril e antálgicas (Figura 11.14).

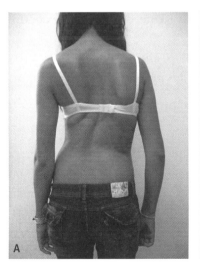 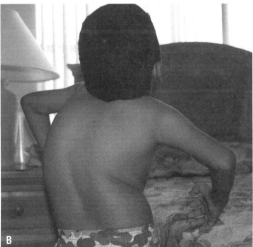

Figura 11.14 (A) Escoliose idiopática. (B) Escoliose neurológica.

Alterações posturais

A avaliação postural, realizada sob as vistas anterior, posterior e lateral do paciente, deve ser minuciosa e trazer informações valiosas para diagnosticar precocemente as doenças do sistema musculoesquelético. É importante que se faça uma avaliação global do paciente, observando, sobretudo, o alinhamento dos ombros e da pelve, o posicionamento das escápulas, o ângulo de talhe, a presença de gibosidades, os desvios rotacionais da cintura escapular e pélvica, o posicionamento dos membros inferiores e também as alterações plantares que são, muitas vezes, responsáveis diretas pelo desequilíbrio estrutural.

Durante a avaliação, deve-se buscar, no plano frontal, as seguintes alterações decorrentes de uma escoliose:

- Inclinação e rotação da cabeça para um dos lados.
- Diferença na altura dos ombros.
- Assimetrias da caixa torácica em seus flancos.
- Desvio da linha alba.
- Assimetria do ângulo de Tales.
- Obliquidade pélvica (diferença na altura das espinhas ilíacas).
- Curva em "S" ou em "C" na coluna vertebral, visível traçando riscos com lápis de marcação sobre os processos espinhosos das vértebras em toda a coluna.
- Assimetria na altura da prega glútea.
- Assimetria na altura da linha poplítea.

Durante a avaliação no plano sagital, as seguintes alterações devem ser pesquisadas:

- Curvas associadas à escoliose, como a cifose dorsal acentuada (hipercifose dorsal) ou a hiperlordose lombar.
- Alterações nos joelhos, como joelho flexo ou em *recurvatum*, quando se deve desconfiar de alterações plantares ou diferença no comprimento dos membros inferiores.

Comprimento dos membros

A medição do comprimento dos membros inferiores pode ser realizada clinicamente por meio da medição entre estruturas ósseas ou por meio de uma escanometria. É importante verificar que um desnível pélvico pode estar associado ou não ao encurtamento real de um dos membros inferiores. Pode-se citar desníveis da pelve relacionados a outras alterações posturais, como pé plano valgo, anteversão ou retroversão pélvica, hiperextensão ou deformidade em flexão do joelho.

O teste da posição sentada ajuda a definir um falso encurtamento do membro, ou seja, é possível verificar se o desnível pélvico desaparece quando na posição sentada, pois, dessa forma, não se terá influência do comprimento dos membros no posicionamento da pelve. O exame radiográfico comparativo com o paciente em pé e sentado pode comprovar a discrepância no comprimento de membros como causa da escoliose (Figura 11.15).

Maturidade esquelética

Deve-se acompanhar a velocidade do crescimento vertebral e do ganho em altura do paciente para poder vislumbrar a potencialidade e a malignidade da curva escoliótica presente. A relação entre o crescimento e as alterações posturais é muito bem estabelecida. Por esse motivo é que se torna crítico o período da menarca em pacientes com desvios posturais. A calcificação da epífise de crescimento encontrada na borda superior da asa ilíaca determinará o grau de maturidade esquelética. Por meio de um exame radiográfico da pelve, é possível verificar e mensurar a maturidade esquelética por meio dos graus de Risser, os quais são classificados de 0 a V.

A calcificação da epífise de crescimento visualizada na borda superior da asa ilíaca determinará o grau de maturidade esquelética. Para classificá-lo, segundo Risser, basta dividir a asa ilíaca em quatro segmentos. A linha de calcificação aparecerá na borda lateral e migra-

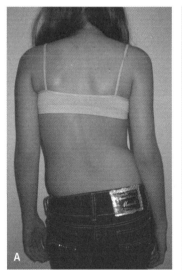
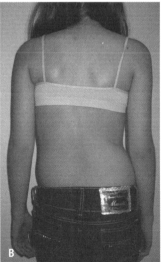
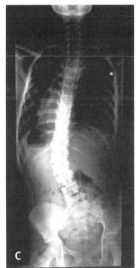

Figura 11.15 (A,B) Escoliose em paciente com encurtamento de membro inferior esquerdo. Imagens realizadas com e sem palmilha de compensação. (C) Desnivelamento pélvico e escoliose em paciente com encurtamento real do membro inferior esquerdo.

rá para a borda medial. Quando a linha de calcificação não for visível, a classificação será Risser 0; quando a linha de calcificação atingir o primeiro quarto da asa ilíaca (25%), Risser I; ao atingir a metade (50%), Risser II; ao atingir três quartos da asa ilíaca (75%), Risser III; quando atingir a borda medial (100%), Risser IV; e ao fechar a linha de crescimento, Risser V (Figura 11.16).

Os pacientes que já atingiram a maturidade óssea, ou seja, que apresentam Risser V, não são mais candidatos à utilização das órteses.

Nível da curvatura

Quanto à localização da curva, é possível encontrar escolioses em diferentes níveis, como as escolioses cervicotorácicas, torácicas, toracolombares e lombares. Deve-se observar o ápice da curva para determinar o nível da curvatura. É chamada de cervical quando o ápice se encontra entre C1-C6; de cervicotorácica quando o ápice se encontra entre C7-T1; de torácica quando o ápice está entre T2-T11; de toracolombar quando o ápice se encontra entre T12-L1; lombar quando o ápice está entre L2-L4; e, finalmente, lombossacra quando o ápice está entre L5-S1. É possível encontrar curvaturas duplas ou compensatórias, em níveis diferentes. Nesses casos, considera-se como curvatura principal a que apresentar maior angulação e maior rotação vertebral.

Direção da curva

A direção da curva é descrita simplesmente pelo lado convexo da curvatura, lado direito ou esquerdo, no qual o ápice da curvatura se forma. Está padronizado denominar-se somente a região e o lado da curvatura, subentendendo-se que se trata da convexidade. Na verdade, são nomeadas da seguinte forma: sinistra para curvas com convexidade à esquerda;

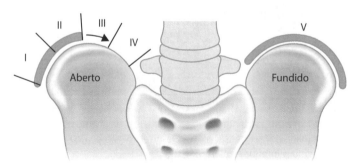

Figura 11.16 Graus de Risser.

e dextro para curvas com convexidade à direita. Um exemplo de denominação correta para a escoliose: escoliose idiopática dextro convexa toracolombar.

Angulação

O método de Cobb é o mais utilizado para mensuração da angulação frontal das escolioses. Sua utilização é indicada pela Scoliosis Research Society. Para a medição, é necessária uma radiografia com incidência A-P realizada em posição ortostática. As radiografias panorâmicas digitais são as preferidas por possibilitar a visualização de toda a coluna e do quadril com alta resolução.

O ângulo de Cobb pode ser mensurado utilizando-se a seguinte técnica: traça-se uma reta perpendicular ao platô superior da vértebra proximal que apresenta maior inclinação em relação à horizontal. Essa vértebra é chamada de vértebra limite superior. Outra reta é traçada perpendicularmente ao platô inferior da vértebra mais distal com maior inclinação em relação à horizontal, também chamada de vértebra limite inferior. O ângulo encontrado na intersecção das duas retas traçadas é chamado de ângulo de Cobb (Figura 11.17A).

Rotação vertebral

Na rotação vertebral, observa-se o deslocamento do processo espinhoso para o lado da concavidade da curva. A rotação vertebral pode ser mensurada pelo afastamento do processo espinhoso ou pela aproximação dos pedículos em relação ao centro do corpo vertebral. Quanto maior for o deslocamento, maior será a rotação vertebral. A deformidade rotatória é mais aparente na região torácica em virtude de o gradil costal acompanhar a rotação vertebral, formando as grandes gibosidades. As rotações em vértebras lombares também podem ser observadas pelo aumento de volume na direção dos músculos eretores da coluna, ocasionados pelos processos transversos das vértebras lombares. As rotações ocorrem posteriormente no lado convexo; portanto, as gibosidades serão sempre encontradas na convexidade das curvas. A vértebra situada no meio da curva, ou a mais afastada do eixo entre a apófise espinhosa de C7 e a mediatriz entre os pontos mais altos das cristas ilíacas, é chamada de vértebra do vértice ou vértebra apical, e geralmente apresenta a maior rotação (Figura 11.17B).

Outros fatores agravam ou determinam um pior prognóstico para as escolioses, entre eles a idade de estabelecimento da escoliose, o grau de maturação óssea visualizado pelo sinal de Risser, e outros, como rotação vertebral. Por exemplo, um paciente com 10 anos de idade, prestes a adentrar o período da puberdade, que é identificado como um período de crescimento rápido – "estirão de crescimento" –, apresentando 15° de escoliose, sinal de Risser 0 e presença de rotação vertebral, tem a "potencialidade" de apresentar uma curva escoliótica maior e mais grave que um adulto com 19 anos e os mesmos 15°.

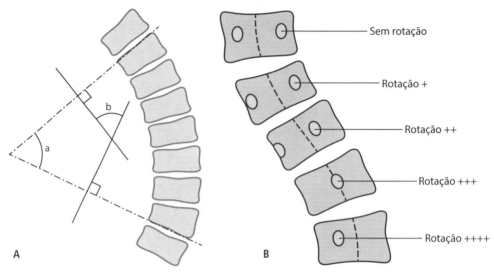

Figura 11.17   (A) Angulação segundo o método de Cobb. (B) Classificação para rotação vertebral.

Tratamento ortésico

As órteses utilizadas no tratamento da escoliose têm como objetivo prevenir a evolução das curvaturas e, consequentemente, reduzir a necessidade de correções cirúrgicas. Diversas órteses utilizadas para o tratamento de escoliose são descritas na literatura, como Saint-Etienne, Lionês, Michel, Olimpe, Wilmington, Cheneau, Milwaukee, Boston e Charleston.

A indicação das órteses dependerá principalmente do nível e do grau de curvatura, rotação do corpo vertebral e da maturidade esquelética encontrada. Curvaturas com valores entre 20-25° e 40-45°, segundo a medição de Cobb, devem ser tratadas com uso de órteses associado ao tratamento conservador. Para valores menores que 20-25°, recomenda-se somente tratamento conservador; porém, nas escolioses diagnosticadas com valores menores que esses e que apresentam uma piora do quadro com evolução rápida, já existe indicação. Para os pacientes que apresentam curvaturas superiores a 45°, há indicação cirúrgica, principalmente se houver comprometimento cardiorrespiratório, processos álgicos importantes ou quando as deformidades instaladas causarem desconforto emocional aos pacientes pela significativa assimetria.

Quanto à maturidade óssea, indicam-se órteses para pacientes que ainda não apresentam a linha de crescimento fechada, ou seja, os que se encontram entre Risser 0 e IV. Em alguns casos específicos, em que o paciente se apresenta com Risser V, porém com escoliose flexível e em plena evolução, a indicação poderá ser feita.

Serão descritas a seguir algumas das órteses mais utilizadas nos países sul-americanos.

Colete de Milwaukee

O colete de Milwaukee, classificado como um CTLSO, foi desenvolvido no ano de 1946 pelos médicos Blount e Schmidt. Essa órtese é indicada para pacientes que apresentam escolioses torácicas ou toracolombares. Para curvaturas cervicotorácicas altas, utiliza-se um suporte envolvendo o ombro, com o objetivo de abaixá-lo no lado da convexidade da curva, porém os resultados não são favoráveis. A órtese deve ser utilizada por aproximadamente 23 h/dia, devendo ser retirada somente durante o banho, sessões de fisioterapia e alguns tipos de atividade esportiva. Por apresentar uma estrutura esteticamente não muito aceitável, essa órtese acaba não sendo utilizada de forma adequada pelos pacientes, o que pode comprometer o tratamento.

O colete de Milwaukee é composto de um cesto pélvico, três hastes metálicas, sendo uma anterior e duas posteriores, um anel cervical, almofada axilar e almofada torácica. As hastes metálicas encontram-se fixadas entre o cesto pélvico e o anel cervical. O cesto pélvico apresenta uma abertura posterior e seu fechamento é realizado por meio de um tirante com velcro. O cesto pélvico, moldado em termoplástico de alta temperatura, é responsável pela fixação da órtese ao paciente, além de servir como base de fixação das hastes e do alinhamento da órtese. No plano sagital, o cesto pélvico aplica pressão anteroposterior na cavidade abdominal e pressão posteroanterior na região sacral, buscando a manutenção da pelve em posição neutra e, consequentemente, impedindo anteversão pélvica e hiperlordose compensatória. Anteriormente, o cesto pélvico não deve envolver as costelas nem impedir a flexão do quadril, o que pode ser avaliado com o paciente na posição sentada. Lateralmente, o cesto deve envolver o grande trocanter e, posteriormente, a região sacral.

Alívios devem ser providenciados em regiões ósseas como asa ilíaca e grande trocanter. O anel cervical apresenta uma abertura posterior e é utilizado para fixação das hastes metálicas. O anel deve estar alinhado com o cesto pélvico nos planos frontal e sagital, servindo como um acessório proprioceptivo para o alinhamento postural, e não como um suporte de tração, o que poderia causar alterações ortodônticas.

As almofadas torácicas e axilares são confeccionadas em termoplástico flexível forrado com Plastazote® e fixadas por tirantes em couro nas próprias hastes metálicas. A localização correta das almofadas torácica e axilar será de fundamental importância para que se obtenha uma correção passiva, com uma redução tanto da angulação quanto da rotação vertebral. Essas almofadas deverão ser checadas semanalmente e ajustadas conforme a necessidade.

As órteses não devem ser reajustadas somente após um controle radiográfico, o que pode variar em 4-6 meses. Nesse intervalo, alterações posturais poderão ocorrer, tornando a órtese, sem os devidos ajustes, ineficaz.

A almofada torácica deve ser posicionada no lado da convexidade. Havendo rotação vertebral, ela deverá estar localizada posterolateralmente ao tronco. A almofada deverá ser larga, pois, além de aumentar a área de contato com a região, distribuindo melhor a pressão, acaba envolvendo um número maior de arcos costais, favorecendo uma maior redução da curvatura e da rotação. Ao realizar a fixação da correia na haste anterior, a almofada realizará uma derrotação vertebral, por meio da pressão posterior, e uma redução nos graus da curvatura, por meio da pressão lateral. A almofada axilar, posicionada lateralmente, além de impedir a depressão do ombro no lado da concavidade, terá como objetivo realinhar o anel cervical em posição neutra, aumentando assim a pressão da almofada torácica. Essas tiras se cruzam posteriormente, colaborando com a fixação da órtese no corpo do paciente (Figura 11.18).

É de suma importância a realização do controle radiográfico após a confecção da órtese, para que possa ser observado o posicionamento das almofadas torácica e axilar e a redução tanto da curvatura quanto da rotação. Espera-se com a órtese uma redução de aproximadamente 50% da rotação e da angulação. Após um período que pode variar de 4-6 meses, o paciente deverá ser novamente radiografado sem a órtese para que possa ser feita uma nova mensuração da curvatura para comparação de sua evolução. É importante que o paciente fique sem a órtese por aproximadamente 24 horas antes da realização de um exame radiográfico comparativo. Atenção especial deve ser dada para se utilizar as mesmas vértebras-limite superior e inferior na realização das novas medidas comparativas.

Colete TLSO baixo

O colete de Boston talvez seja a TLSO mais conhecida entre as órteses utilizadas para tratamento de escolioses baixas, ou seja, curvaturas toracolombares e lombares. Essa órtese é confeccionada sob medida por meio de um molde em gesso; portanto, é necessário um bom posicionamento do paciente durante a modelagem, seja em decúbito dorsal na mesa de Risser ou em pé com joelhos semifletidos. O material mais utilizado na confecção desse

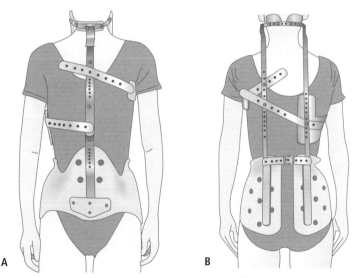

Figura 11.18 Colete de Milwaukee com almofadas torácica e axilar.

tipo de órtese é o polipropileno. No molde maciço, chamado de positivo, devem ser realizados alívios nas regiões com saliências ósseas, como crista ilíaca, grande trocanter e costelas flutuantes, e penetração nas regiões destinadas a correção.

Pressões localizadas nas regiões abdominal e sacral mantêm a pelve em posição neutra no plano sagital. No plano frontal, pressões devem ser aplicadas no vértice da curva no lado da convexidade e na borda superior próxima à axila, na concavidade da curva. Havendo rotação vertebral, deve-se também aplicar uma pressão no sentido posteroanterior. Vale ressaltar que alívios ou recortes deverão ser realizados na face anterolateral da órtese, no lado da concavidade, para permitir deslocamento do segmento durante a aplicação da força de correção. A falta desse espaço nessa região acabaria neutralizando a correção, pois as forças seriam aplicadas na mesma direção, porém com sentidos opostos (Figura 11.19A a D).

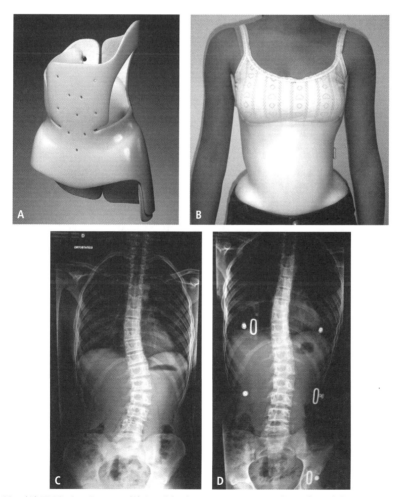

Figura 11.19 (A) TLSO tipo Boston. (B) Usuária de TLSO.Imagens radiográficas (C) sem órtese e (D) com órtese.

Considerando ainda o colete de Boston, essa órtese apresenta uma abertura posterior com tirantes em velcro para fixação. A órtese não deve limitar a flexão do quadril, permitindo conforto durante a posição sentada. A borda posteroinferior deverá realizar pressão sacral e estar aproximadamente 2 cm acima do assento. A borda anterossuperior deve ser recortada o suficiente para não comprimir os seios e a borda superior lateral deve ser mais alta no lado da concavidade. Para os casos de curvaturas torácicas, é recomendado que as bordas laterais sejam mais altas, envolvendo a região axilar. Utiliza-se para essas órteses o termo TLSOs altas.

Comparado ao colete de Milwaukee, o colete de Boston apresenta como vantagem a estética e o peso reduzido. Podendo ser utilizado debaixo da roupa, diminui os problemas relacionados à aceitação e ao tempo de uso diário, que também deve ser de aproximadamente 23 horas. A impossibilidade de ajustes durante o crescimento e o risco do aparecimento de curvaturas cervicotorácicas compensatórias em órteses mal confeccionadas são as maiores desvantagens desse tipo de órtese.

Os pacientes podem utilizar uma camiseta de algodão justa sob a órtese, para absorção do suor, e podem realizar exercícios de endireitamento postural durante sua utilização.

Colete TLSO alto

No início da década de 1990, novas órteses sem componentes cervicais foram desenvolvidas para escoliose torácica, como as órteses de Wilmington, Rosenberger, Miami, Lyonnaise, entre outras (Figura 11.20A a C).

Cada uma dessas órteses apresenta características próprias, com abertura anterior ou posterior, confeccionadas em peça única ou em duas peças, com dobradiças ou no sistema bivalvado. Indicadas para curvaturas mais altas, torna-se necessário órteses com paredes laterais mais altas ao nível axilar. Com relação às vantagens e desvantagens, citam-se estética, peso e possibilidade de ajustes, entre outros, já discutidos no item anterior.

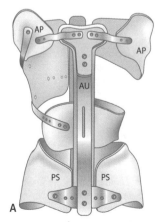
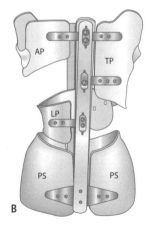
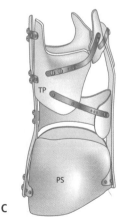
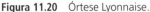

Figura 11.20   Órtese Lyonnaise.

Órteses espinhais 257

Maiores aceitação e comprometimento com o uso das TLSO quando comparadas com as CTLSO, como o Milwaukee, fazem com que a indicação desse tipo de órtese para tratamento de escolioses torácicas ainda seja realizada. Entretanto, o nível da curvatura deve ser analisado antes da prescrição, pois nas curvaturas com ápice acima de T8, as TLSO altas são contraindicadas (Figura 11.21).

Órteses noturnas de hipercorreção

As órteses toracolombossacras, conhecidas como órtese noturna de Charleston e órtese noturna de Providence, apresentam características especiais para o tratamento de escolioses torácicas, toracolombares e lombares. Indicadas para serem utilizadas somente durante

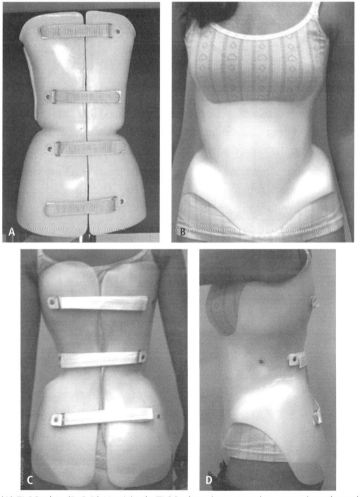

Figura 11.21 (A) TLSO alta. (B,C,D) Usuária de TLSO alta: vistas anterior, posterior e lateral.

8 horas no período noturno e em decúbito ventral ou dorsal, essas órteses têm sido indicadas para pacientes que se negam a utilizar órteses de uso intergral (23 h/dia). Seus princípios estão pautados também na lei Heuter-Volkman, que prevê diminuição de crescimento em resposta ao aumento do estresse fisário. Suas particularidades serão descritas a seguir.

Colete de Charleston

O colete de Charleston, também classificado como TLSO, foi fabricado pela primeira vez em 1978, com objetivo de manter as curvaturas próximas aos valores anteriores à utilização do colete durante todo o período de crescimento e maturidade esquelética. Essa órtese foi desenvolvida com o objetivo de reduzir o tempo de uso diário de 23 h/dia para somente 8 horas noturnas, resultando em uma maior fidelidade dos pacientes ao tratamento. Indicada para pacientes com escolioses flexíveis com curvaturas maiores que 20° e menores que 45°, a órtese tem apresentado bons resultados.

O colete de Charleston, indicado para escolioses lombares, toracolombares e torácicas, apresenta nomenclaturas distintas para cada tipo de curva, sendo classificadas em King I, II, III, IV e V (Figuras 11.22 a 11.26), os quais serão descritos a seguir.

- King I: confeccionado para curvaturas duplas (lombar e torácica), sendo que a curvatura lombar é maior e a torácica mais flexível. Nesse caso, o tratamento é realizado como se houvesse apenas a curva lombar. Realiza-se aplicação de uma força no trocanter oposto à escoliose lombar, no lado da convexidade, uma força no vértice da curvatura lombar suficiente para cruzar linha média e uma inclinação oposta com apoio próximo à região axilar.
- King II: confeccionado também para curvas duplas, sendo que a curva torácica é igual ou maior que a curvatura lombar, embora ainda seja mais flexível. Neste caso, realiza-se apoio no trocanter e no vértice da curva lombar e aplicação de uma força oposta no vértice da curvatura torácica, realizando uma inclinação contralateral máxima.

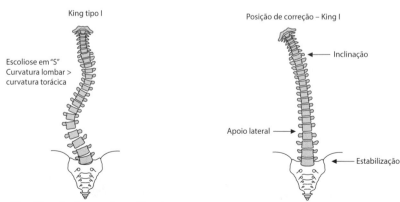

Figura 11.22 Classificação da curvatura: King I.

Órteses espinhais 259

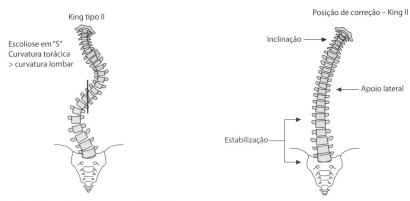

Figura 11.23 Classificação da curvatura: King II.

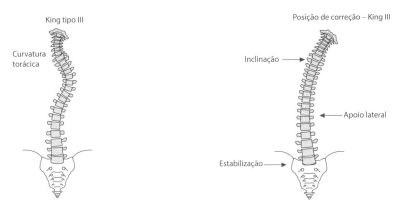

Figura 11.24 Classificação da curvatura: King III.

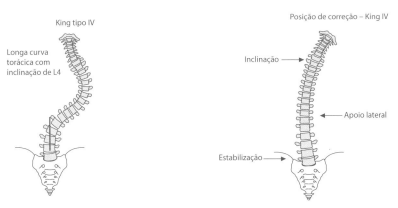

Figura 11.25 Classificação da curvatura: King IV.

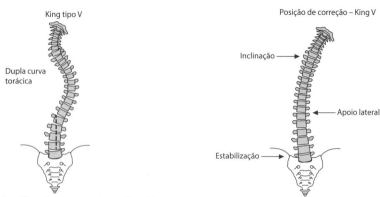

Figura 11.26 Classificação da curvatura: King V.

- King III: confeccionado para curvaturas puramente torácicas, apresenta pouca dificuldade para tratamento. Realiza-se aplicação de uma força no trocanter oposto à escoliose torácica, de uma força no vértice da curvatura torácica suficiente para cruzar a linha média e de inclinação oposta ao apoio próximo à região axilar.
- King IV: confeccionado para curvas toracolombares, em que o corpo da L4 apresenta-se desviado. Realiza-se aplicação de uma força no trocanter oposto à escoliose torácica, de uma força no vértice da curvatura toracolombar suficiente para cruzar a linha média e de inclinação oposta próxima ao apoio próximo a região axilar.
- King V: confeccionado para curvas torácicas duplas. Realiza-se aplicação de uma força no trocanter oposto à escoliose torácica, de uma força no vértice da curvatura torácica suficiente para cruzar a linha média e de inclinação oposta próxima à região axilar.

Confeccionado sob medida e em termoplástico, após realização de molde em gesso em duas etapas (anterior e posterior), o colete de Charleston é composto por duas valvas fixadas posteriormente, com abertura anterior e fechos em velcro. Essa órtese tem como princípio a inversão da curvatura, mantendo o paciente com uma inclinação oposta ao da curvatura. A utilização somente pode ser realizada em decúbito dorsal ou ventral, sendo, portanto, de uso noturno. É contraindicada a utilização do colete de Charleston para ortostatismo e marcha, o que acarretaria curvaturas compensatórias superiores. Nas curvaturas toracolombares e torácicas, em razão de uma grande pressão sobre os arcos costais, os pacientes devem iniciar o uso com algumas horas e semanalmente ir aumentando até atingir 8 horas noturnas (Figura 11.27).

A não utilização da órtese durante o dia permite aos pacientes a realização de atividades físicas, favorecendo um desenvolvimento natural, o que acaba evitando as hipotrofias e hipotonias musculares pelo desuso. Os benefícios durante as atividades na posição vertical podem intensificar o fenômeno de correção espontânea da curva que se dá durante o dia e a noite.

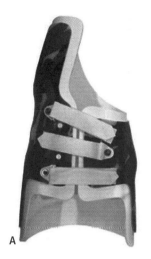 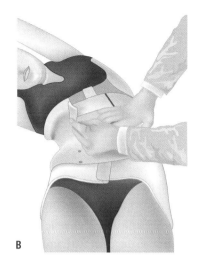

Figura 11.27 Colete de Charleston.

Um estudo prospectivo multicêntrico reportou observações de longo prazo com a utilização do colete de Charleston. Os pacientes incluídos em tal estudo apresentaram os seguintes critérios: imaturidade esquelética, sendo presente Risser 0, I ou II; curva escoliótica maior que 25° antes da utilização do colete; e não ter aderido ao tratamento prévio para a escoliose. Foram reportadas 149 curvas estruturadas em 98 pacientes, 66% dos pacientes mostraram evolução da curvatura menor que 5°; e 17% dos pacientes progrediram para procedimentos cirúrgicos. Os autores sugerem a continuidade na indicação do colete de Charleston pela melhora na história evolutiva das escolioses idiopáticas avaliadas nesse estudo[21].

Algumas publicações sugerem que a efetividade do colete de Charleston pode ser comparável com a do colete de Boston, ambos tendo influência positiva na evolução das escolioses idiopáticas.

Colete de Providence

A órtese de Providence, desenvolvida pela empresa americana Spinal Technology, foi criada para uso noturno, sendo indicada para curvaturas lombares, toracolombares, torácicas e também curvaturas duplas. O objetivo principal dessa órtese é alinhar a coluna por meio do sistema de três pontos de apoio, mantendo a vértebra do vértice no eixo central, ao contrário do sistema de Charleston, que realiza uma inclinação contrária à curva escoliótica.

Para a realização das medidas para confecção do colete de Providence, o paciente mantém-se deitado em decúbito dorsal em uma plataforma específica, na qual são fixados os apoios de estabilização localizados na região do grande trocanter e na região axilar e os apoios de correção localizados na região lombar, entre a crista ilíaca e a 12ª costela, e na região torácica, na altura da vértebra do vértice da curva. Anotações são feitas em um formulário de medidas, e a confecção, realizada por sistema de CAD-CAM. O controle radiográfico deve ser realizado com paciente em decúbito dorsal (Figura 11.28).

Essa órtese também pode ser indicada para pacientes com doença neuromuscular que apresentam inclinação lateral da coluna.

Órtese dinâmica para escoliose

O *brace* dinâmico, conhecido como SpineCor®, foi desenvolvido para tratamento de pacientes com escoliose idiopática com sinal de Risser de 0 a III e com angulação de 15-45°. Está contraindicado para escolioses neuromusculares, neurológicas e congênitas. A órtese é confeccionada conforme o tipo de curvatura e seu início deve ser realizado preferencialmente com Risser 0 e antes da menarca. Seu uso deve ser integral, ou seja, de 20-24 h/dia, e o controle radiográfico deve ser feito imediatamente no início do tratamento para possíveis ajustes e, posteriormente, a cada 4-6 meses. As bandas elásticas devem ser ajustadas com frequência, em razão do crescimento e do realinhamento postural, e ser substituídas a cada ano (Figura 11.29).

A abordagem terapêutica é baseada na etiologia e na patogenia da escoliose idiopática e utiliza um novo conceito de tratamento. É uma doença do sistema neuromusculoesquelético em crescimento e maturação. A causa é genética, e a patogênese envolve deformação tridimensional da coluna vertebral, desorganização postural, crescimento não sincronizado e movimentos específicos do corpo. A fim de obter um diagnóstico preciso, que deve especificar uma determinada classe e subclasse para o paciente, a avaliação combina exames clínico, radiológico e postural.

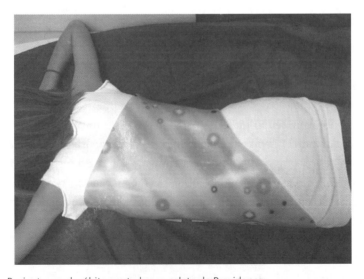

Figura 11.28 Paciente em decúbito ventral com colete de Providence.

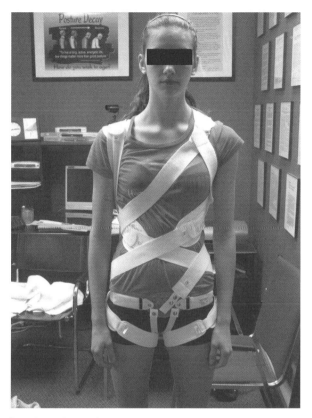

Figura 11.29 *Brace* dinâmico SpineCor®.

Um movimento de correção é executado e a órtese é aplicada de acordo com as instruções obtidas com um *software* específico. A tensão moderada nas faixas elásticas permite a repetição e a ampliação do movimento de correção que a criança/adolescente realiza nas atividades cotidianas. Isso resulta em uma redução progressiva da curva.

Se utilizada 20 h/dia, as 4 horas de não uso da órtese não devem ser contínuas, geralmente sendo divididas pelo paciente em dois períodos: manhã e noite. Esportes devem ser incentivados com a órtese. Para obter uma integração neuromuscular da nova estratégia do movimento, a duração mínima do tratamento é de 18 meses. Em razão das mudanças progressivas e da ausência de apoio externo durante o tratamento, como nas órteses convencionais, não há perda de correção após descontinuidade do uso da órtese.

Escolioses neuromusculares

A indicação de órteses para pacientes portadores de escolioses neuromusculares não estará relacionada ao nível da curvatura (torácica, toracolombar e lombar) e ao tipo de desvio

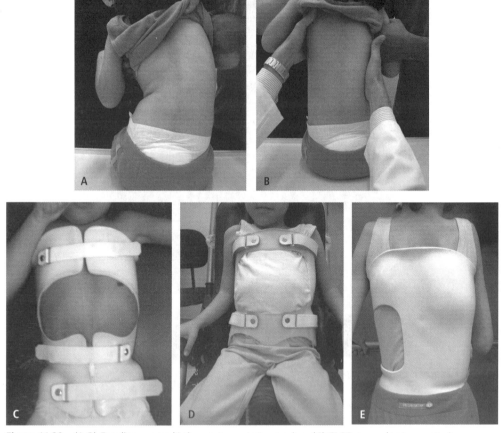

Figura 11.30 (A,B) Escoliose neurológica com correção passiva. (C) TLSO com abertura anterior em paciente neurológico. (D) TLSO bivalvado em portador de distrofia. (E) TLSO em paciente com escoliose neurológica.

(escoliose, cifose, cifoescoliose) (Figura 11.30). A órtese toracolombossacra deve ser confeccionada sob medida com material termoplástico flexível e abertura anterior. O *design* da órtese dependerá da necessidade específica de cada caso.

Os objetivos da indicação são:

- Se possível, proporcionar o alinhamento da coluna vertebral.
- Evitar deformidades, como as cifoescolioses.
- Prevenir complicações cardiorrespiratórias.
- Melhorar o equilíbrio de tronco e cabeça.
- Facilitar a ação dos membros superiores.

Para pacientes cadeirantes, há também a possibilidade de utilizar acentos moldados sob medida, conhecidos como Seating®, visando melhor posicionamento do paciente quando sentado.

ÓRTESE PARA DEFORMIDADE DA PAREDE ANTERIOR DO TÓRAX

As principais deformidades da parede torácica são encontradas em crianças e adolescentes, com maior incidência no sexo masculino. Acredita-se que alterações morfológicas no esterno sejam as responsáveis pelas deformidades que implicam alterações no esterno e nos arcos costais com localizações e aspectos variados. Esses tipos de deformidades geralmente não provocam alterações funcionais, porém acarretam um desconforto estético.

A protrusão do tórax, caracterizada por uma proeminência na face anterior ao nível esternal, chamada de *pectus carinatum*, também é conhecida como peito de pombo ou peito em quilha. A depressão anterior do tórax, conhecida como *pectus excavatum*, peito de sapateiro ou peito em saboneteira, caracteriza-se por depressão no nível esternal geralmente acompanhada de proeminência das últimas costelas flutuantes. Para o tratamento dessas deformidades, devem ser empregadas órteses compressivas associadas a técnicas fisioterapêuticas de reeducação respiratória.

As órteses utilizadas para essas deformidades são conhecidas como órteses de compressão dinâmica e se diferenciam pela posição de suas almofadas anteriores.

Em seus estudos, Haje e Bowen determinaram a efetividade do tratamento conservador com um compressor dinâmico do tórax, quando 55 crianças e adolescentes com diferentes tipos de deformidades no peito foram acompanhados em um *follow-up* de 1 ano. Trinta e sete pacientes foram submetidos a tratamento ortésico e comparados a dezoito pacientes não tratados. Os pacientes tratados tiveram melhores resultados. A correção do contorno da parede do tórax foi observada em 21 pacientes que apresentavam tipos inferior e lateral de *pectus carinatum*. Os autores concluíram que o compressor dinâmico do tórax apresenta mínima incidência de complicações e é uma opção valiosa para o tratamento das deformidades do tórax, quando ainda em período de maturação.

Compressor dinâmico torácico esternal

O compressor dinâmico torácico esternal, indicado para *pectus carinatum*, é composto por uma estrutura metálica em alumínio anterior e posterior, interligada por parafusos que permitem aumentar a pressão sobre a deformidade por meio da aproximação das almofadas anterior e posterior, conforme a evolução do tratamento. A almofada anterior, composta por uma placa de polipropileno e forrada com Plastazote®, deve ser posicionada no local da protrusão. Duas almofadas menores deverão ser posicionadas posteriormente ao nível dos músculos paravertebrais, deixando as escápulas e os processos espinhosos das vértebras torácicas livres de pressão, embora alguns autores preconizem o uso de uma placa posterior única (Figura 11.31). Por meio de uma armação metálica, consegue-se realizar compressão torácica das almofadas no sentido anteroposterior conforme a flexibilidade da protrusão e da caixa torácica e também da tolerância do paciente à pressão. Essa compressão é aumentada à medida que a deformidade vai cedendo. Os resultados observados com o uso dos compressores são bastante animadores, apresentando bons resultados em curto prazo.

Compressor dinâmico torácico costal

O compressor dinâmico torácico costal, utilizado nos casos de *pectus excavatum*, apresentam praticamente as mesmas características dos compressores utilizados para as deformidades para *pectus carinatum*, diferenciando-se apenas pelo posicionamento das almofadas anteriores, as quais devem ser posicionadas sobre as saliências dos últimos arcos costais, geralmente abaixo da depressão (Figura 11.32A e B). A utilização de uma pressão intra-abdominal pode auxiliar o tratamento, induzindo uma respiração apical e, consequentemente, uma expansão torácica. Essa pressão poderá ser realizada por meio da utilização de uma faixa abdominal. Uma outra órtese do tipo TLSO, confeccionada em polipropileno, também pode ser utilizada para esse tipo de deformidade, utilizando a própria estrutura para realizar ao mesmo tempo a pressão abdominal e a compressão das últimas costelas salientes. Essa órtese pode ser confeccionada com abertura posterior com fechos em velcro ou no sistema bivalvado (Figura 11.32C).

Independentemente do tipo de órtese utilizada, as correções para essas deformidades não apresentam resultados satisfatórios como aqueles observados nas deformidades em *pectus carinatum*.

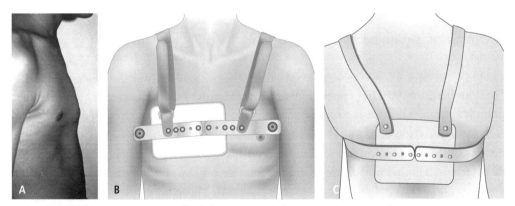

Figura 11.31 (A) *Pectus carinatum*. (B,C) Compressor dinâmico torácico esternal.

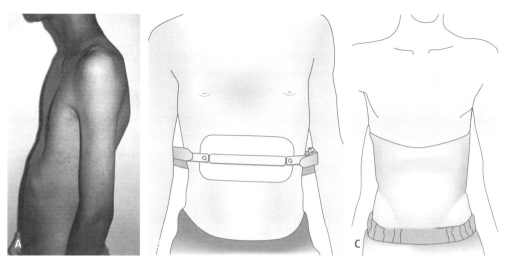

Figura 11.32 (A) *Pectus escavatum*. (B) Compressor dinâmico torácico costal. (C) TLSO para *pectus escavatum*.

REFERÊNCIAS BIBLIOGRÁFICAS

1. Baumgartner R, Stinus H. Tratamiento ortésico-protésico del pie. Barcelona: Masson; 1997.
2. Bowker JO, Pfeifer MA. Levin e O'Neal: o pé diabético. 6.ed. Rio de Janeiro: Di-Livros; 2002.
3. Bricot B. Posturologia. São Paulo: Ícone; 1998.
4. Carroll K, Edelstein JE. Prosthetics and patient management: a comprehensive clinical approach. Thorofare: Slack Incorporated; 2006.
5. Carvalho JA. Amputações de membros inferiores: em busca da plena reabilitação. 2.ed. Barueri: Manole; 2002.
6. Dimeglio A. Ortopedia pediátrica. São Paulo: Santos; 1990.
7. Edelstein JE, Bruckner J. Orthotics: a comprehensive clinical approach. Thorofare: Slack Incorporated; 2002.
8. Edelstein JE, Moroz A. Lower-limb prosthetics and orthotics: clinical concepts. Thorofare: Slack Incorporated; 2011.
9. Goldberg B, Hsu JD. Atlas of orthoses and assistive devices. 3.ed. St Louis: Mosby; 1997.
10. Gould JA. Fisioterapia na ortopedia e na medicina do esporte. 2.ed. São Paulo: Manole; 1993.
11. Kirby K. Foot and lower extremity biomechanics I: a ten year collection of Precision Intricast Inc., newsletters. Payson: Precision Intricast; 1997.
12. Kirby K. Foot and lower extremity biomechanics II: Precision Intricast newsletters, 1997-2002. Payson: Precision Intricast; 2002.
13. Kirby K. Foot and lower extremity biomechanics III: Precision Intricast newsletters, 2002-2008. Payson: Precision Intricast; 2009.
14. Kozak GP, Campbell DR, Frykberg RG, Habershaw GM. Tratamento do pé diabético. 2.ed. Rio de Janeiro: Interlivros; 1996.
15. Lianza S. Medicina de reabilitação. 3.ed. Rio de Janeiro: Guanabara Koogan; 2001.
16. Lorimer D, French G, O'Donnell M, Burrow JG. Neale's disorders of the foot: diagnosis and management. 6.ed. Edinburgh: Churchill Livingstone; 2002.
17. Lusardi MM, Nielsen CC. Orthotics and prosthetics in rehabilitation. Boston: Butterworth-Heinemann; 2000.
18. McKee P, Morgan L. Orthotics in rehabilitation: splinting the hand and body. Philadelphia: F.A. Davis Company;1998.

19. Nawoczenski DA, Epler ME. Orthotics in functional rehabilitation of the lower limb. Philadelphi: W.B. Saunders Company; 1997.
20. O'Sullivan SB, Schmitz T. Fisioterapia: avaliação e tratamento. 4.ed. Barueri: Manole; 2004.
21. Perry J, Burnfield JM. Gait analysis: normal and pathological function. 2.ed. Thorofare: Slack Incorporated; 2010.
22. Rabanda UR. Design, function and use of whellchairs. OttoBock HealthCare; 2004.
23. Redford JB, Basmajian JV, Trautman P. Orthotics: clinical practice and rehabilitation technology. New York: Churchill Livingstone; 1995.
24. Seymour R. Prosthetics and orthotics: lower limb and spinal. Philadelphia: Lippincott Williams & Wilkins; 2002.
25. Shurr DG, Michael JW. Prosthetics and orthotics. 2.ed. Upper Saddle River: Prentice Hall; 2001.
26. Simonnet J. Encyclopédie médico-chirurgicale: kinesiterapia – medicina física. 10.ed. Paris: Elsevier Science; 2000.
27. Sizinio H, Xavier R. Ortopedia e traumatologia: princípios e prática. 2.ed. Porto Alegre: Artmed; 1998.
28. Smith LK, Weiss EL, Lehmkuhl LD. Cinesiologia clínica de Brunnstrom. 5.ed. São Paulo: Manole; 1997.
29. Viladot R, Cohí O, Clavell S. Coluna vertebral: órtese e prótese do aparelho locomotor. São Paulo: Santos; 1989.
30. Viladot R, Cohí O, Clavell S. Órtesis e prótesis del aparato locomotor: extremidad inferior. Barcelona: Masson; 1989.

Capítulo 12

Órteses para região pélvica

José André Carvalho

As órteses utilizadas na pelve têm como principal objetivo proteger as articulações coxofemorais que apresentam instabilidade biomecânica ou vulnerabilidade a lesões. As indicações são realizadas nos casos de desenvolvimento inadequado da articulação coxofemoral, necrose avascular, processos inflamatórios e degenerativos, sequelas neurológicas e em situações pós-traumáticas ou pós-operatórias. As displasias coxofemorais são mais comuns em recém-nascidos do sexo feminino e de cor branca, podendo ocorrer por frouxidão ligamentar e/ou incorreto posicionamento intrauterino. A ultrassonografia deve ser utilizada para avaliar a gravidade da displasia.

As órteses promovem maior estabilidade pélvica, suportando e posicionando o quadril devidamente alinhado e mantendo o controle da amplitude de movimento (ADM). O correto posicionamento do quadril permite a remodelação apropriada do acetábulo e da cabeça femoral, reduzindo os riscos de luxações e subluxações. Neste capítulo, serão descritas algumas órteses utilizadas como aparatos de posicionamento.

FRALDA FREJKA

Em 1941, Bredich Frejka introduziu a fralda abdutora no tratamento de displasias. Indicada para pacientes com displasia coxofemoral congênita, a fralda Frejka deve ser utilizada nos primeiros meses de vida e tem como objetivo manter a cabeça femoral centralizada dentro do acetábulo. O quadril deve ser posicionado em flexão e abdução, buscando prevenir recidivas de subluxação e luxação do quadril, e promover uma melhor vascularização e, consequentemente, o desenvolvimento normal da articulação coxofemoral.

A fralda Frejka é composta por um "fraldão" e um suspensório que será responsável pela fixação do dispositivo ao paciente. Cuidados devem ser tomados com uma excessiva abdução do quadril, pois isso pode levar a necrose avascular da cabeça do fêmur por meio da oclusão da artéria cincunflexa.

Com o desenvolvimento do recém-nascido, os movimentos dos membros inferiores aumentam, diminuindo a eficácia da fralda Frejka. Nessa fase, é indicada a substituição da fralda pelo suspensório de Pavlik, resultando em um maior controle sobre o posicionamento correto da articulação. O uso da fralda Frejka tem sido cada vez menos indicado na América do Norte por causa, principalmente, da sua pouca eficiência no posicionamento da articulação coxofemoral, embora ainda seja utilizada com bons resultados em alguns países europeus (Figura 12.1).

SUSPENSÓRIO DE PAVLIK

O suspensório de Pavlik foi desenvolvido na antiga Tchecoslováquia, no ano de 1957, pelo Dr. Arnold Pavlik. A órtese, composta por tirantes que envolvem o tronco e os membros inferiores, é confeccionada em tecido e pode ser encontrada em casas ortopédicas. Os tirantes anteriores mantêm os quadris em flexão de 90-110°, impedindo a extensão enquanto os dois tirantes posteriores, que são cruzados, mantêm os dois membros inferiores com abdução de 30°, impedindo a adução. O suspensório de Pavlik é uma órtese dinâmica que permite os movimentos de flexão e abdução, contribuindo com o correto posicionamento da cabeça do fêmur e uma melhor formação do acetábulo. O tratamento pode variar de 6-12 semanas e o suspensório deverá ser utilizado inicialmente durante 24 horas. Os pais também deverão ser orientados a carregar seus filhos em uma posição que favoreça a flexão e a abdução do quadril (Figura 12.2).

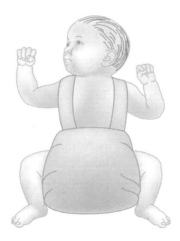

Figura 12.1 Fralda Frejka.

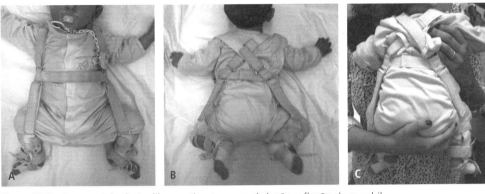

Figura 12.2 Suspensório de Pavlik com tirantes para abdução e flexão de quadril.

ATLANTA *BRACE*

A órtese Atlanta *brace*, também conhecida como Scottish Rite *brace*, foi desenvolvida em Atlanta, no Scottish Rite Hospital, sendo indicada para pacientes que apresentam doença de Calvé-Legg-Perthes, caracterizada por necrose avascular da cabeça do fêmur. Sua incidência é maior em meninos com idade de 7-9 anos. Utilizada como método terapêutico, a órtese tem como objetivo posicionar a cabeça femoral dentro do acetábulo, mantendo o quadril em uma abdução de aproximadamente 40-45° por meio de dois coxais conectados por uma barra telescópica que permite movimentos recíprocos dos membros inferiores. Também é possível encontrar órteses compostas por um cinto pélvico articulado fixo aos coxais. Os pacientes são capazes de deambular com a órtese com total independência e sem a necessidade de usar acessórios de marcha (Figura 12.3).

Como desvantagem dessa órtese, é possível citar o pequeno controle sobre os movimentos de rotação do quadril, o que pode ser contraindicado em pacientes com a doença em fase muito avançada.

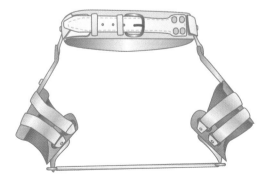

Figura 12.3 Órtese Atlanta *brace*.

Essa órtese acabou substituindo as imobilizações gessadas pelvicopodálicas que, além de serem relativamente pesadas, não higiênicas e limitarem os joelhos em extensão, dificultavam o tratamento fisioterapêutico e a deambulação mesmo com a utilização de auxiliares de marcha.

TRILATERAL

Essa órtese, também indicada para pacientes com doença de Calvé-Legg-Perthes, pode ser utilizada unilateralmente. Composta por um coxal com apoio isquiático, uma haste metálica medial e uma plataforma com uma borracha antiderrapante em sua base, para contato com o solo, a órtese diminui a carga axial na articulação do quadril durante a deambulação, mantendo o membro inferior do paciente em abdução e o joelho, em extensão. O calçado é mantido fixo à plataforma por meio de uma tira para impedir os movimentos rotacionais (Figura 12.4). Os pacientes apresentam grande independência com essa órtese, não necessitando do uso de acessórios de marcha. Deve-se tomar cuidado com as posturas compensatórias, que podem favorecer a instalação de desvios laterais da coluna.

SWASH

A órtese *sitting walking and standing hip orthosis* (SWASH) foi desenvolvida em 1992 para permitir que pacientes com paralisia cerebral possam realizar a transferência da postura sentada para em pé, com uma abdução variável conforme o grau de flexão e extensão, mantendo os quadris abduzidos na posição sentada e os membros inferiores praticamente paralelos enquanto a criança está em pé. A SWASH é composta por uma banda posterior localizada em L2-L3 e o cóccix, um tirante com fixação em velcro e hastes laterais unidas a coxais. Além de manter o quadril abduzido na postura sentada, a órtese ajuda no equilíbrio e, durante a deambulação, previne a marcha em tesoura com adução dos membros. É con-

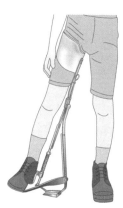

Figura 12.4 Órtese trilateral.

traindicada para crianças com quadris luxados e com contraturas em flexão com mais de 20° (Figuras 12.5 e 12.6).

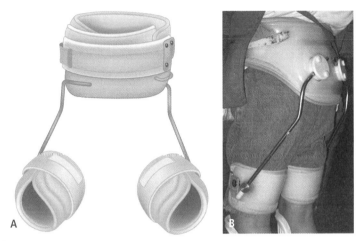

Figura 12.5 Órtese SWASH.

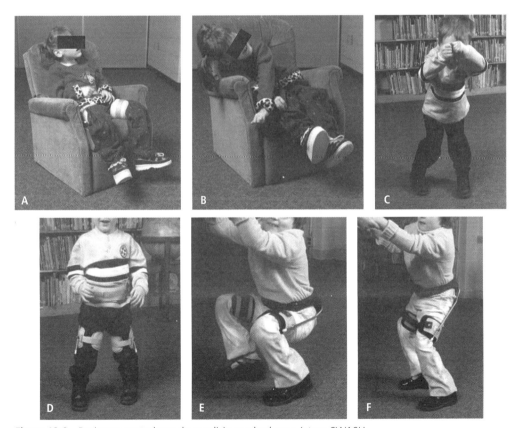

Figura 12.6 Pacientes portadores de paralisia cerebral com órtese SWASH.

SLING

O *sling* é uma órtese dinâmica confeccionada em material elástico utilizado para desvios rotacionais do fêmur. Composto por dois tirantes elásticos independentes unidos distalmente nos pés dos pacientes e fixados proximalmente em um cinto elástico, o *sling* deverá ser tensionado à medida que o membro inferior for envolvido até a fixação na região pélvica (Figura 12.7). O tirante deverá ser tensionado no sentido anti-horário, para impedir desvios em rotação externa, e, no sentido horário, para os casos de desvios em rotação interna dos membros inferiores. O efeito terapêutico poderá ser observado em cadeia cinética aberta, ou seja, durante a marcha ou quando paciente estiver em decúbito ventral. Esse dispositivo também poderá ser utilizado em conjunto com outras órteses, como em usuários de AFO que também apresentam desvios rotacionais.

É importante dar atenção a um possível excesso de pressão dos tirantes durante a colocação, o que pode garrotear o membro inferior envolvido.

DERROTADOR EM ESPIRAL

O derrotador em espiral também é indicado para pacientes que apresentam rotação interna ou externa dos membros inferiores. Diferentemente do *sling*, essa órtese é composta por um dispositivo metálico em espiral que é fixado na extremidade distal do membro inferior em uma órtese tipo SMO, em uma AFO ou na própria base do calçado do paciente. Na extremidade proximal, o espiral é fixado em um cinto pélvico. Esse espiral é posicionado lateralmente ao membro e fixado por meio de uma braçadeira localizada abaixo do joelho. O derrotador deverá ser girado antes da fixação do cinto para promover correção do desvio

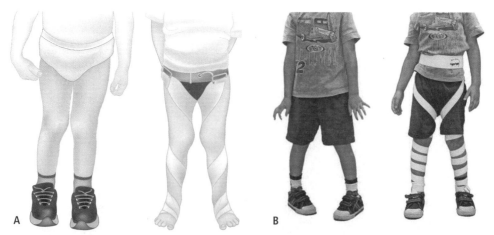

Figura 12.7 (A) Criança com rotação femoral interna utilizando um derrotador elástico. (B) *Sling* ou faixa derrotativa.

rotacional; portanto, é importante, antes da indicação, observar se a órtese será utilizada no membro inferior direito ou no esquerdo. Necessitando de maior ou menor tensão rotacional, é possível ajustá-lo com a própria mola em espiral (Figura 12.8).

ÓRTESE ABDUTORA DE QUADRIL

As órteses abdutoras podem ser confeccionadas com componentes pélvicos ou não. São indicadas para pacientes que necessitam de controle sobre os movimentos do quadril, em casos de displasias, hipertonia dos adutores, artroplastias, entre outras doenças que afetam diretamente ou indiretamente essa articulação. As órteses abdutoras, indicadas para crianças de 3-18 meses, são confeccionadas em polipropileno com uma haste medial, mantendo o quadril com 90° de flexão e uma abdução ajustável de 45-90° (Figura 12.9A e B).

Outras órteses são compostas simplesmente por coxais unidos por hastes mediais, com o objetivo de manter os membros abduzidos. Quando comparadas às imobilizações gessadas, pode-se citar inúmeras vantagens, como peso reduzido e o fato de serem mais higiênicas e também removíveis, permitindo tratamentos específicos (Figura 12.9C).

As órteses utilizadas para deambulação geralmente são compostas por coxais unidos por articulações laterais e um cinto pélvico, visando direcionar e limitar movimentos indesejáveis. Alguns tipos de articulações permitem ajustes para flexão/extensão, abdução/adução e sobre movimentos rotacionais.

Uma órtese de deambulação chamada 3D Hip Joint®, indicada para pacientes com hipertonia adutora, apresenta uma característica própria. Composta por dois coxais unidos por um dispositivo medial, permite, durante a deambulação, o movimento tridimensional com flexão do quadril, rotação externa, abdução de um membro e extensão do quadril, e

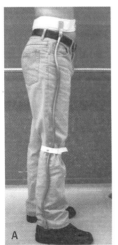
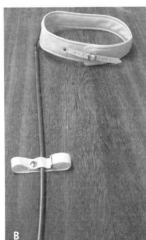
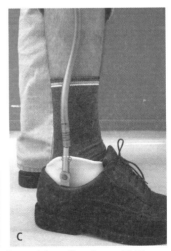

Figura 12.8 (A) Derrotador em espiral. (B,C) Cinto pélvico com braçadeira e fixação em SMO.

rotação interna e abdução do membro contralateral, possibilitando um padrão de marcha bastante funcional (Figura 12.9D a F).

Órteses utilizadas para aumentar o controle e a funcionalidade de quadris operados, como nas artroplastias coxofemorais, são compostas por cinto pélvico ou componente toracolombar e articulações com controle sobre movimentos nos planos frontal, sagital e coxal (Figura 12.9G e H).

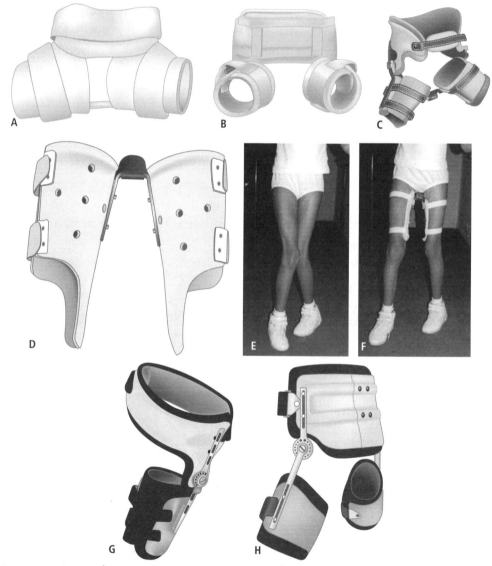

Figura 12.9 (A,B,C) Órteses abdutoras de quadril. (D,E,F) Órtese abdutora (3D Hip Joint®) em paciente com hipertonia adutora. (G,H) Órteses para quadril para estabilização e controle articular.

REFERÊNCIAS BIBLIOGRÁFICAS

1. Baumgartner R, Stinus H. Tratamiento ortésico-protésico del pie. Barcelona: Masson; 1997.
2. Bowker JO, Pfeifer MA. Levin e O'Neal: o pé diabético. 6.ed. Rio de Janeiro: Di-Livros; 2002.
3. Bricot B. Posturologia. São Paulo: Ícone; 1998.
4. Carroll K, Edelstein JE. Prosthetics and patient management: a comprehensive clinical approach. Thorofare: Slack Incorporated; 2006.
5. Carvalho JA. Amputações de membros inferiores: em busca da plena reabilitação. 2.ed. Barueri: Manole; 2002.
6. Dimeglio A. Ortopedia pediátrica. São Paulo: Santos; 1990.
7. Edelstein JE, Bruckner J. Orthotics: a comprehensive clinical approach. Thorofare: Slack Incorporated; 2002.
8. Edelstein JE, Moroz A. Lower-limb prosthetics and orthotics: clinical concepts. Thorofare: Slack Incorporated; 2011.
9. Goldberg B, Hsu JD. Atlas of orthoses and assistive devices. 3.ed. St Louis: Mosby; 1997.
10. Gould JA. Fisioterapia na ortopedia e na medicina do esporte. 2.ed. São Paulo: Manole; 1993.
11. Kirby K. Foot and lower extremity biomechanics I: a ten year collection of Precision Intricast Inc., newsletters. Payson: Precision Intricast; 1997.
12. Kirby K. Foot and lower extremity biomechanics II: Precision Intricast newsletters, 1997-2002. Payson: Precision Intricast; 2002.
13. Kirby K. Foot and lower extremity biomechanics III: Precision Intricast newsletters, 2002-2008. Payson: Precision Intricast; 2009.
14. Kozak GP, Campbell DR, Frykberg RG, Habershaw GM. Tratamento do pé diabético. 2.ed. Rio de Janeiro: Interlivros; 1996.
15. Lianza S. Medicina de reabilitação. 3.ed. Rio de Janeiro: Guanabara Koogan; 2001.
16. Lorimer D, French G, O'Donnell M, Burrow JG. Neale's disorders of the foot: diagnosis and management. 6.ed. Edinburgh: Churchill Livingstone; 2002.
17. Lusardi MM, Nielsen CC. Orthotics and prosthetics in rehabilitation. Boston: Butterworth-Heinemann; 2000.
18. McKee P, Morgan L. Orthotics in rehabilitation: splinting the hand and body. Philadelphia: F.A. Davis Company;1998.
19. Nawoczenski DA, Epler ME. Orthotics in functional rehabilitation of the lower limb. Philadelphi: W.B. Saunders Company; 1997.
20. O'Sullivan SB, Schmitz T. Fisioterapia: avaliação e tratamento 4.ed. Barueri: Manole; 2004.
21. Perry J, Burnfield JM. Gait analysis: normal and pathological function. 2.ed. Thorofare: Slack Incorporated; 2010.
22. Rabanda UR. Design, function and use of whellchairs. OttoBock HealthCare; 2004.
23. Redford JB, Basmajian JV, Trautman P. Orthotics: clinical practice and rehabilitation technology. New York: Churchill Livingstone; 1995.
24. Seymour R. Prosthetics and orthotics: lower limb and spinal. Philadelphia: Lippincott Williams & Wilkins; 2002.
25. Shurr DG, Michael JW. Prosthetics and orthotics. 2.ed. Upper Saddle River: Prentice Hall; 2001.
26. Simonnet J. Encyclopédie médico-chirurgicale: kinesiterapia – medicina física. 10.ed. Paris: Elsevier Science; 2000.
27. Sizinio H, Xavier R. Ortopedia e traumatologia: princípios e prática. 2.ed. Porto Alegre: Artmed; 1998.
28. Smith LK, Weiss EL, Lehmkuhl LD. Cinesiologia clínica de Brunnstrom. 5.ed. São Paulo: Manole; 1997.
29. Viladot R, Cohí O, Clavell S. Coluna vertebral: órtese e prótese do aparelho locomotor. São Paulo: Santos; 1989.
30. Viladot R, Cohí O, Clavell S. Órtesis e prótesis del aparato locomotor: extremidad inferior. Barcelona: Masson; 1989.

Capítulo 13

Joelheiras e tornozeleiras

José André Carvalho

Neste capítulo, serão abordados diferentes tipos de órteses, que geralmente são utilizados para proteção e/ou estabilização das articulações lesionadas do joelho e do tornozelo. Entretanto, vale ressaltar que alterações plantares também podem causar mau alinhamento dos membros inferiores, sendo, em muitos casos, responsáveis diretas por tais lesões.

Suas indicações podem ser realizadas com objetivos distintos, como a prevenção de novas lesões, diferentes fases da reabilitação ou correção de desvios articulares.

ÓRTESES PARA JOELHO – KO

As órteses de joelho, também conhecidas como *braces* ou simplesmente joelheiras, são utilizadas para proteção e/ou estabilização da articulação do joelho. Podem ser classificadas em: órteses para imobilização, profiláticas, reabilitadoras e funcionais, todas descritas a seguir. É importante salientar que o uso apenas de joelheiras faz parte do tratamento, sendo necessário, portanto, um programa fisioterapêutico paralelo para que se possa atingir uma completa reabilitação.

Órteses para imobilização

Há poucos anos, as imobilizações de joelho após tratamentos cirúrgicos ou traumas importantes eram feitas com talas gessadas. Atualmente, essas imobilizações em gesso podem ser substituídas pelos imobilizadores em tecido com reforços de hastes metálicas flexíveis ou plásticas e fechos em velcro. Como vantagens, pode-se citar, além do maior conforto e do peso reduzido, a fácil aplicabilidade e a adaptação ao membro. Esses imobilizadores, geralmente longos, podem posicionar o joelho em completa extensão ou com alguns graus de flexão, dependendo da necessidade (Figura 13.1).

Órteses profiláticas

As órteses profiláticas são indicadas para prevenir ou reduzir o risco de lesões em indivíduos que realizam atividades esportivas de alto risco, como na prática de esqui ou futebol americano, e em indivíduos que apresentam maior risco de lesões ligamentares. Essas órteses, confeccionadas em materiais elásticos e com tiras de fixação em velcro, podem ser articuladas ou não.

As joelheiras não articuladas são indicadas principalmente para pacientes com instabilidade femoropatelar ou com doença degenerativa. As joelheiras articuladas, mono ou policêntricas, são indicadas para aqueles indivíduos que necessitam de maior proteção durante atividades esportivas (Figura 13.2).

Órteses para reabilitação

As joelheiras utilizadas para reabilitação são indicadas para indivíduos que se encontram em tratamento e já apresentam alguma lesão importante no joelho ou para indivíduos

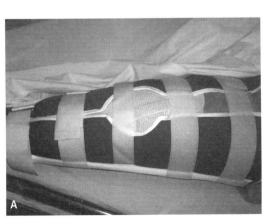
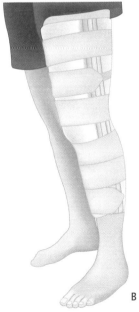

Figura 13.1 Órteses longas em tecido com reforços laterais e fechos em velcro.

280 Órteses – um recurso terapêutico complementar

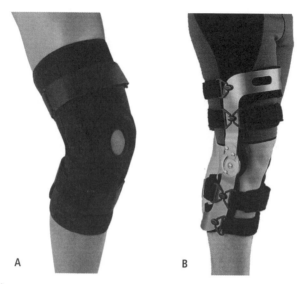

Figura 13.2 (A,B) Órteses articuladas em neoprene e em fibra de carbono.

que se encontram em fase de recuperação pós-operatória. Utilizadas também para substituir as imobilizações gessadas, as joelheiras têm como objetivo auxiliar o processo terapêutico no que diz respeito à condução dos movimentos, ao controle sobre a amplitude de movimento (ADM) e à redução de edemas e processos inflamatórios, contribuindo para uma reabilitação mais rápida e segura. Essas órteses podem ser longas ou curtas, articuladas ou não articuladas, em materiais elásticos ou em neoprene, dependendo da necessidade específica de cada situação (Figura 13.3).

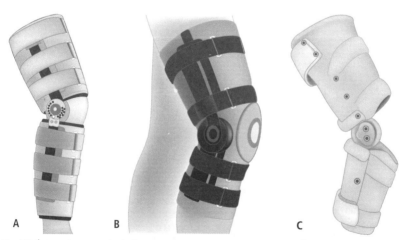

Figura 13.3 (A) Órtese longa articulada com limitador de movimento. (B) Órtese em neoprene com hastes laterais. (C) Órtese confeccioada em termoplástico com articulação policêntrica.

Órteses funcionais

As joelheiras funcionais são indicadas para promover estabilidade biomecânica em indivíduos que necessitam de proteção, permitindo retorno às atividades diárias com maior segurança. Essas órteses podem ser confeccionadas em termoplástico ou fibra de carbono, apresentam articulações policêntricas e seus *designs* são específicos, com apoios anteriores ou posteriores, dependendo da necessidade do controle (Figura 13.4).

Órteses corretivas

As joelheiras corretivas apresentam como principal objetivo melhorar o alinhamento da articulação do joelho nos planos frontal e sagital, permitindo um desenvolvimento dentro dos padrões de desvio considerados normais e mantendo, com isso, uma maior funcionalidade articular e menores riscos de doenças degenerativas e instalação de deformidades. Citam-se, como exemplo, pacientes com importantes desvios em valgo e varo dos joelhos ou situações de hiperextensão do joelho. As órteses corretivas geralmente são longas e articuladas, podendo, em alguns casos, ter complemento distal, as quais passariam as ser chamadas de KAFO (Figura 13.5).

A seguir, serão descritas algumas dessas órteses e suas características específicas.

Tirante infrapatelar

Essa órtese, utilizada entre a borda inferior da patela e a tuberosidade tibial, é indicada especialmente para portadores de tendinites patelares, como a síndrome de Osggod-Schlatter.

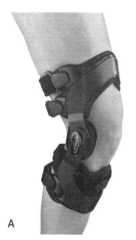
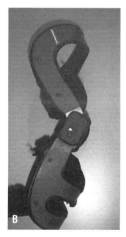

Figura 13.4 Órteses funcionais laminadas em fibra de carbono.

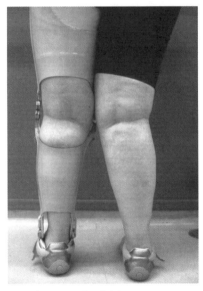

Figura 13.5 Órtese corretiva com prolongamento distal.

É confeccionada em material elástico e composta anteriormente por uma almofada, a qual deve ser posicionada sobre o tendão patelar e fechada posteriormente com velcro. O tirante é utilizado para manter a patela em posição mais distal e com pequena elevação, o que altera os mecanismos articulares femoropatelares, diminui as forças compressivas entre as superfícies articulares e ajuda a dissipar a tensão do tendão patelar em sua inserção, localizada na tuberosidade anterior da tíbia (Figura 13.6).

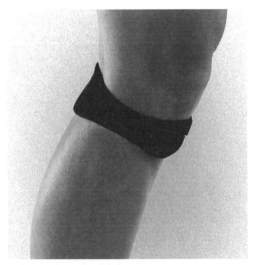

Figura 13.6 Tirante infrapatelar.

Joelheira elástica ou em neoprene

Trata-se de uma joelheira pré-fabricada, confeccionada em neoprene e encontrada em diversos tamanhos. O neoprene pode ser encontrado em diversas cores e diferentes espessuras, sendo as mais espessas com maior poder de compressão. Utilizadas como suporte proprioceptivo, essas órteses previnem e reduzem edemas intra e extra-articulares, além de apresentar efeito térmico, mantendo a região mais irrigada (Figura 13.7).

As joelheiras podem apresentar velcros em suas extremidades, com o objetivo de aumentar a fixação no joelho durante a realização de atividades físicas. O uso contínuo deve ser evitado, pois pode gerar atrofias musculares e dependência física/psicológica.

Joelheira em neoprene com orifício patelar

As joelheiras com orifício patelar são indicadas para manter um melhor alinhamento femoropatelar, evitando luxações e subluxações patelares. Dispositivos em forma de "meia-lua", confeccionados em materiais mais rígidos, como o EVA, podem ser utilizados como uma barreira mecânica. Fixados internamente nas joelheiras, podem ser colados nas bordas lateral, inferior ou superior, conforme a necessidade, visando ao aumento da estabilidade femoropatelar (Figura 13.8).

Joelheira articulada

As joelheiras articuladas podem ser encontradas em neoprene ou em materiais rígidos, como termoplásticos e resinados em carbono, e com articulações metálicas mono ou poli-

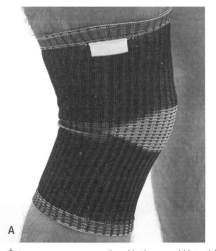 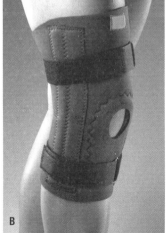

Figura 13.7 Órtese com compressão elástica em (A) tecido e (B) neoprene.

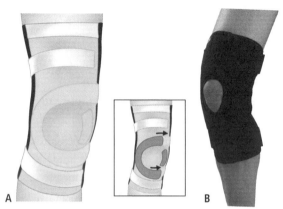

Figura 13.8 Órtese com orifício e contenção patelar.

cêntricas. Indicadas para pacientes com instabilidades ligamentares, as joelheiras articuladas proporcionam estabilidade nos planos frontal e sagital. Alguns modelos são compostos por cintas cruzadas, aumentando a estabilidade anteroposterior. É importante manter os eixos articulares da joelheira paralelos com a interlinha articular para não limitar a ADM do joelho durante movimentos de flexão-extensão (Figura 13.9).

Joelheira seriada

As joelheiras denominadas seriadas geralmente são utilizadas durante a fase de reabilitação pós-operatória, na qual o controle sobre a ADM de flexão-extensão pode ser realizado

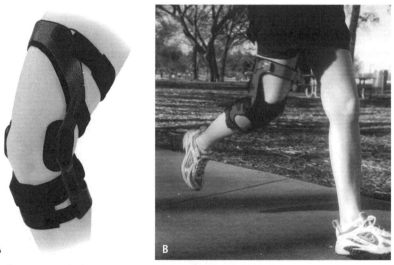

Figura 13.9 Órteses articuladas para instabilidade articular.

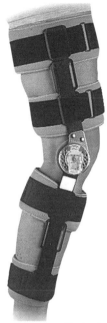

Figura 13.10 Órtese seriada com controle sobre a amplitude de movimento.

de forma mais precisa e segura, conforme a evolução do tratamento. Alguns modelos possuem travas manuais que podem ser utilizadas para manter a extensão bloqueada durante descarga de peso e a flexão, livre, para que o usuário possa se sentar (Figura 13.10).

Joelheira não articulada

As joelheiras não articuladas são indicadas para neutralizar totalmente os movimentos da articulação do joelho. Essas joelheiras geralmente são mais longas, ou seja, com maior braço de alavanca em relação ao eixo de rotação. Nas órteses pré-fabricadas, possuem reforços laterais e posteriores e tiras de velcro para fixação. Quando confeccionadas sob medida, podem ser fabricadas em termoplástico, por meio de um molde em gesso, ou confeccionadas em gesso sintético diretamente sobre o membro do paciente (Figura 13.11).

Joelheira para geno recurvado

As joelheiras para geno recurvado, como o próprio nome diz, são indicadas para impedir a hiperextensão do joelho, mantendo-o em posição neutra. Um dispositivo posterior unido às hastes laterais impede a excursão do joelho em extensão. A joelheira conhecida como "gaiola suíça" apresenta tais características (Figura 13.12). Uma outra possibilidade para impedir a hiperextensão são as joelheiras articuladas.

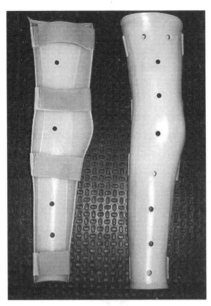

Figura 13.11 Órtese não articulada em termoplástico.

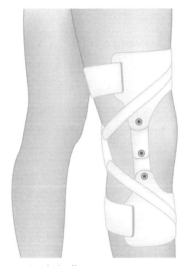

Figura 13.12 Órtese para hiperextensão de joelho.

Deve-se dar atenção especial aos pacientes neurológicos que apresentam hiperextensão durante a deambulação. Em pacientes espásticos, como em hemiplégicos por acidente vascular cerebral ou paralisia cerebral, ocorrerá, na fase de apoio, uma posteriorização da tíbia e, como consequência, a hiperextensão do joelho; portanto, a indicação correta é de uma AFO. Em um outro exemplo, pode-se citar o caso de um paciente portador de poliomielite e que não apresenta controle muscular dos extensores de joelho e dorsiflexores, porém consegue se manter em pé por meio da hiperextensão do joelho. Neste caso, é possível indicar uma AFO com pequena flexão plantar, diminuindo a posteriorização da tíbia e, consequentemente, a hiperextensão do joelho, ou uma KAFO com articulação com bloqueio ou eixo posteriorizado (Figura 13.13).

Joelheira para geno varo/valgo

Joelheiras utilizadas para valgo e varo do joelho são indicadas somente quando os desvios ocorrem durante descarga axial em razão da instabilidade articular. Nesses casos, são indicadas joelheiras com articulações bilaterais ou com hastes simples, ou seja, somente com uma articulação medial ou lateral (Figura 13.14).

Nos casos de grandes desvios em varo e valgo em crianças, são indicadas órteses longas (KAFO) com distrator para uso noturno. Essas órteses para pacientes em fase de crescimento têm como objetivo diminuir a tensão interarticular medial ou lateral por meio do sistema de três pontos de fixação (Figura 13.15).

ÓRTESES PARA TORNOZELO – AO

A articulação do tornozelo apresenta grande incidência de lesões ortopédicas. Assim como as joelheiras, as tornozeleiras são indicadas para imobilizar as articulações, limitar sua

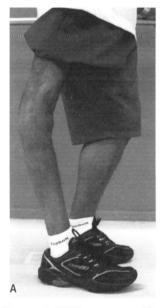
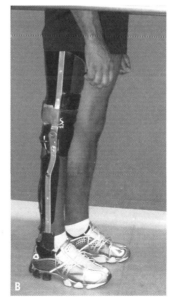

Figura 13.13 Utilização de KAFO para conter hiperextensão de joelho em sequela neurológica.

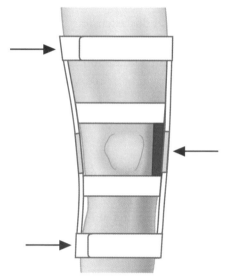

Figura 13.14 Órtese para desvios em valgo/varo do joelho.

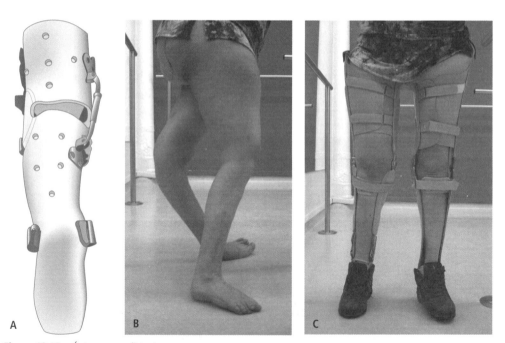

Figura 13.15 Órtese com distrator para geno varo.

ADM, direcionar movimentos, ou simplesmente atuar como um suporte proprioceptivo. Essas órteses são classificadas em rígidas, semirrígidas e flexíveis.

As órteses para imobilização, classificadas como rígidas, não devem permitir movimentos na articulação envolvida. Geralmente, são indicadas em casos de fratura, entorses importantes com lesões ligamentares ou como dispositivo de proteção em pós-operatórios. Como opção para as imobilizações gessadas, é possível encontrar órteses pré-fabricadas em diferentes tamanhos. Essas órteses, mais leves, higiênicas e de fácil aplicação, são ajustadas por velcros e apresentam um solado biomecânico com uma angulação ao nível do antepé, facilitando o rolamento durante a marcha (Figura 13.16).

As órteses classificadas como semirrígidas geralmente são utilizadas para limitar a ADM ou prevenir movimentos indesejados durante o processo de reabilitação. Essa prevenção é dada no plano frontal pelo impedimento da inversão e da eversão subtalar. A limitação aos movimentos pode ser feita por meio de estruturas laterais mais rígidas, como as hastes em termoplástico, ou com bolsões pneumáticos, como nas tornozeleiras Aircast®. A fixação dessas órteses é dada por velcros e tirantes elásticos (Figura 13.17).

Há estudos que demonstram os efeitos benéficos da mobilização precoce associada ao uso de órteses nos casos de reabilitação de tornozelos com lesões ligamentares.

As órteses classificadas como flexíveis são indicadas para promover memória cinestésica. Geralmente utilizadas por pessoas que já se encontram reabilitadas de lesões pregressas,

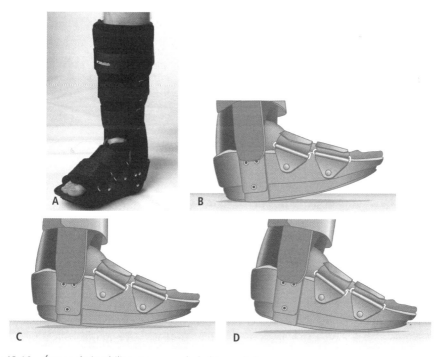

Figura 13.16 Órtese de imobilização com solado biomecânico.

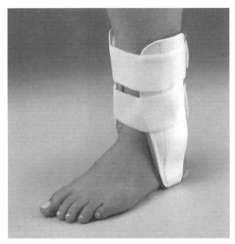

Figura 13.17 Órtese para estabilização articular com bolsões pneumáticos.

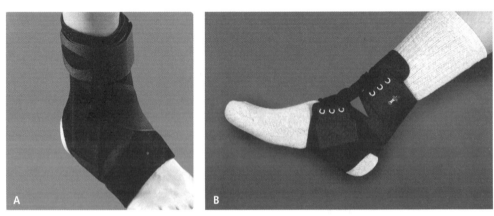

Figura 13.18 Tornozeleiras flexíveis em neoprene.

tornozeleiras confeccionadas em materiais elásticos e neoprene também acabam contribuindo com efeito compressivo e térmico (Figura 13.18).

A órtese Dyna Ankle® apresenta como função limitar o movimento de inversão do tornozelo em pacientes que sofreram entorse e necessitam de um dispositivo terapêutico auxiliar durante o período de reabilitação. É composta por uma estrutura em termoplástico flexível, tirantes em velcro e um tirante elástico lateral regulável, que é inserido na face lateral do mediopé e fixado na parede medial da órtese. O terapeuta pode limitar o movimento em inversão por meio da tensão aplicada no tirante elástico, evitando recidivas durante o período de reabilitação. Na prescrição dessa órtese, deve-se definir o tamanho e o lado do pé do usuário (Figura 13.19).

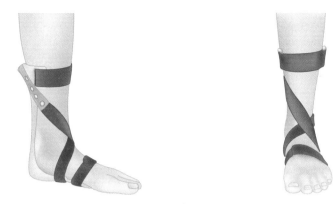

Figura 13.19 Órtese Dyna Ankle® com tirante limitador para movimento de inversão.

Essa órtese não deve ser indicada para sequelas neurológicas com pés equinos, como nos casos de poliomielite ou de acidente vascular cerebral. O uso inadequado desse dispositivo por pacientes sequelados ocorre por causa da melhor estática em comparação às AFO convencionais. É importante ressaltar que a Dyna Ankle® é uma órtese curta, flexível e que apenas limita a inversão, não sendo biomecanicamente projetada para impedir a flexão plantar, a supinação e a adução, encontradas em pacientes sem controle motor do segmento envolvido.

REFERÊNCIAS BIBLIOGRÁFICAS

1. Baumgartner R, Stinus H. Tratamiento ortésico-protésico del pie. Barcelona: Masson; 1997.
2. Bowker JO, Pfeifer MA. Levin e O'Neal: o pé diabético. 6.ed. Rio de Janeiro: Di-Livros; 2002.
3. Bricot B. Posturologia. São Paulo: Ícone; 1998.
4. Carroll K, Edelstein JE. Prosthetics and patient management: a comprehensive clinical approach. Thorofare: Slack Incorporated; 2006.
5. Carvalho JA. Amputações de membros inferiores: em busca da plena reabilitação. 2.ed. Barueri: Manole; 2002.
6. Dimeglio A. Ortopedia pediátrica. São Paulo: Santos; 1990.
7. Edelstein JE, Bruckner J. Orthotics: a comprehensive clinical approach. Thorofare: Slack Incorporated; 2002.
8. Edelstein JE, Moroz A. Lower-limb prosthetics and orthotics: clinical concepts. Thorofare: Slack Incorporated; 2011.
9. Goldberg B, Hsu JD. Atlas of orthoses and assistive devices. 3.ed. St Louis: Mosby; 1997.
10. Gould JA. Fisioterapia na ortopedia e na medicina do esporte. 2.ed. São Paulo: Manole; 1993.
11. Kirby K. Foot and lower extremity biomechanics I: a ten year collection of Precision Intricast Inc., newsletters. Payson: Precision Intricast; 1997.
12. Kirby K. Foot and lower extremity biomechanics II: Precision Intricast newsletters, 1997-2002. Payson: Precision Intricast; 2002.
13. Kirby K. Foot and lower extremity biomechanics III: Precision Intricast newsletters, 2002-2008. Payson: Precision Intricast; 2009.
14. Kozak GP, Campbell DR, Frykberg RG, Habershaw GM. Tratamento do pé diabético. 2.ed. Rio de Janeiro: Interlivros; 1996.
15. Lianza S. Medicina de reabilitação. 3.ed. Rio de Janeiro: Guanabara Koogan; 2001.

16. Lorimer D, French G, O'Donnell M, Burrow JG. Neale's disorders of the foot: diagnosis and management. 6.ed. Edinburgh: Churchill Livingstone; 2002.
17. Lusardi MM, Nielsen CC. Orthotics and prosthetics in rehabilitation. Boston: Butterworth-Heinemann; 2000.
18. McKee P, Morgan L. Orthotics in rehabilitation: splinting the hand and body. Philadelphia: F.A. Davis Company; 1998.
19. Nawoczenski DA, Epler ME. Orthotics in functional rehabilitation of the lower limb. Philadelphi: W.B. Saunders Company; 1997.
20. O'Sullivan SB, Schmitz T. Fisioterapia: avaliação e tratamento. 4.ed. Barueri: Manole; 2004.
21. Perry J, Burnfield JM. Gait analysis: normal and pathological function. 2.ed. Thorofare: Slack Incorporated; 2010.
22. Rabanda UR. Design, function and use of whellchairs. OttoBock HealthCare; 2004.
23. Redford JB, Basmajian JV, Trautman P. Orthotics: clinical practice and rehabilitation technology. New York: Churchill Livingstone; 1995.
24. Seymour R. Prosthetics and orthotics: lower limb and spinal. Philadelphia: Lippincott Williams & Wilkins; 2002.
25. Shurr DG, Michael JW. Prosthetics and orthotics. 2.ed. Upper Saddle River: Prentice Hall; 2001.
26. Simonnet J. Encyclopédie médico-chirurgicale: kinesiterapia – medicina física. 10.ed. Paris: Elsevier Science; 2000.
27. Sizinio H, Xavier R. Ortopedia e traumatologia: princípios e prática. 2.ed. Porto Alegre: Artmed; 1998.
28. Smith LK, Weiss EL, Lehmkuhl LD. Cinesiologia clínica de Brunnstrom. 5.ed. São Paulo: Manole; 1997.
29. Viladot R, Cohí O, Clavell S. Coluna vertebral: órtese e prótese do aparelho locomotor. São Paulo: Santos; 1989.
30. Viladot R, Cohí O, Clavell S. Órtesis e prótesis del aparato locomotor: extremidad inferior. Barcelona: Masson; 1989.

Capítulo 14

Órteses para membros superiores

José André Carvalho

As órteses para membros superiores, também conhecidas como *splints*, podem ser utilizadas para cuidados pré e pós-operatórios, assim como suporte terapêutico para diversas doenças. Indicadas para imobilizar, prevenir contraturas, aumentar a amplitude de movimento (ADM), prevenir deformidades, alongar a musculatura, repousar um segmento e reduzir dor, entre outros; podem ser utilizadas em casos de anomalias congênitas, traumas, queimaduras e processos degenerativos e inflamatórios em ombro, cotovelo, punho, mão e dedos.

Antes da prescrição de uma órtese de membro superior, deve ser realizada uma minuciosa avaliação funcional do segmento acometido. Quanto à confecção das órteses, é imprescindível o conhecimento anatômico dos arcos e pregas palmares; das regiões inervadas pelos nervos radial, medial e palmar; das ações musculares; e da ADM das diversas articulações.

CLASSIFICAÇÃO

Quanto à confecção

Quanto à confecção, as órteses podem ser classificadas em pré-fabricadas ou sob medida.

As órteses pré-fabricadas geralmente são confeccionadas em tecidos e neoprene. As confeccionadas sob medida podem ser feitas em termoplásticos de baixa temperatura, em gesso sintético diretamente sobre o membro envolvido, ou em termoplásticos de alta temperatura, por meio de modelagem a vácuo em moldes positivos. Os termoplásticos de baixa temperatura são menos resistentes, sendo geralmente utilizados para reposicionamento e repouso articular. No caso de necessidade de imobilização ou de fixação de molas e polias, recomenda-se o uso de materiais mais resistentes, como o gesso sintético e o termoplástico de alta temperatura (Figura 14.1).

Quanto à função

Quanto à função, essas órteses podem ser classificadas em estáticas e dinâmicas.

As órteses estáticas são utilizadas quando é necessário manter uma articulação em repouso. Seus objetivos são repousar, prevenir e corrigir deformidades. As órteses dinâmicas são indicadas principalmente para movimentar as articulações, assistir movimentos e prevenir contraturas e aderências, e são compostas por molas ou elásticos fixados a uma base estática (Figura 14.2).

TIRANTE CLAVICULAR OU TIRANTE AXILAR EM OITO

Esse tirante é indicado para casos com fratura de clavícula. O principal objetivo é manter a retração das escápulas e dos ombros, restringindo o movimento clavicular para pro-

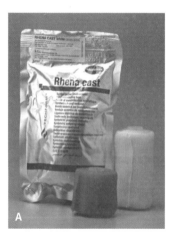 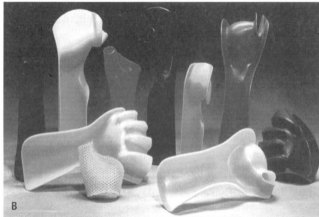

Figura 14.1 (A) Gesso sintético para confecção de órteses de posicionamento. (B) Órteses confeccionadas em termoplástico.

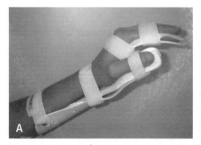 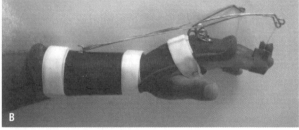

Figura 14.2 (A) Órtese estática em PVC. (B) Órtese dinâmica confeccionada em gesso sintético.

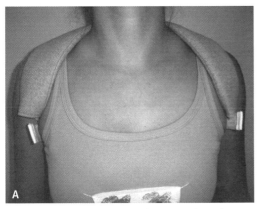 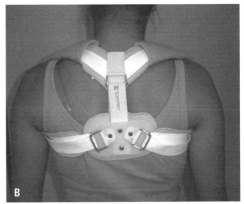

Figura 14.3 Tirante para imobilização clavicular.

mover a cicatrização da fratura. Trata-se de uma órtese pré-fabricada com fixação posterior. Em casos de urgência, ainda é comum improvisar tal imobilização com malha tubular de algodão (Figura 14.3).

TIPOIAS

Encontradas na forma pré-fabricada, as tipoias são indicadas para repousar ou imobilizar o membro superior acometido. Os tirantes de fixação devem ser ajustados para posicionar corretamente a angulação do cotovelo, o que dependerá da proposta terapêutica. O punho também deverá estar apoiado, evitando deformidades em desvio ulnar e edema postural. Nos casos de subluxação ou de luxação, é recomendado fixar o ombro junto ao corpo por meio de um tirante, impedindo, assim, os movimentos de rotação externa e abdução. Pacientes portadores de hemiplegia por acidente vascular cerebral que apresentam instabilidade no ombro podem utilizar tipoias com o objetivo de melhorar a dor e o equilíbrio durante a marcha, porém, com a ajuda de familiares, devem ser orientados a intercalar o uso da tipoia com o posicionamento do membro em extensão e exercícios para alongamento, prevenindo a instalação do padrão flexor (Figura 14.4).

ÓRTESE PARA ESTABILIZAÇÃO DE FRATURA

Também conhecida como órtese de Sarmiento para estabilização de fratura de ombro, é indicada para fraturas que não se encontram em fase aguda, ou seja, fraturas reduzidas, sem edema, sem dor e com neoformação óssea. Confeccionada em termoplástico e com fechos em velcro, essa órtese apresenta vantagens em relação ao gesso por ser mais leve, mais higiênica e menos quente, além de ser ajustável, mantendo o segmento sempre bem estabilizado.

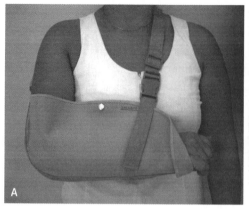 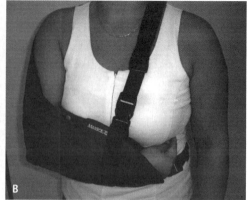

Figura 14.4 Tipoias tipo (A) sacola e (B) Velpeau.

Para as fraturas proximais, é necessário envolver o processo do acrômio; para fraturas distais, muitas vezes se torna necessário envolver a articulação do cotovelo. Deve-se tomar cuidado com o excesso de pressão, o que pode acarretar edema, e com a remoção para banhos, o que somente poderá ser feito sob orientação médica (Figura 14.5).

ÓRTESE ESTÁTICA PARA COTOVELO

Indicada para casos de fraturas intra-articulares, queimaduras, contraturas, ressecção de tumor, artroplastia, reparação nervosa, transferência tendinosa e processos degenerativos, essa órtese tem como objetivo imobilizar ou limitar a ADM do cotovelo.

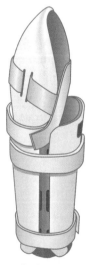

Figura 14.5 Órtese de Sarmiento para fratura de úmero.

As órteses confeccionadas sob medida em materiais termoplásticos podem ter área de apoio anterior ou posterior, dependendo da proposta terapêutica, enquanto aquelas confeccionadas com termoplástico de baixa temperatura poderão ser modificadas após reaquecimento, permitindo alteração na angulação da articulação (Figura 14.6).

ÓRTESE ARTICULADA PARA COTOVELO

Indicada para pacientes com grande instabilidade articular ou para tratamentos em que se torna necessária a limitação dos movimentos de extensão ou flexão do cotovelo. Na confecção dessa órtese, podem ser utilizadas articulações mono ou policêntricas (Figura 14.7).

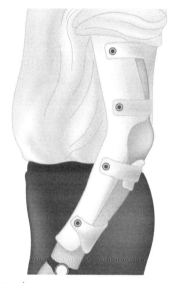

Figura 14.6 Órtese estática de cotovelo.

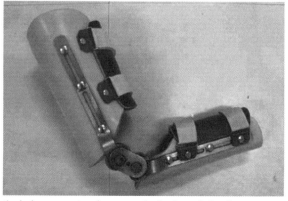

Figura 14.7 Órtese articulada para cotovelo com articulação policêntrica.

TIRANTE PROXIMAL DE ANTEBRAÇO

Conhecido como tirante ou braçadeira para cotovelo de tenista (*tennis elbow*), é indicado para aliviar a dor e a inflamação mediante a redução da tensão exercida pelos extensores e flexores de punho e dedos nas inserções dos epicôndilos laterais e mediais, respectivamente.

Encontrados na forma pré-fabricada, os tirantes devem ser posicionados imediatamente abaixo do cotovelo posicionado a 90°, com tensão sobre o músculo inflamado. Deve-se orientar o paciente para que use essa órtese somente durante atividades que causam dor (Figura 14.8).

ÓRTESES PARA PUNHO

As órteses estabilizadoras de punho podem ser indicadas para reduzir dor e inflamação, limitar movimentos, proteger contra lesão articular, melhorar a função da mão, e prevenir ou corrigir contraturas e desvios radial ou ulnar. Seu uso deve ser associado a técnicas terapêuticas visando a uma recuperação mais rápida e eficaz. Entre as inúmeras indicações, pode-se citar tendinites e tenossinovites, fraturas, fraqueza dos extensores de punho e síndromes compressivas.

Encontram-se no mercado órteses pré-fabricadas em tecido para estabilização de punho, porém muitas acabam não respeitando o limite da prega palmar distal, limitando, dessa forma, a flexão das articulações metacarpofalangianas do quarto e do quinto dedos, comprometendo parcialmente a funcionalidade da mão. Essa limitação deve ser evitada.

Já nas confecções sob medida, em materiais termoplásticos, as órteses podem ter a base de apoio do antebraço em região dorsal ou palmar (volar) (Figura 14.9). Nessas órteses, devem ser tomados cuidados quanto ao posicionamento neutro da articulação do punho, que deverá ser mantida em posição fisiológica sem desvios radial e ulnar e sem pressões nas saliências ósseas dos processos estiloides de rádio e ulna. A ADM do polegar e das articulações metacarpofalangianas deve ser preservada.

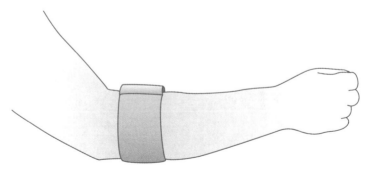

Figura 14.8 Tirante elástico para epicondilite.

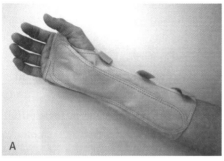 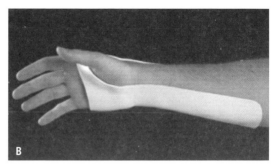

Figura 14.9 Tala de posicionamento para punho (A) pré-fabricada em tecido e (B) confeccionada sob medida em termoplástico de baixa temperatura.

ÓRTESE PARA PUNHO E POLEGAR

As órteses utilizadas para punho e polegar buscam imobilização, estabilização e repouso das estruturas envolvidas. Indicadas para tenossinovites, síndrome de De Quervain, fratura do escafoide, fratura de Bennett e sequelas de trauma raquimedular, mantêm o punho e o polegar em posição neutra com um bom suporte para os ossos do carpo.

O polegar deve estar posicionado de modo a permitir fácil oponência e a articulação interfalangiana distal não precisa ser envolvida pela órtese.

É possível confeccioná-la sob medida e encontrá-la na forma pré-fabricada em neoprene ou tecido (Figura 14.10).

ÓRTESE PARA REPOUSO (PUNHO/MÃO/DEDOS)

A órtese para repouso, ou órtese de posicionamento funcional, deve manter punho, mão e dedos em posição fisiológica, ou seja, 30° de extensão de punho, 45° na articulação metacarpofalangiana e 15° nas articulações interfalangianas. Seus objetivos se resumem a imobilizar, repousar, prevenir/reduzir contraturas ou diminuir hipertonia muscular.

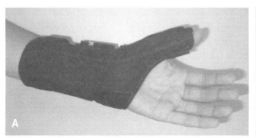 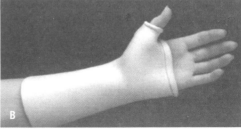

Figura 14.10 Órtese para punho e polegar em (A) neoprene e (B) termoplástico.

Para pacientes neurológicos hipertônicos, portadores de sequelas por acidente vascular cerebral ou trauma raquimedular, traumatismo cranioencefálico, é recomendado o uso de órteses estáticas de posicionamento para manter a mão em posição de repouso visando o relaxamento muscular. Alguns autores recomendam órteses palmares (volares) para manter tal posicionamento e outros sugerem órteses dorsais, argumentando que o contato estimula os músculos extensores, causando inibição reflexa. Na prática diária, não encontraram diferenças entre os efeitos terapêuticos das órteses dorsais e volares para esses tipos de pacientes.

Para casos de traumas e fraturas, o posicionamento deve ser realizado com 20° de extensão de punho, 60° de flexão da articulação metacarpofalangiana e discreta flexão das articulações interfalangianas, com o objetivo de equilibrar a tensão entre os flexores e os extensores longos dos dedos (Figura 14.11).

ÓRTESE PARA OS METACARPOS

A órtese para estabilização dos metacarpos é indicada para casos de fraturas da cabeça dos metacarpos, contratura de Dupuytren e inflamação articular, como nos casos de artrite

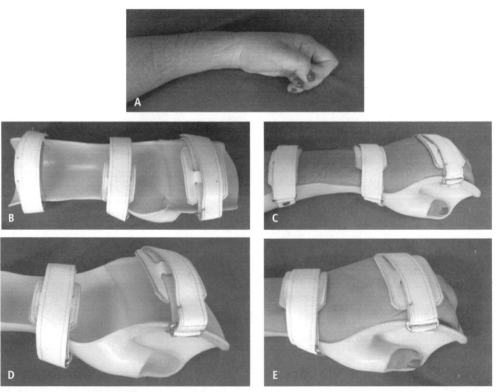

Figura 14.11 (A) Paciente hemiplégico com flexão de punho/mão/dedos. (B,C,D,E) Órtese para posicionamento confeccionada sob medida.

reumatoide. Com uma base volar confeccionada em termoplástico de baixa temperatura, deve manter a articulação metacarpofalangiana em extensão.

Pacientes com paralisia cerebral também podem necessitar de uma órtese para a abertura do primeiro espaço interdigital e o posicionamento do polegar em abdução e extensão, mantendo adequadamente posicionado o arco palmar, a fim de permitir a melhora da qualidade de movimento e a prevenção ou correção de deformidades (Figura 14.12).

Para pacientes que apresentam lesão do nervo ulnar, a flexão ativa da articulação metacarpofalangiana e a extensão interfalangiana do quarto e do quinto dedos são perdidas por paralisia dos músculos interósseos e lumbricais, resultando em uma deformidade em extensão das articulações metacarpofalangianas. Nesses casos, é indicada uma órtese para manter essas articulações com flexão de aproximadamente 75°.

Para lesões de nervos ulnar e mediano no nível do punho, utiliza-se uma órtese com posicionamento das articulações metacarpofalangianas do segundo ao quinto dedos em flexão de 75°. O polegar deve ser posicionado para facilitar o movimento de oponência dos outros dedos.

ÓRTESES PARA DEDOS

As órteses para as articulações interfalangianas são indicadas para casos de fraturas, luxações, pós-operatórios, contraturas e instabilidades articulares.

A hiperextensão da articulação interfalangiana proximal caracteriza uma deformidade conhecida como pescoço de cisne. Comum em pacientes portadores de artrite reumatoide, pode ocorrer por contratura da musculatura intrínseca, trauma da cápsula volar da articulação interfalangiana proximal e migração dorsal e lateral da banda do mecanismo extensor. A órtese tem como objetivo manter essa articulação em flexão, restabelecendo a função do dedo.

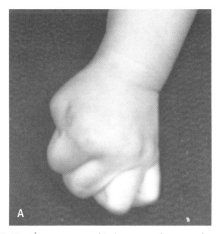 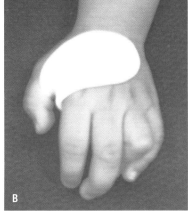

Figura 14.12 Órtese termoplástica para abertura da primeira comissura em mão espástica.

O dedo em botoeira pode ser causado por contratura em flexão interfalangiana proximal, deslocamento dorsal interfalangiano proximal, lesão da placa volar, contratura do tendão flexor ou lesão do ligamento colateral. Essa deformidade é caracterizada por flexão da articulação interfalangiana proximal, e a órtese indicada nesses casos é chamada de órtese tipo gafanhoto.

O dedo em martelo apresenta como característica a flexão da articulação interfalangiana distal, causada por ruptura do tendão extensor distal (Figura 14.13).

ÓRTESES DINÂMICAS

As órteses dinâmicas podem ser confeccionadas com articulações e com dispositivos de energia externa, como molas e elásticos. São indicadas para auxiliar músculos debilitados, evitar contraturas e aderências cicatriciais e aumentar a ADM.

As órteses dinâmicas confeccionadas sob medida devem ser planejadas com rigor, para que não ocorram movimentos compensatórios durante a ação das molas e polias. Os terapeutas ocupacionais apresentam grandes conhecimento e habilidade para confecção desses dispositivos (Figura 14.14).

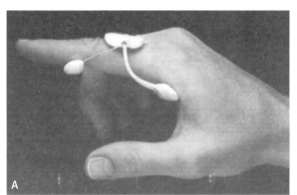
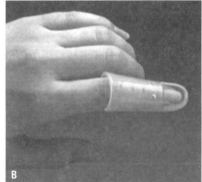

Figura 14.13 Órteses para articulações interfalangianas (A) proximal e (B) distal.

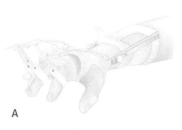
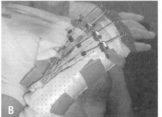
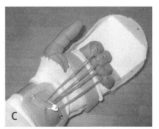

Figura 14.14 Órteses dinâmicas com molas de auxílio (A,B) dorsal e (C) volar.

REFERÊNCIAS BIBLIOGRÁFICAS

1. Baumgartner R, Stinus H. Tratamiento ortésico-protésico del pie. Barcelona: Masson; 1997.
2. Bowker JO, Pfeifer MA. Levin e O'Neal: o pé diabético. 6.ed. Rio de Janeiro: Di-Livros; 2002.
3. Bricot B. Posturologia. São Paulo: Ícone; 1998.
4. Carroll K, Edelstein JE. Prosthetics and patient management: a comprehensive clinical approach. Thorofare: Slack Incorporated; 2006.
5. Carvalho JA. Amputações de membros inferiores: em busca da plena reabilitação. 2.ed. Barueri: Manole; 2002.
6. Dimeglio A. Ortopedia pediátrica. São Paulo: Santos; 1990.
7. Edelstein JE, Bruckner J. Orthotics: a comprehensive clinical approach. Thorofare: Slack Incorporated; 2002.
8. Edelstein JE, Moroz A. Lower-limb prosthetics and orthotics: clinical concepts. Thorofare: Slack Incorporated; 2011.
9. Goldberg B, Hsu JD. Atlas of orthoses and assistive devices. 3.ed. St Louis: Mosby; 1997.
10. Gould JA. Fisioterapia na ortopedia e na medicina do esporte. 2.ed. São Paulo: Manole; 1993.
11. Kirby K. Foot and lower extremity biomechanics I: a ten year collection of Precision Intricast Inc., newsletters. Payson: Precision Intricast; 1997.
12. Kirby K. Foot and lower extremity biomechanics II: Precision Intricast newsletters, 1997-2002. Payson: Precision Intricast; 2002.
13. Kirby K. Foot and lower extremity biomechanics III: Precision Intricast newsletters, 2002-2008. Payson: Precision Intricast; 2009.
14. Kozak GP, Campbell DR, Frykberg RG, Habershaw GM. Tratamento do pé diabético. 2.ed. Rio de Janeiro: Interli-vros; 1996.
15. Lianza S. Medicina de reabilitação. 3.ed. Rio de Janeiro: Guanabara Koogan; 2001.
16. Lorimer D, French G, O'Donnell M, Burrow JG. Neale's disorders of the foot: diagnosis and management. 6.ed. Edinburgh: Churchill Livingstone; 2002.
17. Lusardi MM, Nielsen CC. Orthotics and prosthetics in rehabilitation. Boston: Butterworth-Heinemann; 2000.
18. McKee P, Morgan L. Orthotics in rehabilitation: splinting the hand and body. Philadelphia: F.A. Davis Company; 1998.
19. Nawoczenski DA, Epler ME. Orthotics in functional rehabilitation of the lower limb. Philadelphi: W.B. Saunders Company; 1997.
20. O'Sullivan SB, Schmitz T. Fisioterapia: avaliação e tratamento. 4.ed. Barueri: Manole; 2004.
21. Perry J, Burnfield JM. Gait analysis: normal and pathological function. 2.ed. Thorofare: Slack Incorporated; 2010.
22. Rabanda UR. Design, function and use of whellchairs. OttoBock HealthCare; 2004.
23. Redford JB, Basmajian JV, Trautman P. Orthotics: clinical practice and rehabilitation technology. New York: Churchill Livingstone; 1995.
24. Seymour R. Prosthetics and orthotics: lower limb and spinal. Philadelphia: Lippincott Williams & Wilkins; 2002.
25. Shurr DG, Michael JW. Prosthetics and orthotics. 2.ed. Upper Saddle River: Prentice Hall; 2001.
26. Simonnet J. Encyclopédie médico-chirurgicale: kinesiterapia – medicina física. 10.ed. Paris: Elsevier Science; 2000.
27. Sizinio H, Xavier R. Ortopedia e traumatologia: princípios e prática. 2.ed. Porto Alegre: Artmed; 1998.
28. Smith LK, Weiss EL, Lehmkuhl LD. Cinesiologia clínica de Brunnstrom. 5.ed. São Paulo: Manole; 1997.
29. Viladot R, Cohí O, Clavell S. Coluna vertebral: órtese e prótese do aparelho locomotor. São Paulo: Santos; 1989.
30. Viladot R, Cohí O, Clavell S. Órtesis e prótesis del aparato locomotor: extremidad inferior. Barcelona: Masson; 1989.

Capítulo 15

Órteses de mão em artrite reumatoide

Cecilia Carmen Leme Mazon

ARTRITE REUMATOIDE

A artrite reumatoide (AR) é uma doença inflamatória crônica não supurativa do tecido conjuntivo que acomete de modo difuso a membrana sinovial, superfícies e demais anexos articulares. Envolve predominantemente as articulações, ocorrendo também manifestações sistêmicas como astenia, anorexia e perda de peso, além de alterações extra-articulares, como tenossinovites, nódulos subcutâneos, linfonodopatia, alterações oftálmicas, serosites, miosites, parotidite, fibrose pulmonar intersticial, vasculite cutaneovisceral e anemia, entre outras. Por sua característica crônica e progressiva, tende a evoluir para deformidades articulares, com importante perda funcional em poucos anos, embora alguns pacientes possam apresentar remissões espontâneas.[4]

A doença se comporta clinicamente em dois extremos, desde os casos que evoluem espontaneamente para a cura, até aqueles que evoluem com deformidades significativas do aparelho locomotor com consolidação articular. Quanto à forma de apresentação, pode ser oligoarticular ou poliarticular, associada ou não ao envolvimento sistêmico.[4]

Mesmo com os avanços terapêuticos, grande parte dos pacientes ainda evolui com lesões articulares em maior ou menor intensidade, sendo importante associar um tratamento de reabilitação.[10]

O evento patológico mais precoce na AR parece ser a lesão de células endoteliais da microvasculatura sinovial, causando edema de tecidos subsinoviais e proliferação das células basais.[34] O dano articular se inicia pela inflamação do tecido sinovial, com exsudação, infiltração celular e formação de tecido de granulação que provocam espessamento do tecido sinovial.[16] A cartilagem articular é comprometida por causa da extensão do processo inflamatório da membrana sinovial adjacente, formando um tecido de granulação denominado *pannus* (Figura 15.1).[28]

A AR pode se apresentar de forma leve e intermitente, com períodos de remissão que não requerem terapia contínua, ou de forma mais grave e progressiva, de caráter destrutivo e incapacitante. Com efeito, existem articulações que são duramente castigadas em oposição a outras que passam praticamente ilesas no curso da doença. Exemplo das primeiras articulações são as mãos, desde os punhos até as articulações interfalangianas distais, em que essas últimas demonstram apenas alterações radiológicas e cintilográficas. Os estágios clínicos abrangem desde uma simples inflamação articular (grau I) até a anquilose fibrosa e óssea (grau IV). Os estágios intermediários (II e III) relacionam-se a atrofia e deformidades articulares, respectivamente. Esses graus evolutivos não existem isoladamente, de tal forma que uma articulação que atingiu o grau IV apresenta, concomitantemente, atrofia e episódios inflamatórios, embora fugazes e menos frequentes. Elas também não seguem paralelamente os mesmos estágios, tanto assim que, em uma mesma mão, podem ser encontradas articulações em estágios de evolução diferentes. Infelizmente, é impossível precisar a incidência e a duração dos períodos de remissão ou prever uma regra de progressiva destruição das estruturas que são vitais para a manutenção e o funcionamento da mão. Tem-se, entretanto, acumulado suficiente conhecimento para prever os resultados finais dos graus de comprometimento das mãos. Esses resultados são tão devastadores que justificam a atitude de "não esperar para ver".

As deformidades articulares na AR dependem do efeito patológico primário da sinovite reumatoide, que produz o enfraquecimento das estruturas que normalmente estabilizam os ossos e formam as articulações e os tendões adjacentes. Nessas condições, as diferentes forças que agem sobre essas articulações enfraquecidas produzem uma desorganização progressiva. A destruição da cartilagem articular e do osso (erosões) contribui para aumentar a deformidade, a instabilidade e a disfunção articular. As mudanças patológicas induzidas

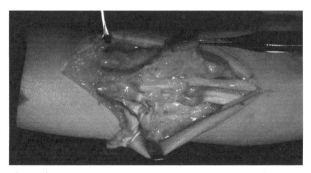

Figura 15.1 Sinovite de punho.
Figura retirada de Colditz e McGouther.[12]

pelo processo artrítico em cartilagem, ossos, ligamentos e tendões são agravadas pelo estresse mecânico. O envolvimento articular é geralmente simétrico e bilateral, mas a mão dominante pode ser gravemente mais afetada.[18]

ANATOMIA

O punho é uma das articulações que com frequência se encontram comprometidas na AR, com inflamações constantes já nos estágios iniciais da doença.

Tem sido clinicamente aceito o dogma de que a integridade da articulação do punho tem profunda influência na função da mão, ou seja, o punho é a articulação-chave da mão.

Os movimentos do punho processam-se ao redor de três eixos funcionais principais: longitudinal, transverso e anteroposterior. Estruturalmente, a mão consiste em um sistema de elos longitudinais de ossos que estão arranjados de maneira a formar três arcos, os quais formam a concavidade da mão. Habitualmente, esses arcos são descritos como dois arcos transversos, um para o carpo e um para o metacarpo, e um arco longitudinal (Figura 15.2).

Esses arcos controlam a mobilidade dos dedos por causa da relação precisa entre comprimento, mobilidade e posição de cada raio, que é formado por uma cadeia poliarticulada que abrange os metacarpos e as falanges. Cada segmento do esqueleto e cada raio possuem um comprimento relativo que varia com os movimentos de flexão e extensão do punho. A integridade desses arcos é mantida pelas musculaturas intrínseca e extrínseca da mão, além das cápsulas articulares e dos ligamentos, que são denominados esqueleto fibroso.[32] A integridade dos arcos da mão e a adequada informação sensorial são de fundamental importância para a realização da preensão ou pinça de um objeto, fornecendo adaptação e controle do objeto à mão. Nos pacientes com AR, o componente sensorial é com frequência afetado, assim como as alterações nos arcos da mão.

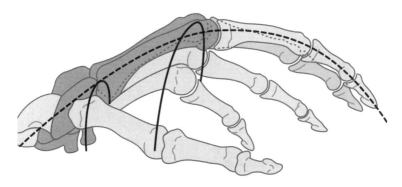

Figura 15.2 Vista lateral dos arcos longitudinal e transversos da mão.
Figura adaptada de Tubiana et al.[32]

Não obstante, todos esses movimentos são complexos e não se restringem a um eixo geométrico fixo. O rádio forma um eixo arqueado ao redor da ulna em pronação e supinação. A articulação radioulnar distal não pode ser dissociada mecanicamente da articulação radioulnar proximal. Sua estabilidade e função dependem do comprimento dos dois ossos e de uma distância constante entre o rádio e a ulna, para que seja mantida uma tensão ligamentar e muscular. Uma redução no comprimento da ulna de 2 mm ou um alongamento de 2,5 mm implica uma variação correspondente na transmissão das forças de 5-40%.

Há, também no punho, a ação das articulações radiocarpiana e mediocarpiana. Essas articulações permitem o movimento em dois eixos: anteroposterior, em flexão-extensão, e transverso, em desvios laterais. Esses movimentos são complexos pela morfologia do punho, que é uma zona de transição entre os dois ossos do antebraço e os cinco metacarpos, formando a concavidade necessária para facilitar a oposição do polegar e o equilíbrio nas forças dos tendões longos na ação sinérgica dos flexores dos dedos e extensores do punho. Os movimentos laterais do punho possuem uma amplitude ulnar de aproximadamente 40° e uma amplitude radial de 15°.

O músculo com a melhor ação para adução ou desvio ulnar do punho em pronação é o extensor ulnar do carpo; o abdutor longo do polegar e o extensor curto do polegar possuem a melhor ação para a abdução ou desvio radial do punho. Esse movimento se processa no nível das articulações radiocarpiana e mediocarpiana em proporções diferentes: 55-60% ocorre na articulação radiocarpiana em desvio ulnar e 60-65% ocorre na articulação mediocarpiana em desvio radial. A extensão do punho facilita o desvio radial, e a flexão do punho facilita o desvio ulnar. Os movimentos anteroposteriores de flexão e extensão do punho possuem amplitude de aproximadamente 80° em cada direção, distribuída entre a articulação radiocarpiana e a articulação mediocarpiana em proporções variáveis[32] (Figura 15.3).

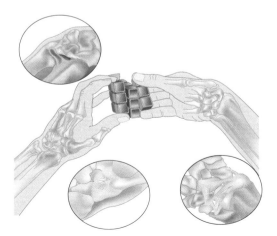

Figura 15.3 Visão esquemática do punho.
Figura adaptada de Lastayo e Chidgey.[19]

A posição adequada do punho para a execução de uma função normal da mão é estar posicionado em torno de 20-30° de extensão. Quando ocorrem lesões ou distúrbios na articulação do punho e ele adquire posicionamento neutro ou em flexão, observa-se como consequência a diminuição do poder de força dos músculos flexores digitais, além da diminuição da estabilidade.

Portanto, a postura da mão é resultante da ação de forças que agem com ela e sobre ela. É de fundamental importância o entendimento da anatomia dinâmica da mão no reconhecimento dos fatores que contribuem para sua ação, como as forças musculares, que produzem deformidade e ainda destroem a função. O equilíbrio mecânico que mantém a postura da mão pode entrar em colapso por qualquer anormalidade que surja no elo de ligação entre os ossos do punho e no dos ossos dos dedos. As articulações dos dedos formam uma cadeia triangular que se flexiona na direção do polegar e da palma da mão para permitir a preensão. Ocorrem todas as variedades de preensão, desde uma simples pinça até a colocação da mão ao redor do objeto. As articulações dos dedos possuem como característica comum essencial o funcionamento na direção de flexão e possuem dois ligamentos colaterais rígidos e uma cápsula anterior espessa e reforçada, a fibrocartilagem anterior, ou placa volar. Em contraste, a cápsula dorsal fibrosa é fina e frouxa. Existem diferenças entre as articulações digitais em relação a formato, orientação da superfície articular, inserção sinovial, disposição dos ligamentos colaterais, grau de liberdade de movimento na placa volar e tecidos mais superficiais que circundam essas articulações. Esses elementos condicionam a mobilidade e a estabilidade dessas articulações e a orientação de seus segmentos distais.[32] Lesões causadas por ruptura ou alongamento localizadas no aparelho extensor, ligamentos colaterais e placa volar causam um desequilíbrio entre as forças que atuam em cada articulação, originando deformidades características, como a deformidade em pescoço de cisne e em botoeira.

O polegar ocupa uma posição radial extrema no arco da mão. Apresenta uma coluna de ossos, com duas falanges, o metacarpo, o trapézio e o escafoide. O raio do polegar é mais curto e mais proximal que os outros dedos, podendo projetar-se adiante do plano da palma para opor-se aos outros quatro raios. Essa estrutura, somada ao posicionamento específico do polegar, faz dele um elemento importante na execução das atividades manuais.

Esse dedo permite uma ampla gama de movimentos, como a oposição com a palma da mão e com os demais dedos. Representa o resultado da inclinação anterior da coluna carpometacarpiana radial; da configuração das superfícies articulares trapézio-metacarpiana, metacarpofalangiana e interfalangiana; da tração muscular; e do controle exercido pelos ligamentos.

A rotação longitudinal é essencialmente responsável pela mudança na orientação da polpa do polegar, que se encontra em pronação quando o polegar está em oposição e em supinação quando o polegar está em abdução. O formato dessa superfície articular não proporciona boa estabilidade, exceto em adução e pronação, quando as duas superfícies são

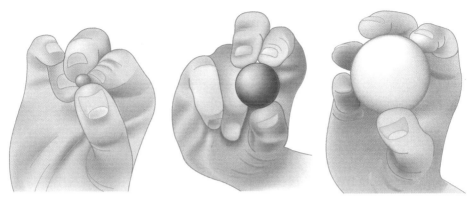

Figura 15.4 Movimento de rotação do polegar: pinças.
Figura adaptada de Strickmland.[28]

congruentes. A estabilidade necessária é proporcionada por um sistema ligamentar complexo que não limita a mobilidade. Consiste essencialmente em um forte ligamento ulnar, que vai da base do primeiro metacarpo até o segundo metacarpo e até o trapezoide, e em um par de ligamentos oblíquos.[32] Durante o curso de adução e abdução, o polegar segue um plano levemente oblíquo em relação ao plano sagital da mão, em razão da inclinação normal do trapézio. A complexidade dos movimentos do polegar é ainda maior quando combinados à extremidade do polegar, seguindo um curso em forma de arco (circundução). Na circundução, direção ulnar ou oposição, movimentos angulares simples de adução estão combinados com a rotação axial do primeiro metacarpo em pronação. Na reposição (circundução radial), movimentos angulares simples de abdução (Figura 15.4) estão combinados com a rotação axial do primeiro metacarpo em supinação. Os movimentos de circundução são produzidos fundamentalmente na articulação trapézio-metacarpiana.[37]

DEFORMIDADES E DISTÚRBIOS DE PUNHO E MÃO NA ARTRITE REUMATOIDE

Uma simples interferência na cadeia articular de punho, carpo e metacarpos pode levar a um colapso longitudinal de todo o sistema. O início da deformidade, muitas vezes, é difícil de ser identificado.

O curso normal do distúrbio reumatoide na sucessão das articulações é um processo dinâmico, refletindo vários graus de afrouxamento das articulações. O enfraquecimento das partes moles que suportam as articulações predispõe a um colapso do segmento articular afetado. A dor e a deformidade do punho poderão diminuir a função da mão, com ou sem o envolvimento dos dedos.

Quando a deformidade está presente, o tratamento do punho deve ser indicado para controlar as típicas deformidades da doença reumatoide da mão, como a diminuição da "altura" do carpo (Figura 15.5), a supinação do carpo, o desvio radial dos metacarpos, a deformidade dos dedos em pescoço de cisne e em botoeira (Figura 15.6) e o desvio ulnar dos dedos (Figura 15.7).

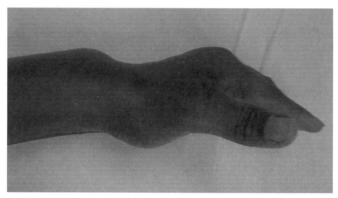

Figura 15.5 Deformidade de punho causada por artrite reumatoide. Alteração da angulação volar da superfície articular distal do rádio, causando deslocamento do carpo sobre o rádio.

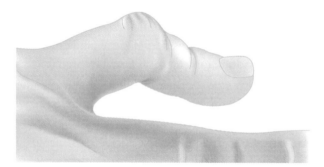

Figura 15.6 Dedo em botoeira.

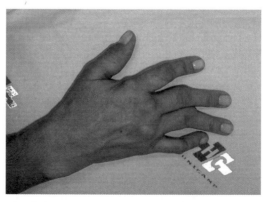

Figura 15.7 Desvio ulnar dos dedos.

O envolvimento do punho na AR leva à diminuição da força de preensão e contribui para as deformidades nos dedos. O desvio radial dos metacarpos e a rotação radial do punho são deformidades frequentemente associadas ao desvio ulnar dos dedos. Esse conceito de zigue-zague anormal ulnar para radial e alinhamento entre rádio, carpo e metacarpo é um fator de deformidade dos dedos na AR, que mais tarde se expande, apresentando deformidades dorsopalmares. O colapso do carpo, que está presente em muitos desses pacientes, resulta na perda do tamanho do carpo, diminuindo a eficiência dos tendões longos extrínsecos da mão, unidade que cruza o punho, iniciando uma atitude dos dedos em intrínseco *minus* ou intrínseco *plus*. Isso poderá acarretar na deformidade dos dedos conhecida como pescoço de cisne (Figura 15.8).

A perda do poder de estabilização do tendão extensor ulnar do carpo por fraqueza, ruptura, subluxação ou inibição do músculo é um importante fator na deformidade do punho. Na AR, estudos demonstram que é frequente observar o tendão extensor ulnar do carpo agindo pouco na extensão. A subluxação da sua posição normal diminui sua força na extensão. Quando deslocado da sua posição, esse tendão passa a fazer flexão palmar. Sem a presença do tendão extensor ulnar do carpo como suporte, a tendência progressiva da porção ulnar do carpo é a subluxação volar. Assim, o desvio lateral do punho pode envolver um desvio oposto da articulação metacarpofalangiana, quando os elementos de estabilização dessas articulações (ligamento colateral e placa volar) estão enfraquecidos. A destruição ou distensão dos ligamentos do punho resulta na translação ulnar do carpo e no desvio radial do bloco carpometacarpiano, isto é, o carpo desliza medialmente sobre a curva da extremidade distal do rádio. A proliferação da sinovite reumatoide desloca o tendão extensor ulnar do carpo para a frente, e a ação predominante dos tendões radiais desvia, no sentido radial, o bloco carpometacarpiano. Essa inclinação aumenta o ângulo entre a borda radial do segundo metacarpo e a borda inferior do rádio distal, que normalmente é de 115°, denominado ângulo de Shapiro[32] (Figura 15.9).

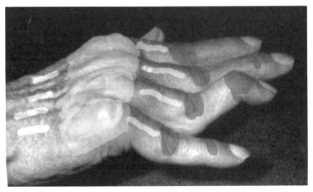

Figura 15.8 Mão com desvio ulnar dos dedos e deformidades em pescoço de cisne.
Figura retirada de Mackin et al.[22]

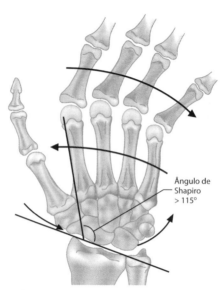

Figura 15.9 Deformidade esquelética na artrite reumatoide. O bloco carpometacarpiano se inclina no sentido radial. O ângulo de Shapiro é superior a 115°. As falanges proximais inclinam-se na direção ulnar. Figura adaptada de Tubiana et al.[32]

A deformidade em pescoço de cisne é muito frequente na AR e ocorre em decorrência de alterações anatômicas extrínsecas, intrínsecas e articulares. Clinicamente, essa deformidade apresenta-se com hiperextensão da articulação interfalangiana proximal e flexão da articulação interfalangiana distal. De acordo com a causa que inicia a deformidade, o recurvado da articulação proximal pode ser classificado em três tipos:

- O tipo extrínseco tem como ação excessiva os tendões extensores longos, geralmente em razão da posição do punho e/ou da articulação metacarpofalangiana. Os tendões extensores longos sofrem um encurtamento relativo por causa do alongamento do dorso do esqueleto, aumentando o efeito extensor sobre a falange média e levando-a progressivamente ao recurvado, quando cedem os mecanismos de estabilização da articulação interfalangiana proximal. Outras causas de ação excessiva dos tendões digitais longos são as aderências tendíneas ou o encurtamento muscular e a espasticidade.
- O tipo intrínseco pode estar presente em todos os casos em que a força de tração dos músculos intrínsecos estiver aumentada, como na retração isquêmica dos músculos intrínsecos, no encurtamento dos músculos interósseos no lado ulnar dos dedos, no desvio ulnar dos dedos na AR, na paralisia cerebral infantil com predominância de espasticidade intrínseca e outros.
- O tipo articular ocorre na falha de qualquer das estruturas de estabilização da articulação interfalangiana proximal, permitindo o seu recurvado, sendo que o restante das estruturas de estabilização começa a ceder, promovendo a progressão da deformidade (Figura 15.10).[37]

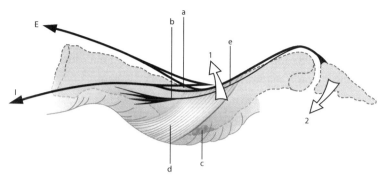

Figura 15.10 Recurvado da articulação proximal, deslocamento dos tendões extensores comuns laterais e cordas longitudinais. I: força de extensão extrínseca; E: força de extensão dos tendões extrínsecos; a: deslocamento dos tendões extensores laterais; b: cordas longitudinais do ligamento colateral; c: placa volar alongada; d: lâmina oblíqua alongada; 1: articulação interfalangiana proximal; 2: falange distal.
Figura adaptada de Zancolli.[35]

A deformidade em pescoço de cisne representa uma disfunção na extensão digital, mas, em razão da assimetria do aparelho extensor, surgem dificuldades para a flexão inicial da falange média. Isso ocorre por causa do deslocamento das cordas longitudinais para o lado dorsal do eixo flexão-extensão da articulação, o que causa flexão das articulações interfalangianas separadamente.

A deformidade em botoeira ocorre quando o tendão extensor comum dos dedos que se insere na base da falange média é lesado. As bandaletas laterais subluxam volarmente para o eixo da articulação interfalangiana proximal. Quando as fibras transversas são rompidas (Figura 15.11), ocorre a formação de uma hérnia, dando origem à botoeira.

Com a progressão da deformidade, ocorre a retração do aparelho extensor, podendo surgir, ainda, hiperextensão da articulação metacarpofalangiana. A articulação interfalan-

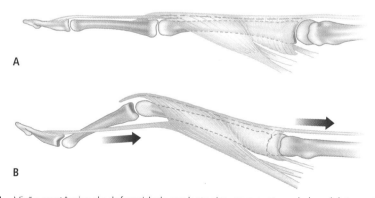

Figura 15.11 Visão anatômica da deformidade em botoeira, com ruptura da bandaleta central do tendão extensor comum dos dedos.
Figura adaptada de Colditz e McGrouther.[12]

giana distal também é envolvida quando o ligamento retinacular fica contraturado e a falange distal é colocada em hiperextensão. Segundo Zancolli,[37] na deformidade em botoeira causada pela AR, a sinovite hipertrófica da articulação proximal causa a distensão gradual do aparelho extensor com posterior destruição da cartilagem, apresentando apenas dois estágios de deformidade. Tem-se o primeiro estágio, quando a deformidade é passivelmente redutível ou frouxa, com diferentes graus de flexão da articulação proximal e hiperextensão da articulação distal; e o segundo estágio, quando a deformidade apresenta-se rígida e com deformação maior que no estágio anterior, com rigidez em razão das causas periarticulares, como retração dos ligamentos capsular e retinacular, ou em razão da destruição da cartilagem articular. Há casos nos quais a mobilidade articular passiva e as cartilagens da articulação proximal são preservadas por um longo período; em outros casos, a rigidez ou a destruição articular apresentam-se muito cedo.

Os pacientes com AR desenvolvem várias deformidades associadas à perda da capacidade funcional. Entre eles, 67% desenvolve deformidades no polegar. O distúrbio pode afetar uma ou mais das três articulações do polegar em diferentes graus de comprometimento, sendo que 35% desses pacientes apresenta limitação na oposição por causa da restrição da rotação do polegar, 40% apresenta instabilidade na articulação metacarpofalangiana, e 10% tem instabilidade da articulação interfalangiana. A sinovite alonga a cápsula articular, afrouxa os ligamentos e destrói a superfície articular. A frouxidão articular impõe uma mudança postural nas articulações proximais e distais. O uso normal tende a acentuar as deformidades por causa da posição comum e muito utilizada da pinça palmar, com a pressão colocada entre as superfícies das polpas digitais das falanges do polegar e do segundo dedo. O rompimento da biomecânica normal do polegar diminui a habilidade do paciente na execução das suas atividades diárias, como pegar pequenos objetos, abotoar a roupa etc. As diferentes deformidades no polegar resultam de mudanças intrínsecas e extrínsecas. A hipertrofia sinovial nas articulações do polegar leva não apenas à destruição da cartilagem, mas também a frouxidão e estiramento dos ligamentos e da cápsula articular. Todas as articulações do polegar podem se tornar instáveis, reagindo diretamente ao estresse aplicado pelos tendões extrínsecos.

As forças aplicadas durante o movimento de pinça acentuam a hiperextensão da articulação distal e a flexão da articulação metacarpofalangiana, assim como podem levar a outras formas de deformidades do polegar (Figura 15.14).[21]

O envolvimento da pele nos distúrbios causados pela AR são frequentes. O edema presente é provavelmente causado por uma linfangite reativa. Nódulos subcutâneos são encontrados em 25% dos pacientes. A atrofia é comum no paciente mais velho, particularmente na região do cotovelo e sobre as articulações metacarpofalangianas. A iatrogenia causada pelo uso da medicação esteroide pode ser vista na chamada pele com "espessura de papel". Nódulos no tecido subcutâneo podem aparecer em vários tamanhos. Eles se apresentam frequentemente de forma extra-articular, ficando confinados à pele, porém existem outras

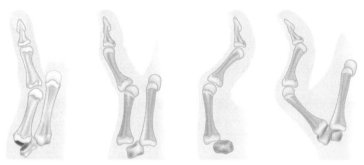

Figura 15.12 Deformidades do polegar.
Figura adaptada de Lede e Veldhoven.[21]

localizações, como em cordas vocais, coração, esclera e pulmões. No membro superior, os nódulos subcutâneos tendem a aparecer na superfície extensora do antebraço, na borda ulnar do antebraço e no olécrano. Na mão, os nódulos subcutâneos são mais frequentes em áreas onde se tem pressão com objetos, como nas polpas digitais e, particularmente, na região palmar do polegar. Os nódulos geralmente ficam doloridos à pressão.[18]

O comprometimento dos nervos periféricos não é incomum; no entanto, o desconforto da parestesia é frequentemente diminuído ou esquecido pelo paciente em função da dor. Geralmente, essa condição de envolvimento e comprometimento sensorial é reconhecida de maneira tardia, quando se tornam óbvios sinais como paralisia, distúrbios sensoriais e atrofia muscular. A causa comum da neuropatia é a pressão do nervo pela inflamação. Os nervos periféricos passam por áreas anatomicamente rígidas, e elas são invadidas pela expansão da sinovite. No membro superior, essas compressões podem atingir os nervos mediano, ulnar e radial. O nervo mediano sofre compressão no túnel do carpo, levando ao aparecimento da síndrome do túnel do carpo, com dor característica durante a noite, que cessa com movimentos vigorosos das mãos de tempos em tempos. O nervo ulnar tem envolvimento menos frequente que o nervo mediano. Seu comprometimento pode ser causado pela sinovite na articulação do cotovelo e na região do punho, nesse caso levando à pressão do canal de Gyon. O nervo radial é comprimido entre a expansão da sinovite da articulação do cotovelo e a arcada de Froshe, na parte mais proximal e superficial da origem do músculo supinador.

Para os pacientes com AR, o sintoma mais importante é a dor. A dor aparece em função da força exercida pelo aumento da pressão intra-articular na inervação da cápsula articular ou dos ligamentos e por uma possível pressão nas pequenas áreas expostas do osso nas quais está confinada a cápsula articular. A resposta de proteção apresentada pelo corpo na presença da dor é a excitação da musculatura flexora e a inibição da musculatura extensora. A dor é forte e determina a perda funcional, muitas vezes continuando após a realização das atividades de vida diária e durante todo o curso da doença. A dor pode se apresentar durante o dia, em repouso ou em atividade, e no período noturno. Quando mais grave, a dor se apresenta durante o movimento articular. Incertezas, medo da incapacidade, da desfiguração e da morte estão presentes no dia a dia do paciente com AR, assim como a limitação nas atividades diárias e profissionais e o comprometimento de ritmo do sono, apetite e lazer. A permanente perda de habilidades preenche as condições que tornam as perdas emocionais adquiridas com a AR equivalentes às perdas emocionais encontradas em pacientes com perda dos membros. As respostas individuais são únicas, mas certamente sofrem grande influência da relação entre o paciente e o profissional que atua junto a ele. Essas respostas vão desde rejeição e negação, depressão, perda de controle e dependência até a aceitação. A negação e a depressão são as duas respostas que mais frequentemente apresentam um potencial para a inibição do tratamento. Várias outras respostas, como as relações familiar, cultural e social, influenciam na responsabilidade do paciente em relação ao seu tratamento.

ÓRTESES NA ARTRITE REUMATOIDE

A movimentação articular favorece o agravamento da inflamação e o aumento da dor e, secundariamente, do espasmo muscular. As órteses reduzem o estresse da cápsula e do ligamento articular, levando ao relaxamento muscular, eliminando a dor e favorecendo a diminuição do processo inflamatório. As órteses são excelentes para o posicionamento da mão, tornando evidente que o resultado do posicionamento crônico impróprio leva à deformidade. O risco de destruição articular é alto ($p < 0,023$), tanto no homem como na mulher com AR,[3] sendo, portanto, indicado o uso de órteses para proteção articular (Figura 15.13). Existem também indicações cirúrgicas para a prevenção e a contenção de deformidades, mas elas não serão abordadas neste capítulo.

Há várias discussões sobre o uso de órteses e sua eficácia na prevenção de deformidades e para o alívio da dor, e sobre a relação do uso de órtese com consequentes perda de força muscular e diminuição da função, ou seja, diz-se que o uso de órtese proporcionaria consequente redução do uso da mão e, portanto, diminuição da força e da função muscular. Essas questões devem ser ainda muito estudadas, pois tratando-se de AR vários são os fatores que podem

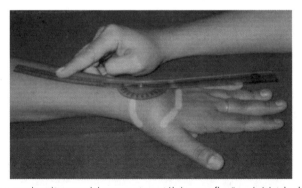

Figura 15.13 Punho com sinovite e posicionamento antálgico em flexão e início de desvio ulnar de dedos.

acarretar diminuição de força muscular e perda funcional, como a dor, o enfraquecimento das estruturas ligamentares e tendíneas acometidas pelos sucessivos processos inflamatórios e a degeneração do tecido conjuntivo. Portanto, as órteses devem ser usadas com critério, com períodos controlados de uso.

Quando se prescreve uma órtese para um paciente, deve-se ter em mente qual é a indicação principal de uso e nunca perder de vista quando será possível retirá-la do paciente e, com o objetivo alcançado, a órtese deve ser imediatamente retirada. Nos casos dos pacientes com AR, essa relação fica mais difícil de ser identificada porque se está falando de uma doença crônica, porém é possível pensar nos períodos de remissão da doença, quando o processo inflamatório dá uma pausa. Se não houverem deformidades já instaladas e estruturas preservadas, pode-se fazer desse período a fase de retirada da órtese. É importante frisar que é de fundamental importância que o paciente entenda o processo da doença que ele sofre e saiba como lidar com isso durante as fases ativa e de remissão da AR.

As órteses para punho e dedos podem ser utilizadas basicamente em circunstâncias terapêuticas, como na dor, na instabilidade de uma estrutura anatômica, na limitação da amplitude articular ativa e/ou passiva, na presença de edema e em retrações cutâneas.

Os objetivos terapêuticos alcançados com o uso de órteses são os de imobilizar ou estabilizar uma articulação ou um elemento anatômico instável, prevenir ou reduzir um déficit de amplitude articular ou corrigir a deformação de uma estrutura anatômica, suprir um déficit motor e favorecer a reabsorção de uma expansão líquida subcutânea não infecciosa e não tumoral, como edema, hematoma e estase linfática. As órteses estabilizam ou fixam uma estrutura (Figura 15.14), dando-lhe equilíbrio e evitando a sua movimentação (Figura 15.15) no posicionamento de uma postura de alongamento (Figura 15.16) e no auxílio do movimento articular.

Quando há deformidades, as órteses podem ser utilizadas e atuam por meio da aplicação de forças de baixa tensão que proporcionam o realinhamento gradual do colágeno e concomitantemente aumentam a amplitude de movimento articular. As órteses dinâmicas,

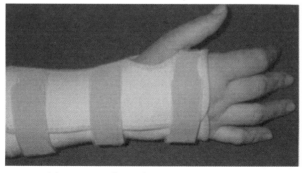

Figura 15.14 Órtese para posicionamento de punho.

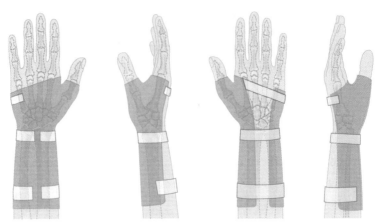

Figura 15.15 Visão esquemática de segmentos anatômicos imobilizados.
Figura adaptada de André et al.[1]

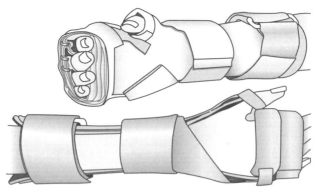

Figura 15.16 Órtese de posicionamento do punho e dos dedos com contenção do desvio ulnar e das articulações interfalangianas distais livres.
Figura adaptada de Smith.[27]

que são compostas de um aparato de trações e molas, não são muito aceitas pelos pacientes com AR por causa da dificuldade na colocação e no uso (Figura 15.17).

Órteses para repouso são utilizadas na presença de edema e inflamação articular, sendo indicado seu uso durante o dia nos momentos de maior dor e principalmente durante o período de sono do paciente, mantendo a mão em posição adequada e evitando principalmente a flexão do punho e das articulações metacapofalangianas (Figuras 15.18).

Durante os períodos de inflamação, as articulações estão mais vulneráveis às lesões. A função principal da órtese é protegê-las dos distúrbios patomecânicos. A tendência de

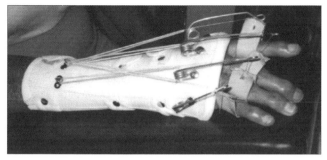

Figura 15.17 Órtese dinâmica para movimento e contenção do desvio ulnar dos dedos.

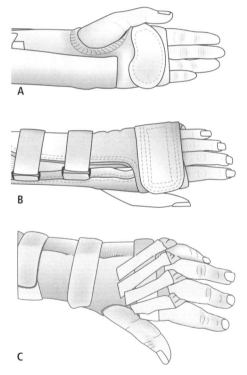

Figura 15.18 Órteses para posicionamento (A,B) de punho e articulações metacarpofalangianas e (C) de punho e trações para contenção do desvio ulnar dos dedos.
Figura adaptada de Smith e Rolyan.[29]

subluxação volar da articulação metacarpofalangiana, por exemplo, pode ser contida com o uso de uma órtese para o posicionamento em extensão, mantendo 25° de flexão das articulações metacarpofalangianas e visando dar suporte aos ligamentos da articulação. Além disso, o punho pode ser colocado em posição neutra em 0-10° de extensão. Deve-se ressaltar que o posicionamento do punho em extensão forçada pode levar ao aparecimento de sintomas indicativos de compressão nervosa, como parestesia ou formigamento.

Uma avaliação objetiva da evolução do uso de órteses é importante para determinar qual a próxima intervenção terapêutica necessária. A Tabela 15.1 associa o uso de órtese com os estágios evolutivos da doença, facilitando o planejamento da indicação.[18]

Tabela 15.1 Estágios da artrite reumatoide

Estágio	Sintomas	Alterações radiológicas	Órteses
Estágio I – processo inflamatório agudo	Edema articular grave: dor, calor, rubor	Ausência de mudanças destrutivas, osteoporose pode estar presente	Órteses de posicionamento para repouso e alívio da dor
Estágio II – moderado subagudo (proliferação da sinovite)	Sinovite começa a invadir partes moles, diminui a mobilidade, tenossinovites, diminui a dor	Deformidades não evidentes, osso fraco e destruição da cartilagem	Órtese noturna, prevenção de potencial deformidade, diminuição da dor
Estágio III – destruição crônica aguda ativa	Deformidades articulares e envolvimento de partes moles	Destruição óssea, da cartilagem e articular, presença de osteoporose	Órteses de posicionamento noturno e órtese funcional para dia
Estágio IV – colapso do esqueleto e deformidades crônicas	Desorganização articular grave e deformidades	Destruição grave de cartilagem, osso e articulação; instabilidade, deslocamento e/ou fusão	Órteses não corrigem deformidades nesse estágio, somente oferecem conforto e estabilidade durante função

Tabela adaptada de Hunter et al.[18]

As órteses mais aceitas pelos pacientes com AR são aquelas confeccionadas em material macio, como o neoprene, ou com forração macia de espuma (Figura 15.19).

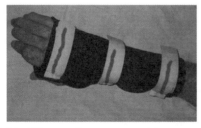 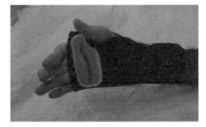

Figura 15.19 Mão com órtese para posicionamento de punho e estabilização das articulações metacarpofalangianas dos quatro dedos longos.

Muitas vezes, as órteses precisam ser confeccionadas especificamente para um paciente por causa do grau de acometimento ou destruição articular. As órteses pré-fabricadas nem sempre conseguem atender essas necessidades. Nesse caso, o terapeuta deve confeccionar a órtese necessária para seu paciente (Figuras 15.20 e 15.21).

As órteses para contenção das deformidades de dedos em pescoço de cisne e em botoeira (Figura 15.22) são difíceis de encontrar no mercado nacional. Podem também ser confeccionadas em material termomoldável, como os plásticos que são moldados em baixa temperatura.

Na AR, as órteses também são utilizadas para manter a estabilidade articular perdida para executar função. São aparelhos que devem ser indicados para favorecer o uso das mãos nas atividades de vida diária e profissional. Nesse caso, o único objetivo é posicionar o segmento anatômico lesado para auxiliar na função (Figuras 15.23 e 15.24).

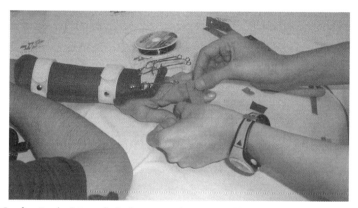

Figura 15.20 Confecção de órtese dinâmica em paciente com AR.

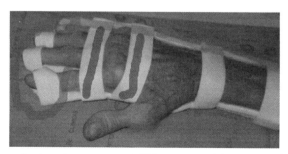

Figura 15.21 Órtese confeccionada em gesso sintético para posicionamento de punho, estabilização das articulações metacarpofalangianas dos quatro dedos longos e contenção do desvio ulnar dos dedos.

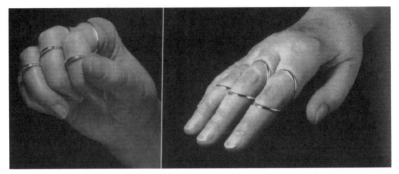

Figura 15.22 Mão com deformidades em pescoço de cisne e uso de órteses tipo anel para contenção das deformidades.
Figura adaptada de Mackin e Callahan.[22]

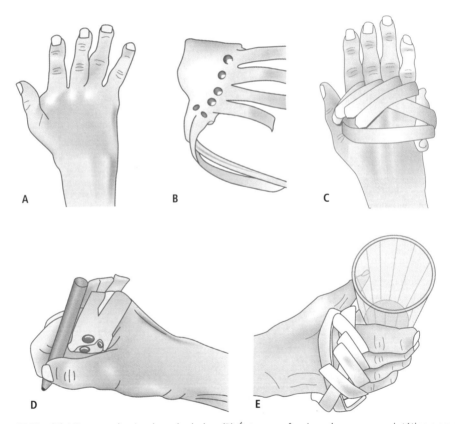

Figura 15.23 (A) Mão com desvio ulnar de dedos. (B) Órtese confeccionada em gesso sintético para contenção de dedos. (C) Paciente com órtese para contenção de dedos. (D) Paciente com órtese escrevendo. (E) Paciente com órtese segurando um copo.

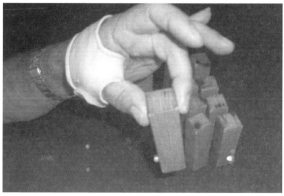

Figura 15.24 Órtese confeccionada em termoplástico para estabilização das articulações trapézio-metacarpiana e metacarpiana do polegar.

Os distúrbios causados pela AR são muitos. A órtese é um recurso terapêutico que deve ser associado ao tratamento medicamentoso, à reabilitação e a pré e pós-operatório de cirurgias, visando a preservação da função da mão.

REFERÊNCIAS BIBLIOGRÁFICAS

1. André JM, Gable C, Xenard J, Bernard J, Petry D, Galas JM, et al. Atlas pratique des orthése de la main. Paris: Spring Verlag; 1994.
2. Arnett FC, Edworth SM, Bloch DA, MacShane DS, Fries JF, Cooper NS, et al. The Americam Rheumatism Assotiation, 1987. Revised criteria for the classification of rheumatoid arthritis. Arthritis Rheum. 1988;31:315-24.
3. Belghomari H, Saraux A, Allain J, Guedes C, Youinou P, Goff PL. Risk factors for radiographic articular destruction of hands and wrist in rheumatoid arthritis. J Rheumatol. 1999;26:2534-8.
4. Bértolo MB. Genotipagem na artrite reumatoide. Alelos HLA-classe II: HLA-DRB1 *0101 e *0102 associados a suscetibilidade e HLA-DRB1 *0401 e *0404 associados a agressividade. Tese (doutorado). Universidade Estadual de Campinas, Faculdade de Ciências Médicas; 1996.
5. Bértolo MB, Magalhães EP. Artrite reumatoide. In: Lopes AC, Ward LS, Grariento ME. Medicina ambulatorial. São Paulo: Atheneu; 2006. p. 701-14.
6. Birrel, FN, Hassell AB, Jones PW, Dawes PT. How does short form 36 heart questionnaire (SF-36) in rheumatoid arthritis (RA) relate to RA outcome measures and SF-36 population values? A cross sectional study. Clin Rheumatol. 2000;19(3):195-9.
7. Boer IG, Peeters AJ, Ronday HK, Martins BS, Breedneld FC, Uliet TP. The usage of functional orthoses in patients with rheumatoid arthritis. Disabilit Rehabil. 2008;30(4):286-95.
8. Byron P. Splinting the arthritic hand. J Hand. 1994;7-29.
9. Ciconelli RM. Tradução para o português e validação do questionário genérico de avaliação de qualidade de vida "Medical outcomes study 36-item short-form health survery (SF-36)". Universidade Federal de São Paulo; 1997.
10. Clark GC, Welgis EFS, Aiello B, Eckhans D, Eddington VL. Hand rehabilitation. New York: Churchill Livingstone; 1993.
11. Clark WS. Arthritis and rehabilitation. J Rehabilitation. 1965;31:10.
12. Colditz JC, McGrouther PA. Interactive hand: therapy edition. London: Primal Pictures; 1998.

324 Órteses – um recurso terapêutico complementar

13. Conover WJ. Practical nonparametric statistics. New York: John Wiley & Sons; 1971.
14. Dell PC, Dell RB. Management of rheumatoid arthritis of the wrist. J Hand Ther. 1996;9:157-8.
15. Flatt AE. The care of the arthritic hand. 5.ed. St. Louis: Quality Medical Publishing; 1995.
16. Harris Jr. ED. Clinical features of rheumatoid arthritis. In: Kelly WN, Harris Jr. ED, Ruddy S, Sledge CB. Textbook of rheumatology. 4.ed. Philadelphia: Saunders; 1993. p. 874-911.
17. Hindley CJ, Stanley KJ. The rheumatoid wrist: patterns of disease progression. J Hand Surg (British Volume). 1991;16B:27-279.
18. Hunter JM, Mackin EJ, Callahan AD. Rehabilitation of the hand: surgery and therapy. 5.ed. St. Louis: Mosby; 2002;1:93-107.
19. Johnson SK. Splinting the wrist: mobilization and protection. J Hand Ther. 1996;9:165-75.
20. Lastayo PC, Chidgey LK. The mysterious wrist. J Hand Ther. 1996;4(6):81-3.
21. Lede PV, Veldhoven GV. Therapeutic hand splints: a rational approach. vol. 2. Leuven: Provan bvba; 2002.
22. Mackin EJ, Callahan AD, Skirven TM, et al. Rehabilitation of the hand and upper extremity. 5.ed., vol. 2. St. Louis; 2002.
23. Melvin JL. Rheumatic disease: occupational therapy and rehabilitation. 2.ed. Philadelphia: F.A. Davis Company; 1989.
24. North Coast Medical, Inc. Hand therapy catalog. 2001.
25. Pagnotta A, Baron M, Bitensky NK. The effect of a static wrist orthosis on hand function in individuals with rheumatoid arthritis. J Rheumatol. 1998;25:879-85.
26. Rojkovich B, Gibson T. Day and night pain measurement in rheumatoid arthritis. Ann Rheum. 1998;57:434-6.
27. Sarah J, Gault MD, Joan M, Spyker RPT. Benefecial effect of immobilization of joints in rheumatoid and related arthritis: a splint study using sequential analysis. Arthritis Rheum. 1969;12(1).
28. Shiozawa S, Shiozawa K, Fujita T. Morphologic observations in the early phase of cartilage pannus junction. Arthritis Rheum. 1983;26:472-8.
29. Smith NR, Rolyan N. Rehabilitation products catalog. 2001.
30. Strickmland JW. The thumb. New York: Churchill Livingstone; 1994.
31. Taleisnisk J. Rheumatoid arthritis of the wrist. Hand Clinics. 1989;5:257-78.
32. Tubiana R, Thomine JM, Mackin E. Diagnóstico clínico da mão e do punho. 2.ed. Interlivros; 1996.
33. Vugt RN, Jaarveld CHM, Hofman DM, Helders PJM, Bijlsma JWJ. Patterns of disease progression in rheumatoid wrist: a long term follow-up. J Rheumatol. 1999;26:1467-73.
34. Wilder RL. Rheumatoid arthritis-A: epidemiology, pathology and pathogenesis. In: Schmacher Jr HR. Primer on the rheumatic diseases. 10.ed. Atlanta: Arthritis Foundation; 1993. p. 86-9.
35. Wilson RL, Carlblon ER. The rheumatoid metacarpophalangeal joint. Hand Clinics. 1989;5:223-37.
36. Wolf T. Community resources and assistive devices for people with arthritis. J Hand Ther. 2000;13(2):184-92.
37. Zancolli EA. Cirurgia da mão: bases dinâmicas e estruturais. 2.ed. São Paulo: Roca; 1983.

Capítulo 16

Dispositivos auxiliares de marcha e de locomoção

José André Carvalho

DISPOSITIVOS AUXILIARES DE MARCHA

Desde a Antiguidade, os seres humanos já utilizavam dispositivos de apoio quando ficavam doentes ou feridos. Evidências de tais dispositivos datam de 2830 a.C., descobertas na Ilha Elefante, no Egito (Figura 16.1).

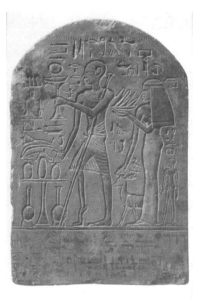

Figura 16.1 Imagem de dispositivo para auxílio de marcha.

Os dispositivos auxiliares de marcha (bengalas, muletas e andadores) são indicados para indivíduos que apresentam alguma instabilidade durante a marcha ou que não podem descarregar todo o peso sobre o membro inferior que se encontra acometido por trauma, degeneração ou intervenção cirúrgica.

Esses dispositivos têm como objetivos:

- Aumentar a base de apoio.
- Diminuir a carga sobre o membro afetado.
- Fornecer informação sensorial.
- Ajudar a aceleração e a desaceleração durante a marcha.
- Diminuir o desvio do centro de massa corpóreo.

Deve ter a altura para apoio das mãos nivelada com o trocanter maior, mantendo, dessa forma, o cotovelo com aproximadamente 20-30° de flexão. Quando o dispositivo estiver posicionado à frente do corpo durante a marcha, o cotovelo ficará estendido. Um dispositivo abaixo da altura correta leva a uma flexão anterolateral do tronco durante a deambulação. No uso de um único dispositivo, ele deverá ser utilizado no lado contralateral ao da lesão, possibilitando, dessa forma, a dissociação das cinturas pélvica e escapular durante a marcha, além de aumentar a base de apoio durante o uso (Figura 16.2).

Deve-se tomar cuidado principalmente com seu uso em ambientes escorregadios, como banheiro, lavanderia e cozinha, nos quais a incidência de quedas é maior. Obstáculos no trajeto dentro das próprias residências, como tapetes e passadeiras, também podem causar acidentes.

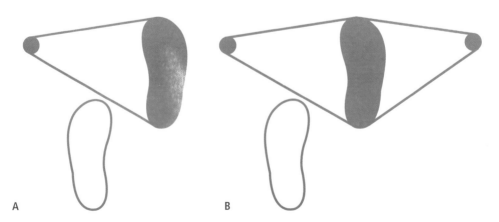

Figura 16.2 Posição do apoio quando utilizado (A) uni ou (B) bilateralmente.

Bengalas

As bengalas podem ser classificadas em convencionais, ajustáveis, geriátricas e canadenses:

- As bengalas convencionais (Figura 16.3A), geralmente fabricadas em madeira ou alumínio, são compostas por uma ponteira de borracha antiderrapante. Antes de iniciar seu uso, é necessário adequar a altura do dispositivo utilizando o trocanter maior como referência. Quando confeccionadas em madeira, podem ser serradas.
- As bengalas fabricadas em alumínio, geralmente ajustáveis, podem ter sua altura regulada por meio de parafusos ou mecanismos de trava, e por isso podem ser utilizadas por pessoas de diferentes tamanhos.
- As bengalas geriátricas (Figura 16.3B) apresentam sua base alargada, geralmente com três ou quatro apoios. Essa base de apoio maior não aumenta a estabilidade do paciente durante a marcha, mas permite que a bengala fique em pé quando não utilizada. Como desvantagem, cita-se, além do custo, um maior peso, quando comparada às bengalas convencionais.
- A bengala canadense, conhecida por muitos como muleta canadense, é composta por uma braçadeira proximal para apoio do antebraço, possibilitando uma maior distribuição de carga durante seu uso. A utilização de bengalas canadenses com apoio de antebraço articulado permite que seus usuários tenham as mãos livres quando não apoiados sobre elas (Figura 16.4).

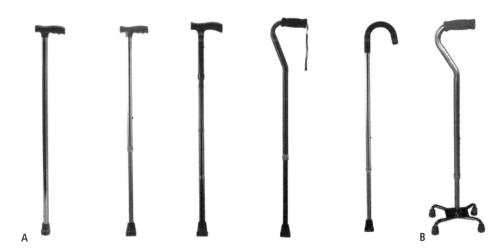

Figura 16.3 (A) Bengalas simples em madeira e alumínio. (B) Bengala geriátrica.

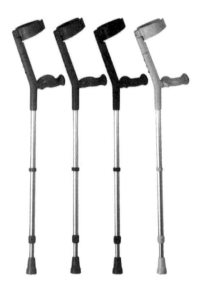

Figura 16.4 Bengalas canadenses articuladas.

Muletas

As muletas mais utilizadas são as chamadas muletas axilares. Geralmente, são utilizadas de forma indevida pelos pacientes. A borda proximal da muleta não deve servir de apoio axilar, pois nessa região é encontrado o plexo braquial, que, quando comprimido, provoca perda de força e parestesia no membro superior. A borda superior da muleta deve estar localizada aproximadamente 4 cm abaixo da axila, ou ao nível dos mamilos, quando se está com os ombros relaxados. Outra maneira para se determinar a altura correta das muletas é posicioná-las encostadas na axila e verificar se sua extremidade distal encontra-se ao nível da borda inferior dos maléolos laterais. A fixação é dada entre a região interna do braço e o tronco, dando estabilidade ao paciente durante o uso. O apoio das mãos deve ser realizado no suporte localizado na altura do trocanter maior (Figura 16.5).

Embora pareça simples, só realmente quem já utilizou muletas ou bengalas canadenses sabe da dificuldade para dar os primeiros passos.

Na posição em pé, deve-se manter o peso sobre o membro não acometido e deixar o apoio das bengalas lateralmente e à frente do corpo. Caso não seja possível apoiar o membro lesionado no chão, o usuário precisará de força suficiente nos braços e ombros para suportar o peso do corpo, caso contrário o membro deverá ser avançado junto com as bengalas, para apoio, e, posteriormente, o membro não afetado deverá ser posicionado em balanço à frente. Deve-se ter cuidado para subir e descer escadas e utilizar preferencialmente as escadas com corrimão nos dois lados. Em algumas situações, para maior segurança, muitos pacientes sobem ou descem degraus na posição sentada.

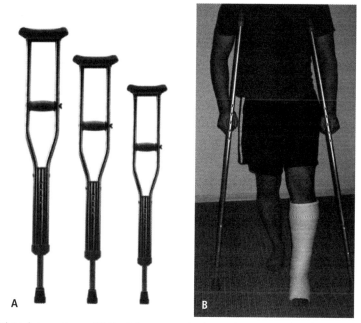

Figura 16.5 (A) Muletas axilares. (B) Usuário com apoio das muletas e membro lesionado.

É importante lembrar-se dos seguintes aspectos ao utilizar esses dispositivos:

- Olhar para a frente.
- Não utilizar os dispositivos em casos de indisposição, tonturas etc.
- Tomar cuidado com superfícies muito lisas e escorregadias.
- Observar se a ponteira de borracha precisa ser trocada.
- Dar preferência a calçados com solado antiderrapante e sem saltos altos.
- Verificar a altura correta dos dispositivos.

Andadores

Os andadores podem ser encontrados com pés fixos (Figura 16.6A) ou com rodas anteriores ou posteriores (Figura 16.6B). Há também andadores triangulares com freio (Figura 16.6C). A regra para se determinar a altura do andador permanece a mesma de outros dispositivos, ou seja, as mãos deverão estar apoiadas ao nível do trocanter maior.

A grande vantagem dos andadores é justamente o aumento da sua base de suporte, portanto, sua indicação é para pacientes mais inseguros e que precisam de maior estabilidade durante a marcha. Alguns andadores são compostos por rodas giratórias anteriores ou posteriores. Essas rodas diminuem a estabilidade do dispositivo, porém facilitam o deslo-

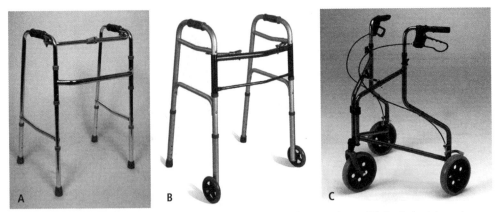

Figura 16.6 (A) Andador com pés fixos. (B) Andador com rodas anteriores. (C) Andador triangular com freio.

camento e a troca de direções do andador durante a marcha. Nos modelos mais modernos, freios manuais ajudam no controle da velocidade durante a utilização.

Pacer®

O Pacer® (Figura 16.7) é um dispositivo auxiliar de deambulação desenvolvido pela empresa americana Rifton. Indicado para desde crianças que necessitam de pequeno auxílio para marcha independente até pacientes com grande necessidade de suporte e direcionamento dos passos. Fabricado em cinco tamanhos (mini, pequeno, médio, grande e extragrande), apresenta, ainda, regulagens de altura para se adequar ao crescimento do usuário.

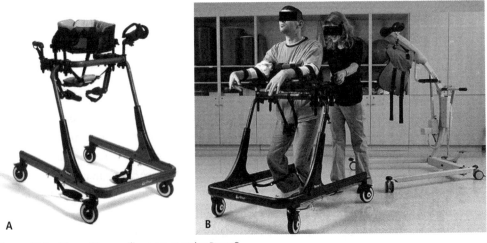

Figura 16.7 Dispositivo auxiliar para marcha Pacer®.

Por meio da altura entre cotovelo e solo, é possível escolher o tamanho adequado. Disponível em várias cores, esse dispositivo é dobrável, o que facilita seu transporte, e apresenta uma variedade de opcionais que podem ser adaptados à sua estrutura, conforme a necessidade.

Suas características são:

- Quatro rodas com controle de velocidade por fricção e de direção.
- Trava independente nas quatro rodas.
- Suporte independente com inúmeros ajustes de altura e angulação para antebraço e apoio das mãos.
- Suporte pélvico e torácico independentes.
- Suporte para coxas e tornozelos.
- Bandeja de comunicação.

DISPOSITIVOS AUXILIARES DE LOCOMOÇÃO

Cadeira de rodas

As cadeiras de rodas, utilizadas como dispositivos auxiliares de locomoção, devem ser prescritas visando a atender as necessidades e os objetivos específicos de cada paciente. Podem ser encontradas com diferentes características e objetivos, por exemplo, manuais, elétricas, para transporte de pacientes, esportivas, higiênicas, ortostáticas, triciclos etc. (Figura 16.8).

Sabe-se que alguns fatores podem interferir no controle postural do paciente, como espasticidade, contratura articular, escoliose, reflexos neurológicos alterados, obliquidade pélvica, controle pobre de tronco e cabeça, função cognitiva prejudicada e presença de amputações, entre outros. Portanto, é muito importante conseguir boa estabilidade pélvica e

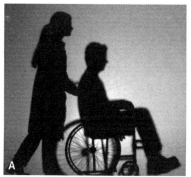
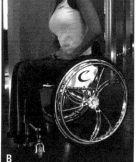
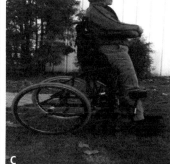

Figura 16.8 Diversos tipos de cadeira de rodas.

adequação postural nas cadeiras. Para atender de forma correta o usuário, o profissional deverá ater-se às diversas medidas que serão de fundamental importância para um bom posicionamento. Medidas como largura, profundidade do assento, altura do encosto e altura do pedal sempre deverão ser verificadas.

Ao se prescrever a cadeira de rodas, algumas características técnicas também deverão ser observadas, principalmente se o modelo dispõe de ajustes para regulagem. A superfície de assento, o encosto, o cinto pélvico e os apoios de braços e pés são componentes importantes que influenciam diretamente na manutenção postural e no uso correto do dispositivo.

Para algumas doenças, como distrofia muscular, esclerose lateral amiotrófica, esclerose múltipla, encefalopatia, paralisia cerebral e lesão medular em níveis altos, além de um assento especial, apoios laterais para tronco e suporte para pescoço e cabeça podem ser necessários.

Um bom assento permite um posicionamento mais adequado, maximiza a eficiência da cadeira, ajuda na manutenção do tônus e previne lesões teciduais, possibilitando ao usuário a execução de suas atividades diárias de forma funcional e segura. Os assentos em tecidos ou muito flexíveis deformam com o uso, acarretando obliquidade pélvica, rotação interna e adução dos membros inferiores. Recomenda-se, portanto, assentos firmes e com pequena angulação anterior (Figura 16.9A), com o objetivo de impedir a retroversão pélvica e o deslocamento anterior do paciente. Apoios mediais entre as coxas podem ser adaptados nos assentos, impedindo os desvios em adução (Figura 16.9B). Os assentos também não devem ser largos, evitando os desvios laterais e rotacionais da pelve, além de facilitar a autopropulsão e as manobras em locais apertados.

Para pacientes que não apresentam controle postural em tronco, é recomendada uma inclinação posterior do encosto em conjunto com a inclinação do assento. Faixas, coletes e cintos são acessórios que também podem auxiliar na estabilidade e na fixação postural, além de garantir segurança ao usuário.

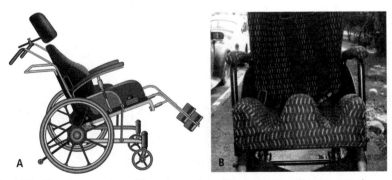

Figura 16.9 (A) Inclinação posterior e (B) apoio medial utilizados para melhora postural.

Os pés deverão estar sempre apoiados, com tornozelos em posição neutra. Deve-se observar a distância entre o apoio dos pés e o assento. O posicionamento correto irá permitir que a coxa toque toda a extensão do assento, proporcionando a melhor distribuição da pressão. Apoios de pés altos aumentam a flexão dos joelhos e do quadril, diminuindo o contato das coxas com o assento e aumentando a pressão sobre a tuberosidade isquiática. Apoios baixos podem permitir o deslizamento anterior sobre a cadeira e também acarretar deformidades dos pés em equino ou equino varo. Os apoios de pés podem ser removíveis ou rebatíveis para facilitar as transferências e o transporte da cadeira. Para pacientes que não ficam em pé durante as transferências, bases fixas para apoio dos pés podem ser utilizadas.

Os apoios de braço, quando presentes, deverão estar ligeiramente mais altos que o cotovelo, auxiliando no sistema de controle postural por meio do alinhamento da articulação glenoumeral e da escápula, além de diminuir a tensão nos ombros e no tronco. Os dispositivos para apoio devem ser removíveis ou escamoteáveis para permitir transferências para dentro e fora da cadeira com maior facilidade. Esses apoios devem ter incorporados os protetores laterais de roupa, item fundamental para o uso diário e contínuo da cadeira de rodas. Observa-se que muitos usuários optam por não utilizar os apoio de braços e utilizam somente os protetores laterais. Essa condição está diretamente associada ao grau de independência e reabilitação.

As rodas traseiras devem possuir pneus infláveis, facilitando, dessa forma, o deslocamento da cadeira em terrenos irregulares, além de proporcionar maior durabilidade para partes e conjunto, pelo fato de permitir maior amortecimento de impacto com o meio e conforto para o usuário. As rodas dianteiras também podem ser infláveis, porém dificultam um pouco mais as manobras que as maciças. É importante que todas as rodas possuam rolamentos e eixos removíveis, pois isso facilitará o transporte da cadeira em veículos (Figura 16.10).

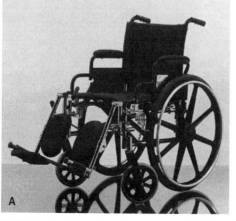 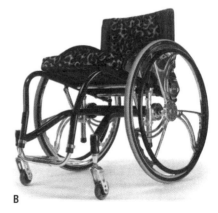

Figura 16.10 Cadeiras de rodas com características distantes referentes a apoio de pés, apoio de cabeça e tipos de rodas.

Os freios devem ser de fácil acionamento e a alavanca deve estar ao alcance ergométrico do usuário, possibilitando que ele efetue com segurança e maior facilidade as transferências durante suas atividades diárias.

As cadeiras esportivas apresentam como características maiores leveza e desempenho. As técnicas atribuídas à sua construção permitem manobras eficientes, proporcionando ao atleta a busca de um residual funcional e melhor desempenho. Cambagem nas rodas traseiras, materiais leves empregados em sua construção e sua personalização de acordo com a classificação funcional do atleta permitirão a prática de diversas modalidades esportivas, entre elas basquete, tênis, tênis de mesa, corrida, dança e outras atividades recreativas. A cadeira esportiva foi de fundamental importância para o aperfeiçoamento das cadeiras de uso diário, pois diversas técnicas e conceitos atribuídos às cadeiras esportivas foram tomados como referência para o desenvolvimento de uma cadeira de uso diário cada vez melhor. Alguns dispositivos especiais, como o *handcycle*, permitem a pessoas com deficiência física, amputados de membros inferiores, lesados medulares, paralisados cerebrais e pessoas com sequela de poliomielite praticar ciclismo utilizando as mãos para pedalar (Figura 16.11).

Desenvolvida pelo Laboratorio di Intelligenza Artificiale e Robotica do Politecnico di Milano, a cadeira apresenta dois computadores de bordo que detectam os sinais cerebrais, sendo orientados por câmeras instaladas ao redor da casa. Os pesquisadores acreditam que o sistema também poderá ser utilizado por cidades inteiras. O sistema, alimentado por uma bateria, pode ser operado de três maneiras: por meio de uma tela do tipo *touch screen*, quando o usuário toca com as mãos o lugar onde quer chegar; de viva-voz, com os comandos dados por meio da fala; e de cérebro-computador, que identifica a atividade elétrica superficial do cérebro e transmite os sinais ao computador (Figura 16.12).

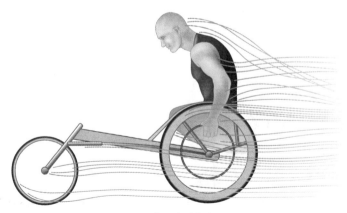

Figura 16.11 *Handcycle* utilizado para provas de velocidade.

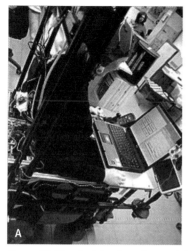 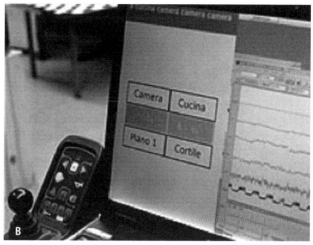

Figura 16.12 Cadeira de rodas movida por movimentos cerebrais.

REFERÊNCIAS BIBLIOGRÁFICAS

1. Baumgartner R, Stinus H. Tratamiento ortésico-protésico del pie. Barcelona: Masson; 1997.
2. Bowker JO, Pfeifer MA. Levin e O'Neal: o pé diabético. 6.ed. Rio de Janeiro: Di-Livros; 2002.
3. Bricot B. Posturologia. São Paulo: Ícone; 1998.
4. Carroll K, Edelstein JE. Prosthetics and patient management: a comprehensive clinical approach. Thorofare: Slack Incorporated; 2006.
5. Carvalho JA. Amputações de membros inferiores: em busca da plena reabilitação. 2.ed. Barueri: Manole; 2002.
6. Dimeglio A. Ortopedia pediátrica. São Paulo: Santos; 1990.
7. Edelstein JE, Bruckner J. Orthotics: a comprehensive clinical approach. Thorofare: Slack Incorporated; 2002.
8. Edelstein JE, Moroz A. Lower-limb prosthetics and orthotics: clinical concepts. Thorofare: Slack Incorporated; 2011.
9. Goldberg B, Hsu JD. Atlas of orthoses and assistive devices. 3.ed. St Louis: Mosby; 1997.
10. Gould JA. Fisioterapia na ortopedia e na medicina do esporte. 2.ed. São Paulo: Manole; 1993.
11. Kirby K. Foot and lower extremity biomechanics I: a ten year collection of Precision Intricast Inc., newsletters. Payson: Precision Intricast; 1997.
12. Kirby K. Foot and lower extremity biomechanics II: Precision Intricast newsletters, 1997-2002. Payson: Precision Intricast; 2002.
13. Kirby K. Foot and lower extremity biomechanics III: Precision Intricast newsletters, 2002-2008. Payson: Precision Intricast; 2009.
14. Kozak GP, Campbell DR, Frykberg RG, Habershaw GM. Tratamento do pé diabético. 2.ed. Rio de Janeiro: Interlivros; 1996.
15. Lianza S. Medicina de reabilitação. 3.ed. Rio de Janeiro: Guanabara Koogan; 2001.
16. Lorimer D, French G, O'Donnell M, Burrow JG. Neale's disorders of the foot: diagnosis and management. 6.ed. Edinburgh: Churchill Livingstone; 2002.
17. Lusardi MM, Nielsen CC. Orthotics and prosthetics in rehabilitation. Boston: Butterworth-Heinemann; 2000.
18. McKee P, Morgan L. Orthotics in rehabilitation: splinting the hand and body. Philadelphia: F.A. Davis Company;1998.

19. Nawoczenski DA, Epler ME. Orthotics in functional rehabilitation of the lower limb. Philadelphi: W.B. Saunders Company; 1997.
20. O'Sullivan SB, Schmitz T. Fisioterapia: avaliação e tratamento. 4.ed. Barueri: Manole; 2004.
21. Perry J, Burnfield JM. Gait analysis: normal and pathological function. 2.ed. Thorofare: Slack Incorporated; 2010.
22. Rabanda UR. Design, function and use of whellchairs. OttoBock HealthCare; 2004.
23. Redford JB, Basmajian JV, Trautman P. Orthotics: clinical practice and rehabilitation technology. New York: Churchill Livingstone; 1995.
24. Seymour R. Prosthetics and orthotics: lower limb and spinal. Philadelphia: Lippincott Williams & Wilkins; 2002.
25. Shurr DG, Michael JW. Prosthetics and orthotics. 2.ed. Upper Saddle River: Prentice Hall; 2001.
26. Simonnet J. Encyclopédie médico-chirurgicale: kinesiterapia – medicina física. 10.ed. Paris: Elsevier Science; 2000.
27. Sizinio H, Xavier R. Ortopedia e traumatologia: princípios e prática. 2.ed. Porto Alegre: Artmed; 1998.
28. Smith LK, Weiss EL, Lehmkuhl LD. Cinesiologia clínica de Brunnstrom. 5.ed. São Paulo: Manole; 1997.
29. Viladot R, Cohí O, Clavell S. Coluna vertebral: órtese e prótese do aparelho locomotor. São Paulo: Santos; 1989.
30. Viladot R, Cohí O, Clavell S. Órtesis e prótesis del aparato locomotor: extremidad inferior. Barcelona: Masson; 1989.

Capítulo 17

A escolha da cadeira de rodas e o sistema postural – aspectos gerais da avaliação

Leonardo John

O procedimento para se chegar à escolha da cadeira de rodas e do sistema postural compreende:

- Avaliar profundamente as exigências do usuário e suas características clínicas e motoras, além das relativas a seu ambiente humano e físico.
- Utilizar uma cadeira de rodas de teste, tendo em conta as exigências e as características relevantes, e avaliar o usuário sobre a cadeira de rodas.
- Definir, finalmente, a cadeira de rodas a ser receitada; naturalmente, baseando-se nas indicações obtidas por meio do teste.

Escolher bem o sistema de postura exige uma avaliação meticulosa. Essa avaliação é útil quando conduz à definição das necessidades do usuário acerca da postura na cadeira de rodas. Para se chegar às definições, é necessário considerar tanto os fatores ligados às características físicas e motoras do usuário, quanto os fatores ligados às suas exigências e preferências pessoais.

DEFINIR AS EXIGÊNCIAS DO USUÁRIO

O que o usuário busca?

Examinemos, primeiro, o caso de quem já usa uma cadeira de rodas. Quando nos encontramos diante de uma pessoa que nos consulta porque não se sente bem com sua cadeira de rodas ou porque "já está na hora de substituí-la", muitas vezes temos a tentação de começar pela cadeira de rodas, prescrevendo uma diferente, "que lhe cai bem". Acontece que notamos uma postura incorreta ou um impulso pouco eficaz. Agir de forma automática, ou seja, sem nos perguntarmos toda vez e de modo explícito o que nos é pedido e o que podemos, presumivelmente, oferecer, não nos conduz a bons resultados, porque nos arriscamos a ir por nosso próprio caminho, em vez daquele que melhor satisfaz o usuário (e, desde já, não estou dizendo que ambos os caminhos não podem coincidir!). Ao contrário, para fazer um bom trabalho, é indispensável começar por estabelecer quais os benefícios que a pessoa gostaria de conseguir e quais podemos lhe propor; ou seja, é indispensável, em primeiro lugar, definir os objetivos.

Cada consulta deveria começar com a seguinte pergunta ao usuário: para que você quer uma cadeira de rodas nova? Ou, ainda, o que você pretende conseguir com uma cadeira de rodas nova ou com um sistema postural novo? Você procura uma cadeira de rodas mais cômoda? Você quer "estar mais erguido"? Quer poder realizar determinadas atividades mais facilmente? Quer proteger a pele sem ter de se levantar a cada 10 minutos? Quer impulsionar-se melhor? Quer poder mudar facilmente de postura? Quer livrar-se da dor nas costas? Os objetivos do usuário são o ponto de partida para definir a cadeira de rodas e o sistema postural.

Deve-se lembrar que, frequentemente, os objetivos de quem está sobre a cadeira de rodas não são os únicos a serem explorados, ou seja, a investigação também deve estender-se às outras pessoas para as quais a escolha terá repercussões importantes:

- No caso de usuários que recebem assistência, é preciso interpelar as pessoas que prestam tal assistência. Eles têm, frequentemente, expectativas sobre a nova cadeira de rodas ou, ao menos, queixas sobre a cadeira em uso, e convém explorá-las bem. Pedem uma cadeira de rodas sobre a qual a postura seja estável e segura? Gostariam de conseguir alcançar o usuário para assisti-lo com maior facilidade? Gostariam de evitar o uso de meios de contenção incômodos? Gostariam que tivessem uma postura mais elegante? Que não corresse o risco de cair quando transportado pelos companheiros de escola mais animados? Que a cadeira de rodas fosse menos dura de impulsionar? Entende-se que, se o interessado não tem capacidade de expressar-se, por exemplo, por um retardo mental profundo, deve-se confiar na tradução de suas sensações que são feitas pelas pessoas que o conhecem bem.

- Quando o usuário está em um processo de reabilitação, ou tem relação constante com os especialistas do setor, não basta se informar sobre seus objetivos; é necessário, também, perguntar aos envolvidos o que esperam melhorar com a intervenção ou, pelo menos, se têm problemas com a cadeira de rodas atual. Indicam, talvez, uma postura que previna alguma deformidade? Que facilite determinadas tarefas de reabilitação? Que ajude a desenvolver atividades funcionais específicas?

O ideal é que, na avaliação, estejam presentes todas as pessoas interessadas na escolha da nova cadeira de rodas. Sendo certo que geralmente isso não é possível, é necessário, então, procurar informar-se sobre o ponto de vista dos ausentes.

Nem sempre o usuário sabe que poderia ter uma cadeira de rodas mais adequada

Até aqui discorremos sobre a hipótese de que o usuário venha até nós pedindo para estar melhor na cadeira de rodas, mas não é sempre assim. Frequentemente, as pessoas não sabem que poderiam estar sentadas de maneira melhor e tampouco sabem o quanto ganhariam com isso. Naturalmente, esse é o caso de quem está escolhendo sua primeira cadeira de rodas, mas também o de quem não teve meios de se defrontar com técnicos especialistas ou usuários experientes. Essas pessoas podem estar sobre uma cadeira de rodas muito longe da ideal acreditando que é "normal" estar incômodo, ter dificuldade para explorar as funções restantes ou ter de lutar para manter uma posição estável. Cabe ao profissional esclarecer a esses "usuários inconscientes" as possíveis vantagens factíveis, cuidando do sistema postural. Por exemplo, pode-se perguntar se o paciente teria interesse em provar uma cadeira de rodas (ou um assento, ou um encosto) sobre os quais, talvez:

- Ficasse mais cômodo.
- Não se visse obrigado a se reposicionar tantas vezes.
- Estivesse mais erguido.
- Conseguisse mover-se mais confortavelmente.
- Tivesse a pele mais protegida.

O que se quer conseguir exatamente?

É normal que os objetivos sejam expostos, inicialmente, em termos pouco precisos ("gostaria de estar sentado de forma melhor"), especialmente se o usuário não tem muita experiência. Quando é assim, não se deve ficar com essa solicitação genérica, mas tentar aprofundá-la. Para que os objetivos dos interessados possam guiar o processo de escolha, é necessário torná-los os mais claros e específicos quanto possível. Se o usuário diz: "quero sentar-me melhor", deve-se perguntar:

- Por que não funciona bem o sistema atual?
- Não é confortável? Por quê?
- Não consegue impulsionar bem a cadeira de rodas? Por quê?
- Escorrega para fora da cadeira de rodas? Por quê?
- Não consegue manter a cabeça erguida? Por quê?

Pode parecer banal, mas não faz mal especificá-lo: quanto mais específico é o objetivo, mais clara é a via para alcançá-lo. Por exemplo, não basta saber que João quer melhorar sua maneira de fazer as transferências. Também é preciso saber como as faz: colocando-se de pé? Sentado? Com uma prancha? Sozinho ou com a ajuda de alguém? Como é assistido? Quais são as dificuldades que encontra?

O que é possível conseguir com o sistema postural?

Deve-se estar sempre preparado para redimensionar eventuais expectativas não realistas. Um sistema postural não corrige a escoliose nem pode, por si só, garantir a prevenção de escaras de decúbito.

Com o propósito de esclarecer os objetivos alcançáveis, é preciso lembrar que:

- Nem sempre o sistema postural por si só, ainda que seja ótimo, é um instrumento suficiente para alcançar o objetivo de uma boa postura. As órteses de tronco, a cirurgia ortopédica corretiva e os fármacos antiespasticidade são exemplos de meios que podem contribuir com eficácia com o sistema postural.
- Às vezes, uma só cadeira de rodas não basta para satisfazer as múltiplas exigências de mobilidade e postura.
- Uma postura sentada, ainda que seja "boa", não deve nunca se manter sem variações por longo tempo.
- Pode ser necessário alternar a posição de sentado com outras posições.

Não só é necessário recordar tudo isso, mas também repeti-lo aos interessados, que devem ser informados sobre o limite da intervenção e sobre as possibilidades de integrá-la.

Ao final dessa conversa, ter-se-á identificado objetivos realistas sobre os quais se irá trabalhar e os colocado em ordem de prioridade. Não será uma surpresa se, no processo de estabelecer os objetivos, forem acrescentados outros ou modificadas as prioridades. Isso frequentemente acontece, principalmente se foi realizado um diálogo fluido e igual com os interessados. O processo de esclarecer os objetivos, de precisá-los e de ordená-los por importância não se limita em nada à conversa inicial, ao contrário, deve continuar, com esclarecimentos e alterações, também durante a avaliação física e, sobretudo, enquanto são provadas as soluções propostas. Nesse ínterim, será consolidada no usuário a ideia de que o que mais importa são suas exigências, que suas solicitações são levadas em consideração e que se está muito disposto a explicar o sentido das propostas e dos movimentos.

Quais são os dados clínicos importantes?

Depois de haver reunido as expectativas e necessidades do usuário, passa-se a solicitar informação de caráter clínico. Pode-se obtê-la da documentação médica, dos reabilitadores, dos técnicos especialistas ou do próprio usuário e seus familiares. Nas primeiras vezes, é inevitável enganar-se por excesso e por imperfeição na busca dessa informação, mas, com a experiência e a reflexão, aprende-se a concentrar a atenção nos dados de efetivo interesse para a escolha da cadeira de rodas.

Reformulação com base em uma opinião informada/com conhecimento de causa

Seguem as principais áreas a serem exploradas:

- Diagnóstico: como evoluirá a condição? Que capacidades funcionais e problemas em geral se pode esperar agora e no futuro?
- Condição ortopédica: apresenta deformidades? Luxações ou risco de luxações?
- Intervenções cirúrgicas: são previstas intervenções cirúrgicas para as quais pudesse interessar a posição sentada? Intervenções para dar mais mobilidade às articulações dos membros inferiores, estabilizações vertebrais etc.
- Emprego de órtese: usa órtese – sobretudo órtese de tronco ou membros inferiores – que são colocadas estando na cadeira de rodas?
- Condição da pele: tem escaras abertas? Já as teve? Tem uma pele particularmente delicada? Tem de mudar de posição frequentemente para preservá-la?
- Sensibilidade: tem áreas cutâneas não sensíveis e, portanto, particularmente expostas ao risco de escaras de decúbito? Tem zonas hipersensíveis ao contato?
- Aspectos perceptivos, cognitivos e de conduta: o contato com certas áreas é doloroso? Tem problemas de comportamento que podem incidir na segurança? Deve-se prever proteções ou partes não acionáveis pelo usuário? Impedir tentativas de automutilação?
- Crises epilépticas: sofre de crises que possam causar quedas da cadeira de rodas caso não seja reclinado rapidamente?
- Problemas respiratórios: caso os tenha, como são influenciados pela postura? Usa algum respirador? Seu nível de energia é compatível com a mobilidade manual?
- Problemas circulatórios: caso os tenha, como são influenciados pela postura? Seu nível de energia é compatível com a mobilidade manual?
- Problemas digestivos ou de deglutição: caso os tenha, como são influenciados pela postura?

- Visão: tem limitações visuais que são compensadas por determinadas posições da cabeça?
- Audição: tem limitações auditivas que são compensadas por determinadas posições da cabeça?

Como e onde será usada a cadeira de rodas?

O emprego que será dado à cadeira de rodas dita diversas condições. Por isso, é necessário ter em mente três aspectos ligados ao uso da cadeira de rodas:

1. Caso o usuário não seja independente no emprego da cadeira de rodas, quem será o responsável pelo seu correto posicionamento? Quantas pessoas são envolvidas? São pessoas com familiaridade suficiente com a tecnologia, e com o tempo de prestar a atenção necessária às eventuais partes reguláveis? Quanto treinamento é necessário para ensinar a posicionar devidamente os componentes do sistema postural e a colocar o usuário no modo correto?
2. Onde será usada a cadeira de rodas: convém informar-se com precisão sobre a amplitude dos espaços pelos quais transita, a largura de suas portas, a altura das mesas; tudo isso deve ser conhecido para recomendar um veículo que dê a acessibilidade desejada.
3. Como se pensa transportá-la no carro: é necessário que a cadeira de rodas seja dobrável? Deve poder reduzir-se com facilidade? São necessários suportes acessórios para seu transporte no carro?

Como é a funcionalidade do sistema postural atual (e dos precedentes)?

Tente formar uma ideia dos prós e contras das cadeiras de rodas e dos sistemas posturais com os quais os usuários têm experiência, isso ajuda muito a clarear os objetivos a serem fixados e torna menos provável a repetição dos erros cometidos no passado.

- Que cadeira de rodas está usando?
- Com que sistema postural?
- Há quanto tempo a está usando?
- Em que condição está? (Esse item diz quanto a cadeira de rodas foi utilizada e de que forma; também dá uma ideia de quais partes são submetidas a usos intensos.)
- O que funcionou e o que não funcionou, com respeito ao que era esperado?
- O que aprecia e o que não gosta na cadeira que está usando?
- Tem uma ou mais cadeiras de rodas?
- O sistema postural deve ser transferido de uma para outra?
- Que outros recursos utiliza?

Quanto se pode gastar?

A informação relativa aos recursos financeiros não deveria ser prejudicial, ou seja, não deveria condicionar fortemente o processo de escolha, como acontece às vezes. Não é conveniente restringir rapidamente o leque das possíveis soluções àquelas que excluem aspectos relevantes para o usuário. Em primeiro lugar, porque cabe ao próprio usuário decidir se vale ou não e quanto ele deve destinar de recursos a uma cadeira de rodas mais rápida, a um encosto mais confortável ou a outros benefícios, depois de haver sido devidamente informado de suas vantagens: é uma questão de respeito. Em segundo lugar, se é apresentada uma ampla gama de possibilidades e são ilustradas as características de umas e outras, aproveita-se a ocasião para formar um consumidor consciente das tecnologias existentes.

Definitivamente, ainda que o assessoramento não tivesse que conseguir identificar a cadeira de rodas e o sistema postural adequados, em todo caso, seria obtido um resultado não menos importante: teria sido prestada a informação que poderia se converter em algo valioso no futuro e, sobretudo, dado um exemplo de como deve – ou, pelo menos, deveria – ser a relação entre o usuário e o assessor.

APROXIMAÇÃO DO GRUPO ORIENTADA AO USUÁRIO: ADAPTAÇÃO AO PRODUTO

Grupo

O êxito de uma avaliação requer uma comunicação efetiva. O líder do grupo tem de assegurar que seja solicitada a informação necessária e que seja transmitida às pessoas certas durante o processo de avaliação, proposta e teste completos.

Identificação do *team leader*

Em um ambiente clínico ou escolar, o *team leader* normalmente é o médico e/ou terapeuta responsável pelo serviço de terapia ocupacional, mas também poderia tratar-se do vendedor especializado na matéria.

Identificação dos membros da equipe e do papel que cada um deles desempenhará

Trata-se de estabelecer o nível de conhecimento dos membros da equipe em relação à receita, às opções e à escolha dos benefícios. Vale lembrar que nem todos os médicos, terapeutas e vendedores são especialistas nesse campo. O melhor modo para evitar erros é admitir as limitações e procurar o auxílio de uma pessoa especializada, se for necessário. Cada membro do grupo precisa compreender e apreciar os diferentes pontos de vista dos outros membros da equipe para assegurar um bom resultado final.

É preciso elaborar os detalhes e definir as prioridades do grupo, visto que, com frequência, é necessário chegar a um acordo e todos deveriam participar da decisão final.

Documentação de modo claro de todas as decisões e das razões pelas quais foram tomadas

O vendedor deveria ter a documentação completa de todo o processo, incluindo avaliação, teste, seleção e instrução. Uma cópia deveria ser incluída no prontuário do usuário.

Os terapeutas de uma instituição devem documentar essa informação.

Deveria ser solicitado aos usuários, ou a quem lhes presta assistência e/ou aos membros da família, que assinassem a receita e o teste final.

Quem pode ser membro do grupo de avaliação?

Os membros do grupo podem ser:

- Usuário.
- Quem lhe presta assistência/um familiar.
- Fisioterapeuta e/ou terapeuta ocupacional.
- Fonoaudiólogo ou o especialista em linguagem.
- Terapeuta recreativo.
- Bioengenheiro.
- Médico.
- Enfermeiro do centro de reabilitação.
- Terapeuta respiratório.
- Docente.
- Psicólogo.
- Nutricionista.
- Fabricante/fornecedor.

Usuário

O usuário é, naturalmente, o centro do grupo de trabalho. É necessário utilizar um processo de avaliação detalhado para conseguir a informação mais exata possível do usuário e sobre ele. É correto incluir os objetivos e as expectativas do usuário, mesmo que elas sejam diferentes com relação às dos demais membros do grupo. Ignorá-las poderia acarretar a não utilização do recurso ou, ainda, seu emprego de maneira inadequada pelo usuário.

Assistente

Quando um usuário depende de pessoas que lhe prestam assistência, é fundamental que as exigências e os objetivos do assistente sejam considerados pois ele é, de fato, um usuário secundário do benefício. Ignorar as exigências e as preocupações do assistente pode fazer que o recurso não seja utilizado, ou que seja utilizado inadequadamente. Às vezes, o que é bom para o usuário pode não o ser para o assistente, e é preciso chegar a um acordo. Nesses casos, o grupo deve documentar, detalhadamente, cada acordo e tomar nota de toda discussão que for relevante.

Fisioterapeuta e/ou terapeuta ocupacional

O fisioterapeuta e o terapeuta ocupacional serão os elementos-chave do grupo. Seu papel específico variará em cada caso. Se há mais de um profissional envolvido na avaliação do usuário, é importante estimular a participação e a realimentação por parte de todos os operadores envolvidos. O tempo dedicado à postura e à mobilidade em seus planos de trabalho poderia ser apenas teórico. No entanto, eles têm um bom conhecimento das necessidades físicas, funcionais e da vida cotidiana do usuário.

Fonoaudiólogo

Se o usuário apresenta déficits em sua capacidade de comunicação, será importante integrar o especialista em linguagem ao grupo. Esse especialista será capaz de identificar as necessidades posturais e de posicionamento do usuário que possam influenciar na comunicação ou na alimentação; saberá, também, se é necessário um instrumento para a comunicação, de que tipo e de que forma deve ser posicionado sobre a cadeira de rodas. O especialista em linguagem pode, também, estar em situação de fornecer informação sobre as capacidades cognitivas do usuário e sobre seus déficits.

Terapeuta recreativo

A função no recreio e no tempo livre é uma base importante para uma vida sadia. Os recursos para a mobilidade têm se tornado muito mais versáteis e, muitas vezes, podem ser utilizados em muitas atividades diferentes. O terapeuta recreativo pode ajudar na identificação das capacidades e dos recursos necessários para o usuário, objetivando seu uso em atividades recreativas para as quais esteja apto.

Bioengenheiro

Nem todo grupo tecnológico terá um engenheiro de reabilitação à sua disposição. Eles modificam os recursos disponíveis no mercado ou, ainda, criam soluções únicas quando esses recursos não conseguem satisfazer as exigências do usuário.

Médico (fisiatra, ortopedista, neurologista, neuropsiquiatra infantil e geriátrico)

O médico pode disponibilizar informação clínica importante sobre potenciais complicações, medicamentos e intervenções cirúrgicas. Se o fisiatra não é um membro primário da equipe, é, todavia, importante ter uma linha aberta de comunicação com ele. Descuidar de sua opinião pode levar a erros no processo receituário. O médico assina a receita e a nota de justificação médica.

Enfermeiro do centro de reabilitação

O enfermeiro do centro de reabilitação pode disponibilizar ao grupo informação sobre vários aspectos, desde as preocupações sobre como cuidar de si mesmo até as locomoções, bem como informação sobre as dinâmicas familiares e domésticas.

Terapeuta respiratório

O terapeuta respiratório deveria ter um papel-chave no grupo quando o usuário necessita de aparelhos para a respiração. Ele pode identificar posturas e posições que podem influenciar a respiração, pode localizar o tipo e a dimensão dos aparelhos necessários para a respiração e o modo como eles deveriam ser montados sobre a cadeira.

Docente

Se o usuário frequenta uma escola, é importante incluir o docente ou os docentes ao grupo, pois são as principais referências para o usuário. Já que muitas crianças passam boa parte do dia na escola, sua funcionalidade deveria ser considerada na avaliação. Portanto, devem ser considerados os objetivos das atividades em aula. Quando se recomenda um recurso, a equipe da escola deveria ser instruída quanto a seu emprego e sobre como cuidar dele.

Psicólogo

Escolher uma cadeira de rodas pode, realmente, ser um acontecimento traumático para os usuários e familiares. O tema da aceitação, muitas vezes, se constitui em um momento de bloqueio para o grupo. Um psicólogo pode ajudar com as táticas para aceitação da incapacidade, facilitando o avanço para o sistema postural e a cadeira de rodas.

Nutricionista

Para o grupo de trabalho pode ser muito difícil prever um aumento ou uma diminuição de peso do usuário. Consultar a equipe de nutricionistas, no centro de reabilitação, pode fornecer informação útil sobre o desenvolvimento futuro do indivíduo.

Fabricante/fornecedor

O fabricante pode disponibilizar informação importante sobre os recursos disponíveis, as características e os benefícios desses produtos. Suas responsabilidades são respeitar o compromisso da entrega no tempo previsto, oferecer serviço de garantia, disponibilizar peças de reposição e oferecer bom serviço de atendimento ao cliente, em colaboração e cooperação com o vendedor.

POSIÇÃO DA PELVE

Objetivos do sistema postural

- Maximizar a função.
- Normalizar o tônus muscular/reduzir os reflexos patológicos.
- Promover posturas simétricas.
- Minimizar ou prevenir o desenvolvimento de deformidades e retrações.
- Facilitar a estabilidade proximal e a mobilidade funcional distal.
- Adequar-se ao aumento e às mudanças de peso.
- Maximizar o conforto e a segurança em posição sentada.
- Melhorar as capacidades visuoperceptivas.
- Melhorar a deglutição.
- Melhorar a higiene bronquial.
- Potencializar a expressão das capacidades cognitivas.
- Melhorar a autoestima.

Cinto de posicionamento pélvico para o controle da anteversão

Para controlar a anteversão excessiva, pode-se utilizar um cinto que passe sobre o eixo transversal do quadril, sobre a espinha ilíaca anterossuperior (EIAS).

Deformidade funcional

- Corrigir.

Deformidade estrutural

- Respeitar.
- Conter.
- Sustentar.

Largura do assento

- A largura do assento é a medida entre as duas partes mais salientes do corpo sobre o plano frontal (normalmente, os quadris ou as coxas).

- O emprego de suportes laterais para os quadris ou para a pelve e o emprego de alguns modelos de apoio para braços poderiam afetar a largura do assento.
- Uma cadeira de rodas muito larga pode influenciar negativamente a propulsão, a acessibilidade e a simetria postural.
- Uma cadeira de rodas muito estreita pode aumentar o risco de formação de escaras e criar situações incômodas.
- Manter a abertura máxima da cadeira de rodas o mais estreita possível permite reduzir os problemas de acessibilidade.
- A medida máxima da abertura, referida a uma pessoa com escoliose estrutural, geralmente se refere à distância entre um quadril e o extremo da curva escoliótica do lado oposto.

Profundidade do assento

- A profundidade do assento é a medida dos segmentos corporais mais longos em vista lateral (pessoas muito grandes, pessoas com deformidade).
- A medida da profundidade total deve levar em conta a distância desde a fossa poplítea até a parte posterior da pelve ou até a parte mais saliente da curva cifótica (profundidade ou comprimento total).
- Adaptação para usuários com assimetrias nos membros inferiores. O comprimento do tecido do assento deve ser adaptado ao membro mais curto. A almofada ou o assento devem corresponder ao comprimento do membro mais longo e, então, serem reduzidos no lado oposto. Alguns tipos de assentos rígidos permitem garantir um bom suporte do lado longo.
- Aumentar ao máximo o comprimento do assento garante uma boa distribuição das pressões e o máximo suporte para os membros inferiores.
- Reduzir ao mínimo o comprimento do assento permite acomodar os usuários com retrações nos músculos posteriores do quadril, para os usuários que utilizam os membros inferiores para impulsionar-se, ou que necessitam passar da posição sentada para a posição parada.
- Se a profundidade do assento for muito curta, pode facilitar a abdução e a rotação externa do quadril, aumentando a pressão sobre as tuberosidades isquiáticas e sobre o sacro.
- Um assento muito profundo pode causar retroversão da pelve, posição de cifose e o deslizamento para frente sobre o assento.
- A profundidade do assento influi no comprimento do tecido da cadeira de rodas, o que pode reduzir sua facilidade de acesso.

Altura do assento

- A altura do assento é a distância da superfície de apoio (parte superior da almofada) até o chão. Essa medida compreende a espessura da almofada e é particularmente importante se o usuário impulsiona a cadeira de rodas com os membros inferiores. Some a espessura da almofada se ela se apoia sobre o tecido da cadeira de rodas. Se a almofada utiliza um sistema de suporte que reduz a espessura (*drop seat* ou outro), subtraia da espessura da almofada a medida dos ganchos de suporte.

- Especifique a altura anterior e a posterior do assento; se for necessário, bascule a cadeira de rodas para utilizar-se da força da gravidade para estabilizar o tronco e a cabeça.
- Tenha em consideração a distância entre o apoio para pés e o chão. Recomenda-se que não seja menor que 5 cm. Se o usuário, normalmente, utiliza a cadeira de rodas apoiando-se sobre as rodas posteriores, essa distância pode ser diminuída. Essa distância pode influir na altura do assento desde o piso.
- A distância do piso pode influenciar a modalidade das locomoções (laterais ou frontais).

Altura do encosto

- A altura do encosto depende da altura do usuário, do "perfil" de suas costas, da inclinação do assento e da necessidade de suporte das escápulas ou da liberdade de movimento da parte superior da coluna.
- Tenha o cuidado de tomar a medida da altura, partindo dos tubos do assento até onde se quer fazer chegar o suporte pela coluna. Se a pessoa utiliza uma almofada, meça a altura do encosto com a almofada na posição.
- Tenha cuidado ao escolher o ângulo do encosto: um tecido muito duro mantém a coluna do usuário em posição muito erguida; utilizar um respaldo com um ângulo de 8° permite reclinar a parte superior do tronco.
- Um encosto muito alto pode interferir na propulsão, no equilíbrio da posição, na mobilidade do cíngulo escapuloumeral e pode causar aumento da cifose.
- Se a altura do encosto é muito baixa, podem ocorrer problemas de balanço e aumento da cifose, do cansaço e da dor.

Distância entre os trocanteres

- Toma-se a medida à altura dos trocanteres, tomando a distância entre as duas proeminências ósseas sem levar em conta as partes moles (músculos, tecidos, gordura).
- É essencial para determinar a largura correta do assento e dos suportes anatômicos desenhados para sustentar os trocanteres e suspender ou afundar os ísquios.

Avaliação do usuário

Avaliação na posição sentada (sobre uma superfície rígida) e realização das medidas anatômicas

- Máxima abertura no nível do quadril.
- Da parte posterior da pelve até a fossa poplítea.

350 Órteses – um recurso terapêutico complementar

- Da fossa poplítea até o apoio para pés.
- Do plano do assento até o extremo inferior das escápulas.
- Do plano do assento até o extremo inferior do antebraço.
- Do plano do assento até o occipital.
- Largura do tronco.

Avaliação em colchonete/decúbito dorsal em superfície rígida

- Avaliação da mobilidade articular do quadril e dos membros inferiores com relação à posição sentada.

Mobilidade da pelve

Com a pelve em posição neutra e os joelhos flexionados, avaliar as possibilidades do quadril para:

- Flexão.
- Abdução/adução.
- Rotação.

Com a pelve em posição neutra, os quadris em posição "ideal" para a posição sentada, avaliar as possibilidades de:

- Extensão do joelho.
- Dorsiflexão.

Tronco

- Verificar hipercifose.
- Ombros: articulação escapular e limitações articulares.
- Checar medidas anatômicas.
  - De trocante a trocanter.
  - Profundidade do tórax.
- Avaliação do estado da pele.
  - Superfície da zona de apoio.
  - Zonas avermelhadas.
  - Escaras.

Avaliação na posição sentada (sobre uma superfície rígida)

- Postura.
- Equilíbrio.
- Pelve.
    - Excursão anteroposterior.
    - Alinhamento da EIAS no nível de obliquidade.
    - Rotação.

Com a pelve em posição neutra, avaliar se o tronco:

- Alcança a posição "ideal" no espaço.
- Necessita de suporte posterior para o controle antigravitacional.
- Mantém um posicionamento simétrico ou necessita de suportes laterais.

Avaliação do posicionamento da cabeça

- Orientação simétrica.
- Equilíbrio.
- Função.

ALMOFADAS ANTIDECÚBITO

Como determinar as qualidades de uma almofada antidecúbito?

1. A almofada tem memória?
2. Adapta-se às proeminências ósseas?
3. A almofada tem um modo para prevenir o afundamento completo?
4. Proporciona estabilidade pélvica que previna ou reduza as escaras de decúbito provocadas pela má posição da pelve?

A PELE E AS ESCARAS DE DECÚBITO

Prevenção

- Identificar os sujeitos de risco.
- Manter e melhorar a resistência dos tecidos.

352 Órteses – um recurso terapêutico complementar

- Proteger dos efeitos danosos da pressão.
- Educar e conscientizar.

Critérios-padrão para identificar as escaras de decúbito

Grau I

Eritema que não desaparece dentro de 30 minutos após a descarga. A epiderme fica intacta. É reversível retirando-se a pressão.

Grau II

Lesão parcial da pele: compromete a epiderme e, eventualmente, a derme, que, apesar disso, não é transpassada. Pode apresentar-se sob a forma de bolha com vermelhidão ou endurecimento; o fundo da ferida é úmido e rosado e a ferida é dolorosa; carece de tecido necrótico.

Grau III

Lesão completa que se estende por toda a derme até comprometer o tecido subcutâneo. Se não estiver coberta por uma casca/escara, apresenta-se com uma cratera aplanada. Pode compreender tecido necrótico, produzir exsudato ou estar infectada.

Grau IV

Destruição profunda dos tecidos que se estende através do tecido subcutâneo e da fáscia, podendo comprometer o músculo, a articulação e/ou o osso. Apresenta-se como uma cratera profunda. Pode compreender tecido necrótico, produzir exsudato ou estar infectada. O fundo da ferida normalmente não apresenta sensibilidade.

Fatores de risco intrínseco

- Déficit de mobilidade.
- Incontinência.
- Estado nutricional pobre.
- Sensibilidade ausente, reduzida ou alterada.
- Estado de consciência alterado.
- Desidratação.
- Pele hipotrófica.

- Idade avançada.
- Déficit de circulação.

Fatores de risco extrínseco

- Pressão.
- Maceração.
- Aumento da temperatura local, febre.
- Fricção.

Consideração do risco

Escolher um instrumento de avaliação válido e confiável, como:

- Escala Braden.
- Escala Gosnell.
- Escala Norton.

Escala Braden

Escala para a determinação do risco de formação de escaras de decúbito (Tabela 17.1).

Tabela 17.1 Escala Braden

Fatores de risco	1	2	3	4
Sensibilidade	Ausente	Muito limitada	Ligeiramente reduzida	Nenhuma limitação
Capacidade de perceber aquilo que causa incômodo	Não reage (não se queixa, não se retrai) ante os estímulos dolorosos, por um nível de consciência limitado ou por uma ação sedante ou não possui sensibilidade à dor sobre a maior parte do corpo	Sensível somente aos estímulos dolorosos. Chega a exteriorizar o incômodo com gemidos ou inquietação ou possui sensibilidade à dor limitada à metade da superfície do corpo	Responde aos estímulos verbais, mas não é sempre capaz de comunicar o mal-estar ou a necessidade de mudar de posição ou tem doenças que limitam a capacidade de perceber a dor ou mal-estar em uma ou duas extremidades	Responde aos estímulos verbais. Não apresenta déficit de sensibilidade que possa limitar a capacidade de perceber e comunicar a dor ou o mal-estar

(continua)

354 Órteses – um recurso terapêutico complementar

Tabela 17.1 Escala Braden (*continuação*)

Fatores de risco	1	2	3	4
Umidade Nível de umidade à qual a pele está exposta	Constantemente úmida A pele sempre está úmida por causa de um contato constante com suor, urina etc. Nota-se umidade toda vez que o paciente é virado ou movido	Frequentemente úmida Frequentemente, mas não sempre, a pele está molhada. Os lençóis têm de ser trocados toda vez que é virado	Ocasionalmente é úmida Ocasionalmente, a pele está molhada. Necessita de troca de lençóis mais de uma vez ao dia	Raramente úmida Geralmente, a pele está seca. Não são necessárias trocas adicionais de lençóis
Atividade Nível de atividade física	Na cama Não consegue deslocar-se da cama	Sempre sentado Tem capacidade muito escassa ou nula de deambular. Não é capaz de sustentar a si mesmo e/ou deve ser assistido na posição sentada	Caminha raramente Caminha raramente durante o dia, mas por trechos curtos, com ou sem ajuda. Passa a maior parte do tempo sentado ou na cama	Caminha frequentemente Sai do quarto caminhando ao menos duas vezes ao dia, e caminha no quarto durante o dia, ao menos uma vez a cada 2 horas
Nutrição	Muito pobre Nunca faz uma refeição completa. Raramente come mais que um terço de qualquer refeição oferecida. Come, no máximo, duas porções de proteínas animais. Não bebe o suficiente, não consome integradores de líquidos ou não se alimenta pela boca e/ou é alimentado por via parenteral por mais de 5 dias	Inadequada Raramente faz uma refeição completa e geralmente não come mais da metade da comida oferecida. O aporte de proteínas animais limita-se a não mais de três porções ao dia. Consome, ocasionalmente, suplementos dietéticos ou recebe uma dieta líquida ou por via nasogástrica não ótima	Adequada Come ao menos metade da maior parte das refeições. Consome quatro porções de proteínas animais ao dia. Recusa, ocasionalmente, a refeição, mas geralmente consome suplementos, se são receitados ou é alimentado de modo adequado por via nasogástrica ou parenteral	Excelente Come a maior parte das refeições que lhe são propostas. Não recusa nunca a comida. Em geral, consome quatro ou mais porções de proteínas animais ao dia. Ocasionalmente come fora das refeições. Não solicita integrações

(*continua*)

Tabela 17.1 Escala Braden (*continuação*)

Fatores de risco	1	2	3	4
Capacidade de reduzir ao mínimo as fricções	As fricções são um problema É totalmente ou semidependente em seus movimentos. É impossível mudar de posição sem friccionar-se sobre os lençóis. Muitas vezes, escorrega na cama ou na cadeira de rodas e não consegue se posicionar sozinho. A espasticidade, as retrações ou o estado de agitação provocam fricções contínuas	As fricções são um problema potencial Move-se debilmente ou necessita de uma pequena ajuda. Durante os movimentos, é provável que a pele se friccione sobre os lençóis, cadeiras e outras superfícies. Mantém uma posição relativamente boa a maior parte do tempo, mas escorrega ocasionalmente	As fricções não são um problema Move-se sozinho na cama ou sobre a cadeira. Tem força suficiente para levantar-se completamente durante os movimentos. Sempre mantém uma boa posição na cama e sobre a cadeira ou cadeira de rodas	

Pontuação final: 6-11 pontos – risco alto; 12-17 pontos – risco moderado; 18-20 pontos – risco baixo.

Cuidado com a pele

Os fatores de risco extrínsecos que a almofada do assento pode diminuir são:

- Pressão e fricção.
- Acúmulo de umidade.
- Acúmulo de calor.

Sistema postural e prevenção das escaras de decúbito

Estratégias para reduzir a pressão

- Maximizar a superfície de apoio.
- Minimizar as pressões de pico.

- Transportar a pressão e a fricção a áreas sem proeminências ósseas.
- Proteger as áreas de risco.
- Minimizar as assimetrias.

Educação do usuário

- Controle da pele.
- Atividade fora da cadeira de rodas.
- Manutenção do sistema postural.
- Deslocamento dos pontos de descarga.

Efeitos do incômodo

- Anomalias do tônus e do movimento.
- Redução da tolerância à posição sentada.
- Assimetrias posturais.
- Abandono do sistema postural.

Aproximação da equipe à escolha do produto para um usuário específico: o processo de avaliação

- Examinar a documentação.
- Entrevistar o usuário.
- Efetuar a avaliação clínica.
- Definir os objetivos do usuário.
- Identificar os parâmetros dos recursos.
- Identificar as soluções possíveis.
- Efetuar o teste.
- Receitar.
- Disponibilizar os recursos e o treinamento sobre seu uso.
- Verificar a resposta por meio de *follow-up*.
- Avaliar o resultado final.

Termos que identificam os componentes do sistema postural

Componentes para o controle da pelve e das coxas

- Suporte medial da coxa: também conhecido como cunha abdutora e separador. Mantém as pernas da pessoa sentada no grau de abdução desejado ou impede a adução das pernas.

A escolha da cadeira de rodas e o sistema postural – aspectos gerais da avaliação   357

- Suporte lateral da coxa: também conhecido como cunha adutora e empuxo lateral ao joelho. Impede uma abdução excessiva ou não desejada ou possibilita uma das forças para controlar a rotação externa da perna.
- Suporte lateral da pelve: também conhecido como guia de quadril, suporte pélvico e almofada lateral. Mantém a pelve em posição centrada no assento e proporciona uma força para controlar a obliquidade pélvica, assim como um suporte lateral do tronco. Em alguns sistemas, os suportes para os apoios de braços podem funcionar como apoios laterais da pelve.
- Suporte anterior da pelve:
  - Estabilizador pélvico: oferece um ponto de controle diante da sínfise púbica para manter a pelve direita; pode ser concebido como abdutor.
  - Barra de posicionamento pélvico/almofadas de impulso para a EIAS: também conhecida como barra pélvica anterior. Disponibiliza uma força para controlar a pelve aplicada a uma ou ambas as EIAS para manter a pelve direita, ou impedir a rotação ou a obliquidade pélvica. Coloca-se por baixo da EIAS.
  - Cinto pélvico: atravessa as articulações do quadril na altura da dobra inguinal, passando por baixo da EIAS. Controla o impulso extensor da hipertonia nas pernas e, em menor grau, controla a posição da pelve. Vale ressaltar que um cinto pélvico pode ser posicionado a 45° ou 90° em relação ao assento. Um cinto pélvico pode estar associado a um cinto de segurança.
  - Cinto de segurança: impede a saída acidental do sistema postural; não serve para controlar a pelve.

Componentes para o controle do tronco
- Suportes laterais do tórax: também conhecidos como almofadas para escoliose e almofadas laterais do tronco. Disponibiliza apoio lateral à coluna torácica; se são moldados, também podem oferecer apoio anterior e/ou posterior.
- Suporte lombar posterior: também conhecido como apoio lombar e almofada de impulso lombar. Proporciona apoio posterior para a curva lombar.
- Suporte sacro: proporciona apoio posterior para a pelve.
- Suporte anterior do tronco:
  - Cinto peitoral: proporciona o controle anterior da parte superior do tronco e o controle da postura em cifose.
  - Suporte anterior do tronco montado sobre mesinha rígida: proporciona o controle anterior do tronco quando a mesinha está posta.

Componentes para o controle dos ombros
- Suporte posterior dos ombros: estimula a abdução da escápula e, consequentemente, a posição média dos membros superiores para melhorar sua função.

- Suporte anterior dos ombros: retrai o ombro (movimento correspondente à adução da escápula); proporciona o controle da parte superior do tronco e da postura em cifose.
- Suporte superior dos ombros: rebaixa os ombros, se eles se elevarem.

Componentes para o controle da cabeça e do pescoço

- Suporte posterior do pescoço: também conhecido como colar cervical e apoio para o pescoço. Proporciona sustentação à coluna cervical; coloca-se sob o occipital.
- Suporte posterior da cabeça: também conhecido como apoio de cabeça. Provê sustentação posterior à cabeça. Pode ser usado, também, para prevenir lesões por golpe tipo chicote, ou para controlar a cabeça durante o transporte em veículos.
- Suporte lateral da cabeça: impede a rotação ou a flexão lateral do pescoço.
- Suporte anterior da cabeça: também conhecido como banda anterior, halo e cinto frontal. Impede que a cabeça caia para a frente.
- Suporte em circunferência da cabeça e do pescoço: também conhecido como colar cervical. Proporciona sustentação para a cabeça e o pescoço por meio de um colar cervical acolchoado.

Componentes para o controle dos membros superiores

- Suporte do braço: também conhecido como apoio de braços. Superfície de sustentação para o antebraço.
- Mesinha: também conhecida como bandeja. Proporciona sustentação aos membros superiores e pode servir de apoio para posicionar o tronco. Pode estar em posição horizontal ou inclinada.

Componentes para o controle dos membros inferiores

- Suporte posterior da perna: também conhecido como apoio de pernas. Proporciona sustentação para a perna e limita a flexão do joelho.
- Suporte do pé: também conhecido como apoio para os pés. Proporciona sustentação para a planta do pé.
- Plataforma para os pés: um só suporte sustenta ambos os pés.
- Canaleta para os pés: proporciona sustentação medial, lateral e inferior para os pés.
- Apoio para os pés: suportes individuais, um para cada pé.

Componentes para posicionar o pé

- Suporte posterior do calcanhar: também conhecido como correia para o calcanhar. Apoio plano ou curvo atrás do calcanhar.

- Cinto para tornozelo: mantém o pé em contato com o apoio posterior do calcanhar por meio de uma correia que atravessa o tornozelo, inclinado a 45°.
- Cinto para dedos: também conhecido como correia para o antepé. Provoca uma tração sobre as cabeças dos metatarsos para controlar a flexão dorsal ou os movimentos do antepé.

- Suporte anterior do joelho: bloqueia os joelhos para facilitar a estabilização da pelve. Pode ser usado para impedir que a pessoa deslize para frente e, quando moldado, limita a abdução e a adução da perna.

- Suporte anterior da perna: proporciona sustentação anterior à perna para facilitar a estabilização da pelve ou impedir uma extensão excessiva da perna.

Termos relativos ao assento e ao encosto

- Encosto rígido/enchimento rígido para o encosto: foi concebido para ser posicionado entre os montantes do respaldo ou diante deles, para proporcionar sustentação para as costas e reduzir a profundidade do assento.

- Assento rígido/enchimento rígido para o assento: foi concebido para ser posicionado entre os tubos do assento ou sobre eles, para proporcionar uma superfície de apoio rígida e permitir a reclinação e/ou a variação na altura do assento.

- Assento/encosto plano: sistema postural com superfícies planas, geralmente revestidas e acolchoadas com espuma. Esses sistemas são muito ajustáveis e dotados de numerosos componentes que podem ser combinados para satisfazer muitas exigências. Diversas empresas fazem componentes pré-fabricados; os componentes sob medida podem ser feitos com espumas de diferentes densidades.

- Assento/encosto moldado: sistema postural com forma moldada para se adaptar às partes do corpo, de modo a proporcionar melhor distribuição de carga ou controle da postura. No mercado, são oferecidos pré-fabricados com moldagem leve. Os sistemas de postura com moldagem personalizada podem ser realizados, tomando-se o molde da pessoa na posição desejada e usando-o para construir o sistema de postura.

FICHA CLÍNICO-TÉCNICA UTILIZADA PARA PRESCRIÇÃO DE CADEIRA DE RODAS E SISTEMAS DE POSICIONAMENTO

Essa ficha é um instrumento que especifica todos os detalhes que se deve conhecer no momento de prescrever uma cadeira de rodas para pacientes com doenças específicas (Tabela 17.2).

360 Órteses – um recurso terapêutico complementar

Tabela 17.2 Modelo de ficha

FICHA CLÍNICO-TÉCNICA PARA PRESCRIÇÃO DE CADEIRAS DE RODAS E SISTEMAS DE POSICIONAMENTO				
Centro médico:				Data: / /20

A   DADOS DO PACIENTE/USUÁRIO

Nome:	Sexo: M ☐ F ☐	Idade:	Nº expediente:
Endereço: Telefones:			*Follow-up:* / /20

B   CARACTERÍSTICAS DE USO/AMBIENTE

Lugar de utilização:	☐ Casa	☐ Escola	☐ Empresa	☐ Centro de terapia	☐ Comunidade
Acessibilidade:	☐ Andar térreo	☐ Terraços	☐ Elevadores	☐ Rampas adaptadas	☐ Porta de banheiro
Ambiente:	☐ Urbano	☐ Rural	☐ Pendentes	☐ Rampas	
Tempo de uso diário:	☐ 1-3 horas	☐ 3-5 horas	☐ 5-8 horas	☐ 8-12 horas	☐ Mais de 12 horas
Distância percorrida:	☐ 5 km	☐ 10-15 km	☐ 15 -25 km	☐ 25 km ou mais	
Amperagem (cadeira motorizada):	☐ 40 A	☐ 50 A	☐ 60 A		

C   AVALIAÇÃO CLÍNICA

Diagnóstico:		Tempo de evolução:	
Potencial motor e funcional:	☐ SIM ☐ NÃO Qual?		
Presença de deformidades:	☐ SIM ☐ NÃO Qual?		
Presença de úlceras:	☐ SIM ☐ NÃO	Grau:	Localização:
☐ Cadeira de rodas	☐ Carro ☐ Cadeira motorizada	☐ Uso interno	☐ Uso externo

D   MEDIDAS ANATÔMICAS

Peso:	kg		
Bitrocantérica	M		
Bitrocantérica + excessos	A		
Medida sacro-fossa poplítea direita	Bd		

(continua)

A escolha da cadeira de rodas e o sistema postural – aspectos gerais da avaliação

Tabela 17.2 Modelo de ficha (*continuação*)

Medida sacro-fossa poplítea esquerda	**Be**
Medida sacro-C7	**F**
Medida fossa poplítea-calcâneo direito	**Cd**
Medida fossa poplítea-calcâneo esquerdo	**Ce**
Largura do tronco	**J**
Medida sacro-escápula	**E**
Altura dos apoios de braços	**L**

E TIPO DE REGULAÇÃO

Chassis (quadro)				
☐ A 70°	☐ Curto/escritório	☐ Alumínio anodizado	☐ 8" x 1" – x 1,4" – x 2" / 9 x 3"	
☐ Dobrável	☐ A 80°/85°	☐ Anatômico	☐ Revestidos de borracha	☐ 4" – 5" – 6" x 1" – x 1,5"
☐ Rígido	☐ A 90°/95°	☐ Hemi dir/esq	☐ Rodas de 8/12 parafusos	☐ Com suspensão
☐ Redutível	☐ Articulado eletrônico	☐ Tubular	☐ Parafusos verticais/ oblíquos	**Tipos das rodas posteriores**
☐ Verticalizável	☐ Contenção patelar	☐ Fixo	☐ Monolateral hemi esq/dir	☐ Raios direitos
☐ Liga de alumínio 6061 T	**Apoios de pés**	☐ Altura regulável	☐ Natural *fit* ergonômico	☐ Feixes cruzados
☐ Liga de alumínio 7000	☐ Plataforma única	☐ Desmontável	**Freios**	☐ Tipo estrela (MAG)
☐ Com suspensão	☐ Altura ajustável	☐ Dobrável	☐ Freios curtos/longos	☐ Pneumáticas
☐ Titânio/carbono	☐ Regulação tibiotarsiana	☐ Mesa opaca	☐ Com extensão	☐ Semipneumáticas
☐ Aço pintado/ cromado	☐ Contenção de pés	☐ Mesa transparente	☐ Tipo de pedal/ bicicleta	☐ Recheadas
Apoios de pernas	☐ Contenção de panturrilhas	☐ Controle de Joystick esquerdo	☐ Garfo	☐ 26" 25" 24" 22" 20"
☐ Elevável	☐ Giratório removível interno/externo	☐ Controle de Joystick direito	**Tipos das rodas Anteriores**	☐ 10" 12" 14" 16" 18"
☐ Articulado	**Apoios de braços**	☐ Tipo de Joystick	☐ Recheadas	☐ Extração rápida/ quadriplegia
☐ A 60°	☐ Longo/escritório	**Anéis de propulsão**	☐ Semipneumáticas	☐ Protetor de raios

(*continua*)

362 Órteses – um recurso terapêutico complementar

Tabela 17.2 Modelo de ficha (*continuação*)

F SISTEMA POSTURAL

Assento			Apoio de cabeça	
☐ Tecido antichama	☐ Ar	☐ Reclinação manual		☐ ABD de colo
☐ Plástico acolchoado	☐ Poliuretano	☐ Acolchoamento com espuma para corcunda	☐ Planar	☐ Sop. obliquidade dir/esq
☐ Tensão regulável	☐ Cobertura impermeável	☐ Desmontável	☐ Anatômico	☐ Protetor lateral para roupa
☐ Painel rígido extraível/fixo	☐ Cobertura respirável		☐ Em órbita	**Cintos**
☐ Ergonômico	☐ Desmontável	**Suportes laterais de tronco**	☐ Occipital de 2 pontos	☐ Posicionamento pélvico
Amortecimento	**Encosto**	☐ Altura e profundidade ajustáveis	☐ Occipital de 3 pontos	☐ Segurança pélvica
☐ Anatômico	☐ Anatômico	☐ Ergonômicos dobráveis x 1	☐ Faixa frontal	☐ Colete
☐ Sob medida	☐ Sob medida	☐ Planos dobráveis x 1	☐ Tecido removível	☐ Peitoral
☐ Espuma	☐ Tecido	☐ Fixos x 1 – x 2	**Suportes laterais para pelve**	
☐ Gel	☐ Tensão regulável	☐ Termomoldáveis/ sob medida	☐ Largura e profundidade ajustáveis	
	☐ Fixo reclinável	☐ Simétricos ☐ Assimétricos	☐ ADD de colo	

G SISTEMA DE INCLINAÇÃO

☐ Inclinação manual de 45°	☐ Inclinação espacial de 55°	☐ Fixo 6° – 9° – 12° – 15°	☐ Eletrônico

H ACESSÓRIOS

☐ Guidão único	☐ Sistema anticapotamento	☐ Kit de ferramentas	☐ Kit de crescimento

Observações:

Médico	Fisioterapeuta/ terapeuta ocupacional	Agente
Nome/Nº CRM:	Nome/Nº FVCFI:	Nome:
Empresa:	Empresa:	Empresa:

J DADOS DO SOLICITANTE (RESPONSÁVEL PELO PACIENTE)

Nome:	Telefone:

E-mail:

Endereço residencial:

Possui convênio médico? ☐ SIM ☐ NÃO   Empresa seguradora:

Situação de emprego:

☐ Trabalhador dependente   ☐ Trabalhador independente   ☐ Aposentado/pensionista   ☐ Desempregado

☐ Outro (especifique): _____

(*continua*)

A escolha da cadeira de rodas e o sistema postural – aspectos gerais da avaliação   363

Tabela 17.2   Modelo de ficha (*continuação*)

Empresa onde trabalha:	Cargo:
Endereço da empresa:	Tempo na empresa:

Por que meio adquirirá a cadeira de rodas?

☐ Recursos próprios

☐ Doação   Quem fará a doação? _____

☐ Outro (especifique): _____

Lesão medular
☐ Nível motor   ☐ Nível sensorial

Marque com um ✕ a altura do nível ósseo da lesão medular e indique a localização específica da lesão

☐

Vértebras cervicais (7) _____ C1-C7

☐

Vértebras torácicas (12) _____ T1-T12

☐

Vértebras lombares (5) _____ L1-L5

☐

Sacro (5 fundidas) _____

☐

Cóccix (4 fundidas) _____

☐

☐

Observações:

Marque com um ✕ o diagnóstico que o paciente apresenta

Lesão medular: tem alteração motora e distúrbios sensoriais
☐ Quadriplegia: as quatro extremidades estão afetadas
☐ Paraplegia: afeta os membros inferiores
☐ Classificação ASIA A completa: ausência de função motora e sensorial
☐ Classificação ASIA B incompleta: função motora voluntária ausente, sensibilidade preservada
☐ Classificação ASIA C: preservação motora mínima no funcional
☐ Classificação ASIA D-E: não requer cadeira de rodas

Paralisia cerebral infantil (PCI): transtorno do desenvolvimento psicomotor não progressivo
Classificação conforme os níveis funcionais, motora grossa:
☐ **Nível 5:** totalmente dependente, com mobilidade gravemente limitada, sem controle postural
☐ **Nível 4:** controle postural, mobilidade limitada
☐ **Nível 3:** realiza marcha com ajudas técnicas
☐ **Níveis 1 e 2:** não requer cadeira de rodas

PCI:
☐ Quadriplegia espástica: as quatro extremidades estão afetadas
☐ Diplegia espástica: afeta os membros inferiores mais que os superiores
☐ Hemiplegia: afeta um dos hemicorpos (direito ou esquerdo)
☐ Movimentos atetoides

AVC: acidente vascular cerebral/síndrome de Stokes
☐ **Hemiplegia:** afeta um dos hemicorpos
   ( ) Direito   ( ) Esquerdo

☐ **Distrofia muscular de Duchenne:** miopatia hereditária de curso rapidamente progressivo. Afeta os músculos da cintura escapular e pélvica

☐ **Esclerose múltipla:** doença neurodegenerativa que afeta a mielina e a substância branca do cérebro e da medula espinhal

☐ **Espinha bífida**

☐ **Outra patologia:** _____

FOTOS COMPARATIVAS DE ANTES E DEPOIS DA PRESCRIÇÃO DE CADEIRAS DE RODAS

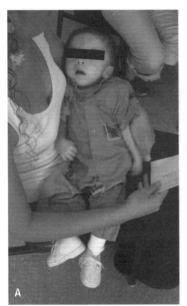 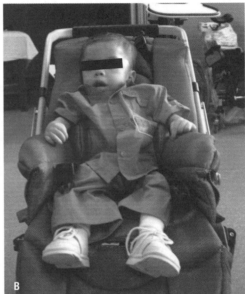

Figura 17.1 Posicionamento adequado diminuindo riscos de complicações osteoarticulares.

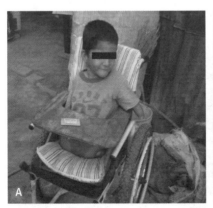 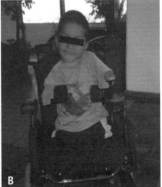

Figura 17.2 Cadeira elétrica com suporte torácico para malformado congênito.

A escolha da cadeira de rodas e o sistema postural – aspectos gerais da avaliação 365

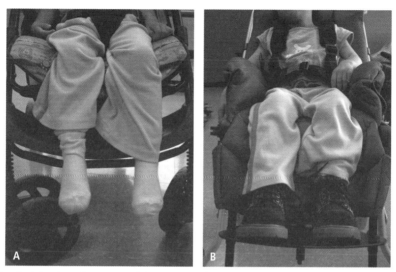

Figura 17.3 Cadeira de rodas com posicionamento adequado dos membros inferiores.

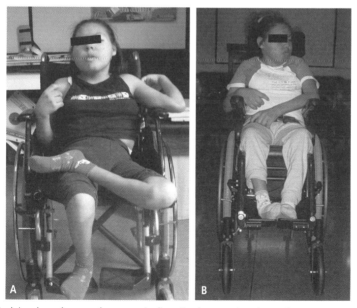

Figura 17.4 Cadeira de rodas com largura e inclinação do assento adequados.

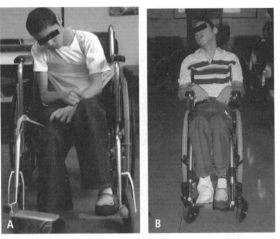

Figura 17.5 Cadeira de rodas com apoio para cabeça e largura adequada do assento.

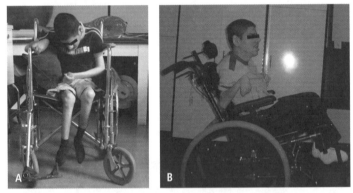

Figura 17.6 Cadeira de rodas com suporte dos pés, assento inclinado e apoio de cabeça.

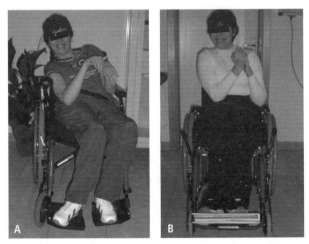

Figura 17.7 Cadeira de rodas proporcionando estabilidade, controle e proteção à usuária.

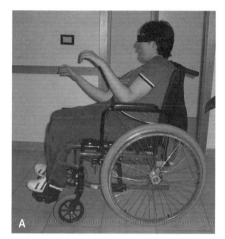 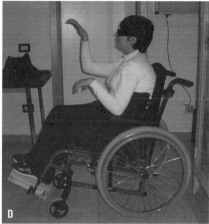

Figura 17.8 Cadeira de rodas proporcionando estabilidade, controle e proteção à usuária.

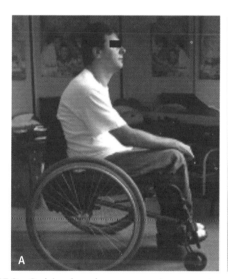 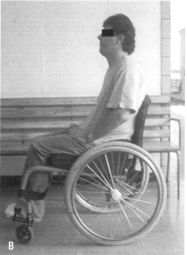

Figura 17.9 Cadeira de rodas com assento e encosto adequados proporcionando melhora postural.

REFERÊNCIAS BIBLIOGRÁFICAS

1. Rehabilitation R&D progress reports 1989. J Rehabil Res Dev 1990;26 Suppl:1-509.
2. Rehabilitation R&D progress reports 1990. J Rehabil Res Dev 1991;28(1):1-535.
3. Rehabilitation R&D progress reports 1991. J Rehabil Res Dev 1992;29:1-508.
4. Jaffee KM (ed.). Childhood powered mobility: developmental, technical, and clinical perspectives. Proceedings of the RESNA 1st NW Regional Conference, Seattle. Washington: Resna Press; 1987.
5. Brubaker CE (ed.). Wheelchair IV: report of a conference on the state-of,-the-art of powered wheelchair mobility, Charlottesville. Washington: Resna Press; 1989.
6. Choosing a wheelchair system. J Rehabil Res Dev Clin Suppl 1990:(2);1-116.

7. Brubaker CE. Wheelchair mobility 1990: improved wheelchair and seating design: summary of activities. Rehabilitation Engineering Center, University of Virginia, Charlottesville, 1991.
8. Bougie T, Davies A (eds.). Wheelchairs: research, evaluation and information. Milano: Edizioni Pro Juventute; 1988.
9. Roebroeck M, Rozendal, R, Woude, Lvd. Methodology of consumer evaluation of hand propelled wheelchairs. COMAC/BME. Milano: Edizioni pro Juventute, 1989.
10. Roberto R, Andrich R. Wheelchairs testing in Europe: recent advancements and trend: proceedings of the workshops held in Milano, 1990. COMAC/BME. Milano: Edizioni pro Juventute, 1990.
11. Johnson I, Pedotti A. European Report on Wheelchairs Testing: testing reports of 111 wheelchairs tested in Europe in 1990-91. Milano: Edizione Pro Juventute, 1992.
12. Woude LHV. Commission of the European Communities. Ergonomics of manual wheelchair propulsion: state of the art. Milano: Edizione Pro Juventute, 1993.
13. Adkins HV (ed.). Spinal cord injury: clinics in physical therapy (vol. 6). New York: Churchill Livingstone, 1985.
14. Andrich R. Ausili per l'autonomia. Milano: Edizione Pro Juventute, 1988.
15. Bergen AF, Presperin J, Tallman T. Positioning for function: wheelchairs and other assistive technologies. NY: Valhalla Rehabilitation Publications, 1990.
16. Brubaker CE. Wheelchair prescription: an analysis of factors that affect mobility and performance. J Rehabil Res Dev 1986;23(4):19-26.
17. Ford JR, Duckworth B. Physical management for the quadriplegic patient. Philadelphia: FA Davis, 1987.
18. Harms M. Effect of wheelchair design on posture and comfort of users. Physiotherapy 1990;76(5):266-71.
19. Henderson VB. Seating in review. OttoBock Canada, 1991.
20. Hobson DA. Seating and mobility for the severly disabled. Rehabilitation engineering. Boston: CRC Press, 1990.
21. Hobson DA. Comparative effects of posture on pressure and shear at the body-seat interface. J Rehabil Res Dev 1992;29(4)21-31.
22. Jay P. Cp[ing with disability. London: Disabled Living Foundation, 1984.
23. Jay P. Choosing the best wheelchair cushion for your needs, your chair and your lifestyle. London: The Royal Association for Disability and Rehabilitation, 1984.
24. Mulcahy CM, Pountney TE, Nelham RL, Green EM, Billington GD. Adaptive seating for the motor handicapped: problems, a solution, assessment and prescription. Physiotherapy 1989;74(10);531-6.
25. Nixon V. Spinal cord injury. London: Heinemann, 1985.
26. Shepard RJ. Benefits of sport and physical activity for the disabled. Scand J Rehabil Med 1991;23:233-41.
27. Trefler E (ed.). Seating for children with cerebral palsy: a resource manual. University of Tennessee Center for the Health Sciences, 1984.
28. Trefler E (ed.). Selected readings on powered mobility for children and adults with severe physical disabilities. Washington: Resna Press, 1986.
29. Veeger HEJ. Biochemical aspects of manual wheelchair propulsion. Tese (Doutorado). Amsterdam, 1992.
30. Van der Woude LHV. Manual wheelchair propulsion. Amsterdam: Free University Press, 1989.

Índice remissivo

A

Advanced reciprocating gait orthosis – Consulte ARGO®
AFO
  AFO articulada 14, 59, 60, 65, 115, 160, 161, 183
  AFO articulada com tirantes 65
  AFO bivalvada 66
  AFO com estimulação elétrica 52, 67
  AFO de reação ao solo 20, 50, 61-64
    articulada 63, 117, 139
  AFO dinâmica 21, 25, 55-58
  AFO fixa 140
  AFO metálica 65
  AFO para estabilização de fratura 66
  AFO para metatarso aduzido 64
  AFO para redução de tônus 61
  AFO rígida 12, 39, 60, 61, 160, 161
  AFO semirrígida 57-59
  AFO seriada 65
  AFO sólida 115
  AFO sólida de reação ao solo 116
  AFO termoplástica articulada 59
  AFO termoplástica dinâmica 56
  AFO termoplástica rígida 60
  AFO termoplástica semirrígida 58
  AFO tipo *leaf spring* 119
  classificação quanto à função 52
  férula de Harris 55
  mola de codivila 55
  órtese de Sarmiento 66
  órtese submaleolar 52
  órtese supramalelolar 54
  UCBL 54
A-Frame® 133

Almofadas antidecúbito 351
Alterações biomecânicas nos distúrbios de movimento 159
Alterações musculoesqueléticas 158
  disfunção 158
  perda da amplitude de movimento 159
Análise baropodométrica 216
  palmilhas instrumentadas 227, 228
Análise do movimento humano 212, 213 – Consulte
  também Cinemática
Andador 3, 87, 94, 95, 195, 326, 329, 330
Ângulo de Cobb 22, 251
Ângulo de Shapiro 312
Ankle-foot orthosis – Consulte AFO
Ankle orthosis – Consulte AO
AO 287
  lesões ortopédicas 287
  mobilização precoce 289
  órteses para imobilização 289
Apoio isquiático 71-73, 272
Apoio mentoniano 233, 234
Arcos plantares 169, 170, 172, 190, 193
  arco longitudinal lateral 169
  arco longitudinal medial 169, 173-177, 185, 195
  arco transverso anterior 169, 174, 177, 179, 186, 187,
    190
ARGO® 84, 85, 90, 93, 94
Articulação subtalar 49
Articulação tibiotársica 49
Articulações de joelho 41
  livres 42
  trava eletrônica 45
  trava em anel 43
  trava em gatilho 45

trava suíça 44
Articulações de quadril 10, 21, 46, 84, 93
Articulações de tornozelo 37
    com amplitude de movimento limitada 40
    com movimento assistido 40
    livres 39
    rígidas 38
Articulações livres 42, 46, 59, 60
Articulações monocêntricas 37, 42
Artrite reumatoide 39, 43, 300, 301, 304
    estágios 320
    órteses 316
        dinâmicas 317
        para repouso 318
Artropatia de Charcot – *Consulte* Pé de Charcot
Árvore de Andry 6
Ashworth – *Consulte* Escala de Ashworth modificada
Atadura de gesso 225
Atitude cifótica 244
Atlanta *brace* 271

B

Bandagens elásticas 151, 152
Baropodometria eletrônica 216
    aplicações 216
    centro de massas 217
    centro de pressões – *Consulte* CoP
    estabilometria 218
    força de reação do solo 216
    força vertical 216
    mapa de pressões 216, 218
    pressão 216
    pressões máximas 218
    sensor 216
    targetting 216
Baropodômetro 169, 171, 173, 174 – *Consulte também* Baropodometria eletrônica
Bebax – *Consulte* Órtese Bebax
Bengalas 3, 44, 87, 88, 93, 96, 98, 195, 326-328
    ajustáveis 327
    canadenses 3, 44, 87, 93, 96, 98, 327, 328
    convencionais 327
    geriátricas 327
Bloqueio químico neuromuscular 146
    bandagens elásticas 151, 152
    fenol 147, 150
    toxina botulínica 147
    uso de órteses 148
        órteses articuladas 152
Body jacket 240
Boston – *Consulte* Colete de Boston
Brace 2, 6, 25, 278 – *Consulte também* KO
Brace dinâmico 262

C

Cabeça do primeiro metatarso 169
Cabeça do quinto metatarso 169, 170, 176
Cadeira de rodas 4, 69, 99, 331-333, 337
    acessibilidade 342
    altura do encosto 332
    altura do pedal 332
    assento 347
    avaliação 359
    cinto pélvico 347
    componentes 356
    comunicação com o usuário 343
    custos 343
    dados clínicos 341
    encosto 349
    escaras de decúbito 340, 341, 351-353, 355
    exigências do usuário 337
    funcionalidade 339, 342
    largura 332
    objetivos 340
    posicionamento adequado 359
    posicionamento pélvico 347
    profundidade do assento 332
Calcâneo 169-171, 174-176, 183, 184, 196, 197
Câmeras de alta velocidade 222
    análise biomecânica 222
    aplicações 222
    cinemática 223
    estudo da corrida 223
    estudo da marcha 223
    estudo do gesto esportivo 224
    função 222
    sincronização de planos 223, 224
    velocidade de obturação 222
    velocidade por *frame* 222
Canal de Gyon 315
Captura de movimento 213
    acelerômetro 213
    eletrogoniômetro 213
    giroscópio 213
    sistemas eletromagnéticos 213
CASH – *Consulte* Órtese CASH
C-Brace® 80
Centro de massas 217
Centro de pressões – *Consulte* CoP
Cervical orthosis – *Consulte* CO
Charcot-Marie-Tooth – *Consulte* Doença de Charcot--Marie-Tooth
Charleston – *Consulte* Colete de Charleston
Ciclo da marcha 213
    cadência 213
    comprimento da passada 213
    fases 214
    movimentos 214
        joelho 215
        pelve 215
        quadril 215
        tornozelo 214
    velocidade 213
CIF – *Consulte* Classificação internacional da funcionalidade, incapacidade e saúde
Cifose 5, 242, 243, 248, 264

Cifose dorsal acentuada 242
Cinemática 212, 213
    câmeras 213
    captura de movimento 213
    marcadores corpóreos 213
    precisão 213
    tecnologia 212
Cinto de posicionamento pélvico 20, 47, 69, 81-83, 85, 90, 96, 97, 271, 274-276, 332, 347
Cirurgia do pé diabético 202, 203, 206, 209
Clamshell – *Consulte* Órtese *clamshell*
Classificação da curvatura da coluna King 258
Classificação dos pés 173
    metatarso aduzido 181
    pé aduzido 181
    pé cavo 177
    pé plano 174
    pé plano transverso 179
    pé talo vertical 182
    pé torto congênito 182
Classificação internacional da funcionalidade, incapacidade e saúde 107
CO 232, 237
    com apoio mentoniano 233
    com apoio occipito-mentoniano-torácico 234
    halo craniano 236
    sem apoio mentoniano 233
Cobb – *Consulte* Método de Cobb
Cock-up 109, 125, 126
Colar Philadelphia 235, 236
Colar tipo Miami 237, 256
Colete de Boston 254, 256, 261
Colete de Charleston 18, 252, 257, 258, 260, 261
Colete de Jewett 15, 238, 239
Colete de Milwaukee 35, 243-245, 252-257
Colete de Providence 257, 261, 262
Colete tipo Putty 241
Compressor dinâmico 265, 266
    torácico costal 266
    torácico esternal 265
Contratura articular 20, 331
Contratura de Dupuytren 300
Controle do *balance* 161
Controle postural 157, 331-333
CoP 217
    evolução 218
    variações 220
Cotovelo de tenista 298
Couro 8
Crouching gait 63
CROW – *Consulte* Órtese CROW
Cruciform anterior spinal hyperextension – *Consulte* Órtese CASH

D

Dedo em botoeira 302
Deformidades do polegar 314
Deformidades do punho 309

Dennis-Brown – *Consulte* Órtese de Dennis-Brown
Derrotador em espiral 274
Discrepância no comprimento dos membros inferiores 188
Dispositivos auxiliares de locomoção 3, 331
    cadeira de rodas 331
Dispositivos auxiliares de marcha 3, 325, 326
    andadores 329
    bengalas 327
    muletas 328
    Pacer® 330
Distonia 157
Distúrbios de movimento 155
    alterações biomecânicas 159
    alterações musculoesqueléticas 158
    atividades funcionais 157
    controle postural 157
    encefalopatia crônica não progressiva 155
    mobilidade intrínseca do pé 160
    orientações escolares 166
    orientações familiares 166
    órteses 159
    tônus muscular 155
Doença de Charcot-Marie-Tooth 56, 179
Doença de Freiberg 187
Doenças isquêmicas 190
Doenças neuropáticas 189
Dupuytren – *Consulte* Contratura de Dupuytren
Dyna Ankle® 290, 291

E

E-Knee® 45, 79, 80
Elbow-wrist-hand orthosis – *Consulte* EWHO
E-Mag Active® 45, 46, 77, 78, 80
Encefalopatia crônica não progressiva 155
Epicondilite 298
Equino varo 58, 60, 68, 182, 333
Equipamentos de compressão 164
Equipe multiprofissional 1, 8
Escala de Ashworth modificada 149, 150, 154
Escala de House 122
Escala de mobilidade funcional – *Consulte* FMS
Escâner 3D
    escaneamento em 3D 225
        palmilhas ortopédicas 225
        sistema CAD-CAM 225
        técnica podoactiva 226
        tecnologia de fresagem por controle numérico 225
        windlass 226
Escâner plantar 2D 225
Escaras de decúbito 340, 341, 351-353, 355
    fatores de risco 352
    identificação 352
    prevenção 351, 355
Escoliose 5, 6, 22, 245-249, 251, 252, 256, 258, 260-262, 264, 331
    alterações posturais 248
    angulação 251

comprimento dos membros 248
direção da curva 250
etiologia 247
maturidade esquelética 249
nível da curvatura 250
rotação vertebral 251
tratamento ortésico 252
Escolioses neuromusculares 262, 263
Espasticidade 51, 58, 60, 73, 80, 146, 157, 331
Esporão de calcâneo 184
Espuma 8, 12, 13, 26, 28, 30, 51, 193, 195, 233, 234, 235
Espumas fenólicas 225
Estabilidade 159
Estabilometria 172, 218, 220
Estratégia de tornozelo 161
Estudo da corrida 223
Estudo da marcha 223
Estudo do gesto esportivo 224
EWHO 20
Exoesqueleto 86, 96, 99

F

Fabricação de órteses plantares – *Consulte* Escâner 3D
Fascite plantar 184
Fenol 147, 150
Feridas complexas 201
Férula de Harris 55
Fibras de carbono 8, 12, 14, 28, 29, 38, 39, 49, 57, 61, 63, 70, 78, 280, 281
FMS (escala de mobilidade funcional) 107, 115, 116, 132, 144
Fralda Frejka 269, 270
Free Walk® 73, 74
Freiberg – *Consulte* Doença de Freiberg
Frejka – *Consulte* Fralda Frejka
Full Stride® 74-76, 80
Functional mobility scale – *Consulte* FMS

G

Gaiola suíça 285
Geno recurvado 285
Geno valgo 42, 81
Geno varo 42, 287, 288
GMFCS (sistema de classificação da função motora grossa) 105-107, 115, 116, 120
Graus de Risser 6, 22, 243, 249-252, 254, 261, 262
Gross motor function classification system – *Consulte* GMFCS
GX-Knee® 76, 77
Gyon – *Consulte* Canal de Gyon

H

Halo craniano 233, 236, 237
3D Hip Joint® 275
Hip-knee-ankle-foot orthosis – *Consulte* HKAFO
HKAFO 20, 49, 81-85, 90
com componente torácico 84, 85
composta por articulação de quadril com trava 83

composta por articulação de quadril sem trava 82
Honda – *Consulte* Órtese de auxílio para marcha – Honda
Honda's walking-assist devices – *Consulte* Órtese de auxílio para marcha – Honda
House – *Consulte* Escala de House

I

Input sensorial 164
IRGO® 85, 96, 97
Isocentric reciprocating gait orthosis – Consulte IRGO®

J

Jewett – *Consulte* Colete de Jewett
Joelheira
articulada 15, 279, 283, 284, 285
com orifício patelar 283
elástica 283
em neoprene 283
funcional 281
não articulada 279, 285
para geno recurvado 285
para geno varo/valgo 287
seriada 284

K

KAFO 12, 17, 20, 34, 35, 38-40, 46, 49, 69-73, 76, 83, 90, 92, 93, 95, 281, 287
órtese mecânica convencional sem cinto pélvico 69
Kinesio taping 163, 164
King – *Consulte* Classificação da curvatura da coluna
King 258
Knee-ankle-foot orthosis – *Consulte* KAFO
Knee orthosis – *Consulte* KO
Knight – *Consulte* Órtese tipo Knight
KO 2, 6, 25, 278
órteses corretivas 281
órteses funcionais 281
órteses para imobilização 278
órteses para reabilitação 279
órteses profiláticas 279

L

Leaf spring 119, 144
Lesão do nervo ulnar 301
Load Response® 76
Louisiana State University (órtese) – *Consulte* LSU®
LSO 129, 130
LSU® 84, 85, 90, 95
Lumbar-sacral orthosis – *Consulte* LSO
Lyonnaise – *Consulte* Órtese Lyonnaise

M

MACS (sistema de classificação das habilidades manuais) 107, 122, 144
Mal perfurante plantar 203
Manual ability classification system – *Consulte* MACS
Mão

arco longitudinal 306
arcos transversos 306
artrite reumatoide 309
    deformidades 309
    polegar 308
Mapa de pressões 216, 218
Marcha agachada – *Consulte Croushing gait*
Metais 9
Metatarsalgia 186
Metatarso aduzido 181
Método de Cobb 243, 251, 252
Método de Ponseti 182, 183
Miami – *Consulte* Colar tipo Miami
Mielomeningocele 62, 183
    classificação 132
    órteses 130
        AFO de reação ao solo 139
        AFO fixa 140
        A-Frame® 133
        HKAFO 137
        KAFO 138
        nível lombar baixo 137
        nível sacral alto 142
        nível sacral baixo 142
        nível torácico ou lombar alto 133
        Parapodium® 134
        Parawalker® 136
        RGO 134
        SMO 142
        twister cables 139
Milwaukee – *Consulte* Colete de Milwaukee
Minerva – *Consulte* Órtese tipo Minerva
Mobilidade intrínseca do pé 160
Mola de codivila 55
Molde negativo 31, 32, 33
Molde positivo 28, 31, 32, 34, 53
Morton – *Consulte* Neuroma de Morton
Muletas 3, 326, 328, 329

N

Neuroartropatia de Charcot – *Consulte* Pé de Charcot
Neuroma de Morton 179, 186
Neuropatia diabética 22, 206
Neuropatia periférica 22, 206
Neuroprótese 2-4, 67, 69
    AFO com estimulação elétrica 67
    Walk-Aid® 68

O

Órtese
    articulações de joelho 41
    articulações de tornozelo 37
    biomecânica 16
    classificação 25
    conceito 2-4
    histórico 4
    materiais 8
    objetivos 15

seleção dos materiais 13
    terminologia 18
Órtese abdutora de quadril 275, 276
Órtese articulada 151, 152
Órtese articulada para cotovelo 297
Órtese Bebax 181
Órtese CASH 27, 238, 239
Órtese cervical – *Consulte* CO
Órtese *clamshell* 206
Órtese confeccionada sob medida 27
Órtese CROW 206
Órtese cruropodálica 20, 69
Órtese curta – *Consulte* AFO
Órtese da Louisiana State University – *Consulte* LSU®
Órtese de abdução do polegar 126
Órtese de auxílio para marcha – Honda 99
Órtese de compressão dinâmica 265
Órtese de contenção e imobilização toracolombar 240, 241
Órtese de deambulação 275
Órtese de Dennis-Brown 182, 183
Órtese de hiperextensão toracolombar 238
Órtese de imobilização 289
Órtese de locomoção vertical – *Consulte* Swivel-Walker®
Órtese de punho e mão – *Consulte* WHO
Órtese de reciprocação – *Consulte* RGO
Órtese de Rosenberger 256
Órtese de Sarmiento 15, 18, 66, 67, 295, 296
Órtese de Wilmington 252, 256
Órtese dinâmica 25, 294, 302
Órtese do University of California Biomechanics Lab – *Consulte* UCBL
Órtese estática 25
Órtese estática para cotovelo 296
Órtese híbrida 86, 96
Órtese Honda – *Consulte* Órtese de auxílio para marcha – Honda
Órtese lombossacral 238
Órtese longa com controle na fase de apoio 72
Órtese Lyonnaise 256
Órtese mecânica convencional com cinto pélvico 81 – *Consulte também* HKAFO
Órtese mecânica convencional sem cinto pélvico 69
Órtese metálica 10, 28, 30
Órtese noturna 257
Órtese para deformidade da parede anterior do tórax 265
    compressor dinâmico torácico costal 266
    compressor dinâmico torácico esternal 265
    de compressão dinâmica 265
Órtese para desvios posturais 242
    cifose dorsal acentuada 242
    escoliose 245
Órtese para hiperextensão 28, 238, 286
Órtese para joelho – *Consulte* KO
Órtese para membros superiores 293
    classificação 293
    órtese articulada para cotovelo 297

374 Órteses – um recurso terapêutico complementar

órtese dinâmica 302
órtese estática para cotovelo 296
órtese para dedos 301
órtese para estabilização de fratura 295
órtese para metacarpo 300
órtese para punho 298
órtese para punho e polegar 299
órtese para punho, mão e dedos 299
órtese para repouso 299
tipoia 295
tirante axilar em oito 294
tirante clavicular 294
tirante proximal de antebraço 298
Órtese para metacarpo 300
Órtese para pé e tornozelo – *Consulte* AFO
Órtese para punho 298
Órtese para punho e dedos 317
Órtese para punho e polegar 299
Órtese para punho, mão e dedos 299
Órtese para região pélvica 269
Atlanta *brace* 271
derrotador em espiral 274
fralda Frejka 269
órtese abdutora de quadril 275
órtese trilateral 272
sling 274
suspensório de Pavlik 270
SWASH 272
Órtese para repouso 299
Órtese para tornozelo – *Consulte* AO
Órtese plantar 195
calçados 195, 196, 197
solados biomecânicos 197
palmilhas termomoldáveis 195
Órtese pré-fabricada 26
Órtese pré-fabricada ajustável 27
Órtese termoplástica 12, 65
Órtese torácica 238
Órtese toracolombar 238
Órtese submaleolar – *Consulte* SubMO
Órtese supramaleolar – *Consulte* SMO
Órtese tipo gafanhoto 302
Órtese tipo Knight 6, 240
Órtese tipo Minerva 236, 237
Órtese tipo SOMI – *Consulte* SOMI
Órtese tipo Taylor 240
Órtese trilateral 272
Ortoprótese 2-4, 188, 189
Osggod-Schlatter – *Consulte* Síndrome de Osggod-Schlatter
Osteoartrose 43

P
Pacer® 330
Palmilhas instrumentadas 227
aplicação 229
função 228
funcionamento do pé 230

telemetria 228
Palmilhas ortopédicas 225
atadura de gesso 225
espumas fenólicas 225
Palmilhas termomoldáveis 195
Paralisia cerebral
classificação do nível funcional 105, 122
escala de House 122
escala de mobilidade funcional 107
sistema de classificação da função motora grossa 105
sistema de classificação das habilidades manuais 107
upper extremity function – parent/patient questionnaire 122
órteses 104
abdução do polegar 126
AFO articulada 115
AFO de reação ao solo articulada 117
AFO sólida 115
AFO sólida de reação ao solo 116
AFO tipo *leaf spring* 119
cock-up 125
coluna vertebral 128
joelho 112
KAFO 112
LSO 129
pés 120
polegar 125
prescrição 105
punho e mão 124
quadril 109
sling 110
SMO 120
splints 113
talas de lona 113
TLSO 128
tornozelo/pé 113
triângulo de abdução 109
twister cables 110
UCBL 121
Parapodium® 100, 134
Parawalker® 86, 136
Pavlik – *Consulte* Suspensório de Pavlik
Pé aduzido 181
Pé caído 14, 56
Pé cavo 171, 173, 177, 178, 179, 182, 188
Pé de Charcot 193, 194, 206
Pé diabético 188, 198, 201-211
amputação do membro inferior 201
avaliação 191
calçados especiais 206
cirurgia ortopédica especializada 202, 203, 206, 209
classificação 203
com ferida 203
pé de Charcot 193, 206
sem ferida 206
séptico 207

cuidados preventivos 191
curativos 203, 209
doença isquêmica 190
doença neuropática 189
feridas complexas 201
mal perfurante plantar 203
prevenção 209
reabilitação de amputados 208
tratamento 209
úlcera 201-203, 208
Pé em equino 58, 60, 68, 182, 333
Pé plano 54, 61, 171, 174-177, 179, 180, 182-185, 195, 248
Pé plano rígido congênito – *Consulte* Pé talo vertical
Pé plano transverso 174, 179, 196
Pé talo vertical 182
Pé torto congênito 6, 181-183
Pectus carinatum 265, 266
Pectus excavatum 265, 266
Pedígrafo 169, 170
Pescoço de cisne 301
Plantígrafo – *Consulte* Pedígrafo
Plataforma de forças 219
   aplicações 220
   curvas força-tempo 221
   estabilometria 220
   forças de reação do solo 219
   forças tridimensionais 219
   função 219
   gráfico de forças 221
   plataformas dinamométricas 219
   sensores 220
      extensiométricos 220
      piezoelétricos 220
Plataformas dinamométricas 219
PLS – *Consulte* Leaf spring
Podoscópio 169-172, 178
Polegar 308, 314
Poliomielite 7, 21, 38, 43, 64, 72, 80, 286, 291, 334
Ponseti – *Consulte* Método de Ponseti
Posicionamento pélvico na cadeira de rodas 347
Pressões plantares 216
   dinâmicas 218
   estáticas 216
Próteses 2-4
Protrusão do tórax – *Consulte Pectus carinatum*
Providence – *Consulte* Colete de Providence
Punho 306, 309
Putty – *Consulte* Colete tipo Putty

Q

Quick release 90, 92

R

Reciprocating gait orthosis – *Consulte* RGO
Rehab E-Knee® 79, 80
Remodelagem óssea 163
ReWalk® 96, 98
Rex Bionics® 96, 98, 99

RGO 20, 37, 49, 83, 84, 85, 86, 90, 94, 95, 134
Risser – *Consulte* Graus de Risser
Rocker 22, 179, 180, 186, 187, 196-198
Rosenberger – *Consulte* Órtese de Rosenberger
Rotação vertebral 22, 247, 250-253, 255

S

Safety Stride® 75, 76, 80
Sarmiento – *Consulte* Órtese de Sarmiento
Scottish Rite *brace* – *Consulte* Atlanta *brace*
Sensores extensiométricos 220
Sensores piezoelétricos 220
Sequelas meuromusculares 49
Sesamoidite 185
Sinal de Risser – *Consulte* Graus de Risser
Síndrome de Osggod-Schlatter 281
Síndrome do tibial posterior 185
Síndrome do túnel do tarso 185
Sinovite 305, 311, 314-316, 320
Sistema CAD-CAM 8, 28, 225, 262
Sistema *computer aided design-computer aided manufac-*
   ture – *Consulte* Sistema CAD-CAM
Sistema de classificação da função motora grossa – *Con-*
   sulte GMFCS
Sistema de classificação das habilidades manuais – *Con-*
   sulte MACS
Sistema postural – *Consulte* Cadeira de rodas
Sitting walking and standing hip orthosis – *Consulte* SWASH
Sling 110, 274
SMO 33, 54, 57, 60, 120, 142, 159, 274, 275
Solado biomecânico 79, 193, 195-198, 289
SOMI 235, 236
SpineCor® 262, 263
Splints 2, 113, 293
Sternal occipital mandibular immobilizer – *Consul-*
   te SOMI
Submaleolar orthosis – *Consulte* SubMO
SubMO 52, 53
Supramaleolar orthosis – *Consulte* SMO
Suspensório de Pavlik 270, 271
SWASH 272, 273
Swivel-Walker® 100, 102

T

Talas de lona 113
Talas extensoras 162-164, 166, 167
Targetting 216
Taylor – *Consulte* Órtese tipo Taylor
Técnica podoactiva 226
Tecnologia de fresagem por controle numérico 225
Telemetria 228
Tennis elbow – *Consulte* Cotovelo de tenista
Tenossinovite 298, 299
Termomoldagem 34
Termoplásticos 10
   de alta temperatura 31
   de baixa temperatura 30
Teste de Jack 169, 175

Thoracolumbar-sacral orthosis – Consulte TLSO
Tipoias 15, 27, 295, 296
Tirante axilar em oito 294
Tirante clavicular 294
Tirante infrapatelar 72, 281, 282
Tirante proximal de antebraço 298
TLSO 20, 22, 84, 87, 88, 128, 238, 240, 244, 246, 254-258, 264, 266, 267
Tone-reducing AFO – *Consulte* TRAFO
Tônus muscular 156
   distonia 157
   espasticidade 157
   rigidez 157
Tornozelo
   controle do *balance* 161
   estratégia de tornozelo 161
Toxina botulínica 147
TRAFO 61, 62
Trava eletrônica 42, 45
Trava em anel 20, 42, 43, 44, 47
Trava em gatilho 42, 45

Trava suíça 42, 44, 86, 93
Triângulo de abdução 109
Tutor longo – *Consulte* KAFO
Twister cables 110, 111, 139

U
UCBL 54, 55, 121
Úlcera diabética 201, 202, 203
University of California Biomechanics Lab (órtese) – *Consulte* UCBL
Upper extremity function – parent/patient questionnaire 122

W
Walkabout® 82, 83, 85, 90-93
Walk-Aid® 4, 68, 69
WalkOn® 57
WHO 15, 20
Wilmington – *Consulte* Órtese de Wilmington
Windlass 226
Wrist-hand orthosis – Consulte WHO